直面人性
催眠治疗的艺术

THE PROBLEM OF EVIL

［美］Eric Greenleaf

著

金　毅　杨丽萍

译

上海科学技术出版社

图书在版编目（CIP）数据

直面人性：催眠治疗的艺术 /（美）艾瑞克·格林
利夫（Eric Greenleaf）著；金毅，杨丽萍译.—上海：
上海科学技术出版社，2019.6（2022.8 重印）
ISBN 978-7-5478-4410-6

Ⅰ.①直… Ⅱ.①艾… ②金… ③杨… Ⅲ.①催眠治
疗 Ⅳ.①R749.057

中国版本图书馆CIP数据核字（2019）第069512号

Author: Eric Greenleaf
Original title: The Problem of Evil
English language version published by Zeig, Tucker & Theisen, Inc.
All Rights Reserved.
上海市版权局著作权合同登记号　图字：09-2019-454号

直面人性：催眠治疗的艺术

［美］Eric Greenleaf　著

金　毅　杨丽萍　译

上海世纪出版（集团）有限公司
上海科学技术出版社 出版、发行
（上海市闵行区号景路 159 弄 A 座 9F-10F）
邮政编码 201101　www.sstp.cn

浙江新华印刷技术有限公司印刷
开本 890×1240　1/32　印张 11
字数 350千字
2019年6月第1版　2022年8月第2次印刷
ISBN 978-7-5478-4410-6/R·1827
定价：48.00元

本书如有缺页、错装或坏损等严重质量问题，请向工厂联系调换

内容提要

催眠暗示技术已被广泛应用于心理治疗、教育、医学、犯罪侦破和运动等方面。而在心理治疗方面，催眠可以用于治疗或改善多种心理症状，缓解压力、痛苦、忧郁、焦虑等。本书由美国著名临床心理学博士、资深催眠治疗师格林利夫博士著，通过叙述梦境和治疗的生动过程，运用酣畅优雅的文字来诠释对症下药之功，勾画了治疗师如何帮助来访者了解他们的内心深处或最超现实的梦想的可治愈潜力，并告诉人们，治愈是一个以积极的方式重新排列患者记忆中的画面，重塑故事，来引导情绪、经验和关系的变化，从而唤醒他们健康的心理，影响人类的心灵。

谨以此书献给

卓越大师唐·伍德（Don Wood）

中文版序一

梦境所见·人性所现

本书没有用过多的篇幅去描写催眠治疗过程，而是用一种科学艺术的语言，向读者展现催眠治疗的深远意义。古老的催眠经历了权威派、标准派的发展历程，当代催眠注重关系、强调互动，本书提供了一些涉及伦理、非常隐私的案例，通过催眠的暗示和积极想象，让来访者处于安全的氛围中，完成对潜意识过程的加工和处理，而避免了创伤的直接激活。

来访者提供了很多素材，无论是意识的还是潜意识的，通过催眠，治疗师不加评判地接收和运用甚至活用这些素材，可以减少来访者的抗拒，完成治疗和转化。

本书作者格林利夫博士是萨德博士的催眠启蒙老师，两位均是米尔顿·H·艾瑞克森的学生。本书为了艾瑞克森基金会出版社成立而写，金毅、杨丽萍两位译者也是催眠治疗的推动者，两位译者的努力使得本书得以完整呈现，感谢杨丽萍用绘画展示了个案中梦境的画面，期待读者可以从梦境般的潜意识中探索到人性的奇妙之处。

施琪嘉

德中心理治疗研究院中方主席

中文版序二

感性·艺术·催眠

人类的心理治疗，早已有了很久的历史，而各种形式的催眠治疗，几乎是伴随着人类的发展一直走到现在的。

这是一本关于催眠治疗的书，书中用翔实而艺术的语言描述了一个个来自格林利夫博士身边的案例，包括他自己经历的催眠相关事件。事件里的人们经常痛苦挣扎于外部和内部世界带来的压力、矛盾和冲突，却因为获得了艺术、温柔而坚持的心理治疗的力量，得以重新回到正常的成长轨道上，人性也变得更加完整。而格林利夫博士自己，作为车祸的亲历者，也在不自觉中运用了非常神奇的催眠力量，帮助自己用非常短的时间快速地恢复健康，实在令人惊叹。这从另一个侧面也证明了催眠治疗的快速和有效性。

从古代到现代，心理治疗发展了无数的历程和流派，正如金庸所写的小说一样，有人问他为什么他的小说尽管写的是以前的时代，而到如今仍然为数代人传承和珍藏，他回答说，唯一不变的只是人性。我想，心理治疗面对和处理的也是这个始终如一、无法回避的问题，那就是人性。这本《直面人性：催眠治疗的艺术》心理学催眠案例书，正是我们能在催眠治疗领域，特别是艾瑞克森催眠治疗领域中不可多得的好书，它结合了专业的心理治疗、催眠沟通，以及多种艺术形式（如诗歌、小说等），结合了格林利夫博士开创性的一些催眠治疗技术，使得整本书变得更加生动和真实。

本书的译者杨丽萍在翻译此书的过程中，为本书创作了非常美丽、传神和形象的画面，使催眠治疗通过图像和感性语言方式的运用，得到了非常有益和实质性的补充，给本书增添了非常美丽的视觉效果。

王浩威
中国台湾地区心理治疗学会理事长

中文版序三

行云流水 · 绿意盎然

本书作者是美国加利福尼亚州海湾地区艾瑞克森研究所创始人艾瑞克·格林利夫博士，我一直喜欢称呼他的意译名"绿叶博士"，这个名字更有中国味，也更有画面感，而且似乎也暗含着艾瑞克森取向催眠治疗师的定位：绿叶，催眠治疗舞台的配角。当事人才是那红花——主角！

提到绿叶博士，我自然浮现出 2018 年 4 月参加他北京催眠工作坊期间的一些画面。半年多时间，课程内容已想不起多少了，但我对绿叶博士催眠教学过程中行云流水的感觉记忆犹新。其实，老先生给我印象最深的，是与他上课时的严谨形成明显反差的下课时的有趣和好玩。可能是由于他在北京期间一直有一位美食家级"吃货"陪伴的原因，他对"北京烤鸭"及北京其他特色菜品的喜爱和了解远胜于我，在与他一起享用"北京烤鸭"之后，他兴致盎然地拿出手机与我合影，他说，他要把我们的合影发到他研究所的网站上，让美国同行知道中国有个人翻译了《艾瑞克森催眠教学实录》四卷，却连英语都说不好。

绿叶博士将自己多年的催眠治疗案例精选汇编成此书，是为了祝贺艾瑞克森基金会出版社的成立。作为一本催眠治疗案例教学图书，读者从中或许可以体会其专业性，而作者的有趣则只能隐于专业之后了。

艾瑞克森催眠治疗是"去框架"的，艾瑞克森本人所写的催眠治疗方面的书也体现了"无框架"的风格，他将所要传达的理念和技术都"散布"于具体的案例和讨论中。绿叶博士的这本书也秉承了这一风格：让生动的案例说话。

催眠，尤其是"去框架"催眠，特别易于形成内隐性学习，这也是我在催眠治疗和工作坊中常强调的。前面我说，对 4 月份绿叶博士催眠工作坊的内容想不起多少，而在 2 周前的艾瑞克森催眠疗法读书会上，当带领者特别提到"双重隐含式指令"那段文字时，我猛然想起当时绿叶博士在团体催眠时所用的"捏笔"催眠诱导法，那种方式所体现的不就是艾瑞克森在自己书中所说的"双重隐含式指令"吗？

我与两位译者相识不过 2 年，尽管不在同城，但因都对艾瑞克森催眠治疗"痴迷"，志趣相投，交往颇多。两位译者一直推动着艾瑞克森催眠疗法在国内各地的传播，特别是实践应用。

我很高兴地看到，两位译者的努力使得本书得以完整呈现，特别是译者杨丽萍为本书手绘插图，使本书的艺术性得到了更加完美的展现，也可以为读者带来更美好的阅读体验。

同时，我也很高兴，可以借此机会表达我对艾瑞克森和绿叶博士的深深敬意。或许，如果读者能沉下心来，精心研读本书，你便可以从书中收获自己想收获，或许已收获却不知道自己已收获，但可能在未来某个情境中会自发呈现出来的东西。

于 收

艾瑞克森学堂联合创始人

《艾瑞克森催眠教学实录》四卷中文译者

中文版前言

一直在学习和探索的路上

在学习艾瑞克森催眠治疗的过程中，金毅找到杨丽萍，想共同翻译绿叶博士的这本书，杨丽萍欣然答应了。一直没有当面就翻译的意图展开过沟通，但是曾经有过这样一段对话：

▶ **Tracy**（杨丽萍）：

King（金毅），绿叶博士是谁？为什么要翻译绿叶博士的书？

▶ **King**：

本书的作者绿叶博士即艾瑞克·格林利夫，他和目前凤凰城艾瑞克森基金会会长杰弗瑞·萨德博士同为米尔顿·H·艾瑞克森博士的学生，也曾是萨德博士的催眠启蒙老师。而我也是因为去美国跟随萨德博士学习催眠，间接认识了艾瑞克·格林利夫博士（同学们昵称他为"绿叶博士"）。后来得知他已经70多岁了，身患多种疾病包括癌症，还坚持每天早晨六点与来访者面对面做催眠治疗工作，而且还有很多的教学和活动。得知绿叶博士的这本书在美国广受心理学界好评和欢迎之后，我同绿叶博士商量是否可以翻译此书，他欣然同意了。

▶ **Tracy**：

哦，原来这样，我虽然没有见过绿叶博士，但是上次在微信中听到绿叶博士向我温暖问候的声音，我也非常非常感动。最初的确不太了解书的内容，异想天开地以为专业案例的书很容易翻译，上手以后发觉，大部分内容在翻译过程中远远超出我的想象，非常多的是跨专业的内容，就一些高等数学、物理、化学、建筑等学科的贯穿，迫使我针对个别的疑难问题特意咨询了大学数学系的同学。

▶ **King**：

是的，绿叶博士在书中多个真实的案例中，不单是运用催眠技术，而且结合了音乐、戏剧、诗歌、建筑、物理、数学等多种学科和领域，向读者展示了催眠治疗的艺术，也体现了在心理治疗中所涉及的生活的方方面面。

▶ **Tracy**：

在翻译过程中，给予了我们最为深刻的印象：一是关于催眠治疗的目标是改变而非理解，这两者间的巨大差异，似乎也表征着同源出身的经典精神分析和艾瑞克森催眠疗法之间的区别；二是催眠治疗中将潜意识形象化、视觉化处理的方式，特别是绿叶博士与同事在工作中所发展出的催眠传递方式，为复杂难以形容的内心问题，提供了一种将现有资源活用起来的良好解决方案。

▶ **King**：

要感谢你在整个翻译过程中凭着敬业的精神、专业的态度，以及深厚的文学修养，在翻译此书的过程中体现出的十分负责和认真的精神，哪怕你平时工作很忙，但仍然在我们约定的日期交付任务，哪怕很多时候已是深夜甚至凌晨，我亦深为之感动。更加可贵的是，你也为本书原创了手绘的插图，为理论和案例增添了跃然纸上的生动形象。

▶ **Tracy**：

在这里也非常感谢出版社老师一直的鼓励，还要感谢熊老师、刘杰同学、盛松同学、嘟嘟小朋友，非专业的涂鸦在你们的鼓励和帮助下前后画了近200幅，最终选用了近20幅插图，更生动地展现了来访者的内心世界。更加要感谢你能够找到我，并且共同完成这部专业作品。在翻译的过程中，你的细致、耐心、执着的专业探索，以及孜孜不倦的学术态度，让我备受启发和感动，我们经常一起翻译校稿到凌晨，有时候为了一个不确定的词，你会纠结几天，反反复复通过邮件咨询绿叶博士。我为有这样一位好搭档而感到欣慰和骄傲。

▶ **King：**

翻译本书的目标，不仅希冀专业的读者可以通过学习这本书中提到的技法与案例而达到顶级专业催眠师的地位，而且希望包括专业和非专业的读者和对催眠治疗尤其是艾瑞克森催眠治疗感兴趣的伙伴们，可以从绿叶博士生动的案例和娓娓道来的叙事中，得到一些对生活的感悟和对人性的理解。如若在此方面能够有所帮助，那我们也觉得值得了。

▶ **Tracy：**

我们也一直在学习和探索的道路上……

我们在本书的前勒口设置了一个二维码，读者只需用手机微信扫码即可在"艾瑞克森学堂"沟通交流。

真正的翻译和出版工作比起原先设想的流程还要复杂得多，这些既在我们意料之外，却又在情理之中。由于时间仓促，在翻译的过程中很多内容还是无法做到十分精准，谨此期望在我们的后续版本中继续完善，也请读者多提宝贵意见。

感谢以下各位老师和同辈的帮助和提携（排名不分先后）：

Angela Wu 吴哲（美国 MRI 研究院）、施琪嘉、王浩威（中国台湾地区）、蔡东杰（中国台湾地区）、李晓驷、傅安球、于收、徐明，以及上海科学技术出版社的诸位老师们，还有未能一一提及姓名的众多提供帮助的朋友们，以及来自我们家人的支持。

金 毅 杨丽萍

2019 年 2 月于上海

英文版前言

几年前，我在波兰教授催眠疗法。在一个下着雨的冰冷夏日，我和我的朋友克日什托夫一起来到了奥斯维辛集中营。我们的讲解员是一位年轻的说英语的女士，我们的行程是从一道挂着"Arbeit Macht Frei"（德语：劳动创造自由）字样的铁门前开始的，这是一道通向死亡的铁门。走进集中营，里面是一群从学校来进行参观活动的孩子们，他们参观集中营就像学校也曾带领他们参观波兰的城堡、花园和教堂一样。我们跟着我们的讲解员，小心地穿梭在他们之间。在泥泞的道路两旁是砖头搭建的营房，沿途是工厂、睡觉的茅草屋、马桶、禁闭室、毒气室及焚烧厂。每个房间都保持的一些陈设有：一道玻璃墙里面挂着数以百计的手提箱（用粉笔写着其所有者的名字和城市）、堆叠着的蜡像、孩子们的衣服、人的头发做成的编织品、毒气罐……这些作品展示着之前囚徒们的日常生活。

高而狭窄的走廊沿途挂着这座死亡集中营囚徒们的照片，以及一长排更早前的政治犯的照片。我们的讲解员停下脚步指着这些照片告诉我们："这个人曾经是个牧师，这位曾经是学校老师，这位女士曾经是位工程师……"她在一个房间的大幅地图前又停下脚步……在这趟缓慢冰冷的行程中，她每一次停下来讲解，都会直视着我们，感情饱满地陈述那些她讲解过无数遍的内容。她告诉我们在这里被杀害的男人、女人还有孩子的数量，他们来自哪些国家，都有着什么文化背景。

直到今天，回忆起集中营毒气室里粗糙低矮的水泥板、天花板上排放毒气的气孔，场景依旧历历在目。我还记得那些狭窄的禁闭室（里面小得只能让人站着）、带刺的铁丝网，还有如诉如泣的冤魂的哀嚎声（译者注：这里处处充满着死亡的气味，大量的、不忍目睹的实物、照片和图画、雕塑，冷静地向人们展示着当年发生在这里灭绝人性的血腥和残酷。参观过程的确非常不好受，那种沉痛、悲愤、压抑的感觉处处随行，从头至尾，压在胸腔，久久挥之不去）。让我同样记忆深刻的还有克日什托夫为了陪伴我再一次来这里的巨大勇气。他的叔叔，就惨死在这座集中营里。我记得我们讲解员的表情，当她述说发生在这里的一切和人们承受过的苦难时，是那样的凝重和悲伤。也正是她凝视我们时的目光促成了这本书的问世，她让我知道在人性被邪恶占据导致这样惨无人道的伤害和暴力之后，我们可以做点什么：去获得一种共鸣，表达我们的同情，分担这样的情绪，从警示中防止未来再次发生这样的暴力行为。我们的讲解员通过她的工作帮助我们了解、感受和见证了这一切。作为一名心理治疗师，我希望通过我的工作，也为他人做点什么，就像治疗师陪伴来访者共同穿越一段泥泞的道路那样。

在写这本书的过程中，我想表达的是人性当中邪恶的那一面是怎样影响心理治疗行为和实践的，以及对心理治疗和生命的思考与讨论方式。在此讲述的心理治疗实践，既有古老的传统，也借用了现代惯用的方式。世界各地都有人在利用梦境和催眠来缓解和治疗他人的痛苦和压力。弗洛伊德对于催眠和梦境所做的工作播撒了现代心理治疗的种子，艾瑞克森运用催眠和故事的讲述把心理治疗发扬光大，就像种子开出了美丽的花朵。

和我们大多数人一样，曾经有专家及业界权威教导我——心理治疗最重要的是同理心和共情，通过共情对生命模式产生互相理解、反思、敬重，不能对来访者指手画脚，不能带任何评价。艾瑞克森博士采用积极实用的隐喻式的交流方式，注重咨访关系，这些为心理治疗翻开了新的一页。艾瑞克森博士讲述的这些真实的故事成为和来访者交流的有效切入点。这种方法采用的是一种叙事式催眠治疗：重点在实用性，人与人之间的互动采用隐喻和故事来加深交流。

这本书以一个邪恶梦境以及对该梦境的治疗和阐述作为开篇。在这次以及其他治疗中，将描写到共情的局限性和生命的复杂性。在有些治疗中会发现，人性邪恶面带来的作用甚至影响着我们的治疗理念和实践。在所有实例中，我遇到了专业方面、反思能力以及共情方面的瓶颈。我小心设立的追求目标让我不得不构想出一种"无知治疗"（therapy of ignorance），要求催眠师持有"不知道"的态度，不温不火，不远不近，不急不躁，不预设，不干预，不期待，允许来访者做自己，允许来访者按照自己的速度和方式来成长（译者注：就如鸡蛋从外打破是食物，从内打破是成长。催眠有暗示，是从外打破；无暗示，是从内打破。无暗示催眠，无"痛"自我成长，自然而然，无为而治）。

该书中大多数问题的当事人在更强势之人的操控逼迫下经历了痛苦、羞辱和迷茫。让人心酸的是，这些人通常在孩提时期就受到过来自其父母的伤害，甚至有些父母的行为是为了取乐而故意为之。在有的情况下，这些经历过折磨和痛苦的受害者反抗过，或者有的也用同样的方法折磨过别人。

对有些个体来说，邪恶可能存在于人性不同的角色扮演中，比如性施虐狂者，比如黑暗中的声音影响着我们，并且不怀好意地指导我们或者折磨我们，这其实就是负向催眠；人性中的邪恶还存在于对信任和关系的背叛，这本书通过实例讲述如何处理和解决这些邪恶和黑暗面带来的影响。

心理疗法——精神方面的治疗，在对于图像、催眠，以及关系的利用方面，与唆使人们做恶时所用的手段其实是一样的。方法和方式是中性的，效果取决于使用者的动机。我们可能会选择用图像去治疗那些受过伤害的人的噩梦，治疗那些在言语、感受和行为上遭受过虐待并且留下了难以愈合伤口的受害者。我们可能利用催眠去帮助人们展现并专注在真实自我上。催眠帮助我们将那个破碎的自己重新粘连起来，那个曾经被藏在阴暗之下的深渊的黑谷中或被邪恶所击溃的"自己"；催眠还帮助我们更好地成长和体验。我们可能会采用建立信任关系来进行沟通、安抚，以及施加影响。因为受害者可能会非自主产生对施暴者的共情或对其暴行的共谋，而具有治疗作用的咨访关系能将那些非自主带来的痛苦粘连分割开来并疗愈他们。

本书的目的是通过现代心理治疗实践来尽量给出解决人类心理困境的方法。这些问题由来已久，并且几乎没有解决措施，但是，生命的动力始终在追求解决问题的道路上。

第1个专题是"梦境和治疗"，展示的是如何利用具有过往的梦境和催眠疗法，来构建有效的当代治疗方法。讲述这些故事的人都遭受过创伤，亲身体验了人性之恶。本专题将重点关注这些当事人体验的个体性以及他们在困境中的画面。

在关注个体关系和治疗的同时，我们也会从更深层面探讨通用的解决之道。在现代心理治疗中，存在着很多疗法的发展历程，如"反思团队"（安德森，1991）、叙事治疗实践（埃普斯顿和怀特，1990）以及艾瑞克森（海利引用，1973）对家庭和社区环境的不断发展的创新性活用。在此我加入了一个从我的催眠疗法培训班中发展出来的催眠练习，称为"催眠传递"。在这个催眠练习中，我们集体面对"人性中黑暗的难题"，不会再有治疗师和来访者之间的鸿沟，"催眠传递"让双方都在同一种更真实的感受中体验催眠。

在第2个专题"举步维艰的疗法"的讨论中，详细介绍了相关的疗愈方法和相应的窘境，以及在这种窘境中对疗愈和治疗师的理解。"活用和想象"及"治疗师其人"部分将重新回到对弗洛伊德和艾瑞克森的讨论中，包括他们对潜意识大脑理解的概念，以及他们针对治疗师和来访者之间的阻抗和移情的不同治疗策略。在"潜意识的隐喻"和之后的"故事的隐喻"的部分都会谈到治疗性的沟通和治疗师的语言。

在该书中，我坚持认为来访者、我本人还有其他心理治疗师在沟通中都应该自由地表达。正是在这样开诚布公的对话中，关系得到发展，而正是这种关系，才能修补之前受到过伤害的关系。

第3个专题"来自邪恶的影响"讲述了几个遭遇"人性邪恶"的来访者的经历，以及帮助他们摆脱其影响的治疗。"潜意识心镜"部分提到了感受内在邪恶的冲动的积极想象方法。

第 4 个专题讨论的是，重大事件会激发一种"意象叙事"（德雷诺斯，1982）。现代心理疗法鼓励治疗师和来访者都用图像化的方式关联，用故事来进行沟通，本专题讨论了叙事式的催眠疗法，还有与此相关的概念、知识、力量和关系。

本专题的第一部分中，我考虑了几种解释，区分自然科学解释和社会科学解释，以及区分常用语言和隐喻性语言。我认为治疗性对话的效果在于是否引发当事人有效的行为改变，而不是正确地解释问题的根源。正如哲学家文格拉夫（1999）提出的："我想把'解释行为'和'产生改变'视为不同的课题。"

说到关系，就涉及沟通和语言。如果有共通语言的使用，并加上意义丰富的图像式沟通，往往能把咨访关系带向更深处。自发性的故事、现成的故事，还有合作生成的故事贯穿本专题，最后也以故事结尾，在这些故事中，主角从痛苦和决心的画面中终于发展出强烈的自我意识。

因为解释某些问题的起源和后续发展会很困难，所以我选择专注在解决方案上，要阐述这些方案就简单多了。毕竟，我们都会具有一些人类基本的能力。生命本身就必须足够简单，简单到连儿童都能自发领悟和参与而并不需要自主意识的参与，美国教育学家戴蒙（1999）提到道德发展时说："就如心理治疗师知道的，无论哪里的孩子，他们生命的初始发展特征就是起初只关心身边对自己好的人的感觉，排斥不友好的行为和他人。"这一理念对于心理治疗师的治疗艺术可能也很有用。

最后，第 5 个专题"疗愈的构图"，回应了第 1 个专题"梦境和治疗"，并由此讲到古代治愈伤痛的理念与现代语言学、哲学和科学理念之间的联系。某些古代宗教和炼金术士以及现代心理学家和科学家都采用了同样的方法：从大脑中形成的图像入手。我们凝视我们意象中的图像，又痴迷又好奇。我们探索科学、精神和心智的起源，正来自我们对自身的运用或误用，以及我们不断探索中对自身的理解和觉察的方式。

这本书中我参考了几位最喜欢的心理治疗师和思想家的观点，不是想要综合理解，而只是想多角度论证。我在精神分析方面讨论了弗洛伊德，而不是现代的主体间性的分析型思想家们；从心理治疗方面讨论了艾瑞克森，而非萨提亚；在哲学层面讨论了维特根斯坦，而非康德；在人类学上讨论格尔茨，而非李维·史特劳斯；在科学层面讨论费曼；在心理学层面讨论布鲁诺……我以这些思想家为范例，就仿佛是在他们宽广和隐秘的思想道路上各种理念的侦察兵。我试图谨记汉娜·阿伦特（思想家、政治理论家）的话："真正重要的事情都十分简单。"还有她认可的少数几个思想家，这些思想家的理念带领我们进入思想和情感的新领域。

本书讨论的形式，就像叙事疗法的风格一样，并不多见，相反，是一种具有循环性的觉察，是一种"重复述说重复内容"的版本（怀特，1990）：反复提及共同的主题，从不同的角度讨论，将这些主题放置在不同的背景中，聆听不同的声音表达同一主题。我也始终记得洛克（格尔茨引用，1983）所称的"从类比中的谨慎推理经常引导我们发现被隐藏着的真相和意义"。

读者们可能会想，我应该如何从本书的故事和讨论中有所收获呢？我的建议是，心理治疗是启发探索式的：就像购买衣服一样，最适合的尺寸应当是等试穿了才知道。如果你用这种方式来对待某些情境，你会怎么做？你会有什么动作？你会说什么？作为治疗师，你的所想所做所说是否能提供帮助，或者至少在（来访者内心的）狂风暴雨中能否起到安抚作用？而且，来访者达到了他来找你的目的了吗？不论治疗师采用的是什么治疗语言、治疗方法，是否每个人都认可你这种治疗的意义？

在我三十年的专业生涯里，我一直关注并为人类语言表达的多样性而感到高兴，我也惊讶于语言的治愈力和杀伤性。我一直对通过强有力而迷人的语言来引发改变很感兴趣，而对于那些通过解释一件事情从而让人改变的过程，我倒是并不感兴趣。这可能和我从诺曼·O·布朗那里曾受到的教育及之后从米尔顿·H·艾瑞克森那里曾受到的训练有关，我小时候还甚至想成为诗人和流浪者呢。

总体回顾我的历程，在同上千名来访者度过的那些日日夜夜里，我感觉就仿佛在时而风平浪静、时而暴风骤雨的海面航行，我的航海日志记录了我们到达那些或陌生或美妙之境的行程。我衷心感谢那些旅途中遇到的人们。

致　谢

　　此书我已经酝酿了很久。我太太洛丽给予我及此书很多艺术上的灵感和爱的支持。我第一次看见的催眠演示，是在一次夏令营上，我父亲彼得让一名志愿者躺在两张椅子之间，他的身体变得很僵硬，为此我感到十分震惊。我的父亲是一位工作非常努力的人，他教我阅读莎士比亚、吉尔伯特和沙利文的作品（维多利亚时代的戏剧大师），父亲还鼓励我去写作。时过境迁，我很难过父亲不能在这里读到我的第一本书。我母亲安妮，她的忠诚与温柔赋予了我最丰富的情感。在我的家族里，我的父母、姐姐特玛、祖母贝茜，还有其他的家族成员，为我言传身教，教会了我生活中可以拥有怎样的幽默、自嘲、热情和戏剧的天赋。

　　我的儿子塔蒂安从出生开始就展示出了沉着冷静、耐心专注和严谨思考的特征，同时写作也非常好。他的正直、宽厚、平易近人的性格使我感到自豪，这种自豪支撑着我努力地工作。

　　我的朋友们，有些已经交往了 40 多年，他们在我叛逆的青春期、情感恋爱期和失落期，都给予了我超越理性的、恰到好处的爱和包容。他们的言行深刻地影响了我，我此刻的心也和他们是相通的。

　　那些我治疗过的来访者，他们的故事和情感也让我学到了很多，同时也丰富了我的生活。从每个工作日的清晨开始，也是他们和我分享他们生活的开始。我很满意这样的生活：能愉快地活着，还能有正当的收入，而且是一种体面的生活方式。

作为一名作者，本书的内容也期待读者有反馈和指正。在撰写书稿的时候，我得到来自不同方面的帮助，我要感谢那些指引了我的老师们：汉娜·阿伦特，诺曼·布朗，米尔顿·艾瑞克森，劳伦斯·科尔伯格，多拉·维纳特和赫伯特·扎克尔。

杰夫·萨德是我教授的第一批催眠治疗学生之一，他邀请我为他新成立的出版社写一本书。出乎我意料但却令我很高兴的是，出版社的优秀编辑苏齐·塔克尔，从我写这本书的一开始就给予我很大的支持。我希望每个人都喜欢这本书，就像我写作时候体会到的喜悦一样。

目　录

梦境和治疗

1

在希腊卫城南侧的山坡上，有一汪十分古老的泉水，希腊神埃斯库勒普神殿的遗迹就在那里，他代表着医师和疗愈之神。那些当时承受身体疾病和心理困扰的人们，在费尽人力依旧无果的情况下，寄希望于神能救治他们。经过仪式洗礼后，患者将被放置在最深处的神殿上的躺椅上，这里放着睡眠之神希普诺斯和梦境之神奥奈罗斯的雕像。

治疗由睡眠和梦境组成，治疗过程会使患者出现一个能治愈的梦境。通常梦境是以医师之神——埃斯库勒普的形式托梦给做梦的人，给他们带去建议或者在梦中完成精神手术。有时做梦者会被留在神殿里，直到他做了一个和牧师类似的梦境为止，牧师在患者的康复期一直观察患者。最后，这个梦境就会被记录下来，患者支付治疗费之后回家。

多少个世纪以后，治疗患病身躯和灵魂的临床疗法保留了下来，当年的神殿已化为尘土。在心理学和催眠的现代实践中，我们还能看到当初神殿治疗的影子，比如说：通常理解的心理学是"有关灵魂的认知"，而催眠则是"类似睡眠的状态"。

弗洛伊德（1935）开始给精神病患者治疗时说过："任何想要通过治疗精神紧张患者而谋生的人必须要给这些病人带来实际的帮助。我的装备库里只有两样'武器'——电疗法和催眠术。"所以弗洛伊德会让患者躺在他神殿一般的办公室的躺椅上，四周是弗洛伊德所收藏的众多的希腊神、古罗马神还有埃及神等雕像。在长椅上，让患者大脑处在放松平和的状态下，患者能记住他们的梦境并能向医师述说这些梦。虽然弗洛伊德"放弃了"催眠疗法，但他还是保留了那张长椅、收费模式和办公室的神殿、诸神的雕像，以及梦境的述说，他把这些都当作是治愈他人的一种方法，并且他坚持梦境是"通向无意识的捷径"。

在弗洛伊德之后的数年，和很多其他治疗师一样，我也开始在工作中运用到梦境和催眠疗法。似乎对我而言，在多年的实践中，虽然那些疗法的名称发生了变化，但是就像炸鸡连锁店，卖的还是相同口味的食品，对我来说，其基本的食谱没有变过：当人们遇到麻烦、感到痛苦或者受到惊吓，就让他们专注于感受、念头和能量，直到梦见一个治愈性的梦境，或者经历疗愈性的情绪化事件，之后治疗师就可以轻松地记录下这些梦境，收下患者的诊费，然后让他们回到正常的生活中。

在古代神庙里，人们经常通过凝视神的雕像达到专注的状态。在早期的催眠治疗中，则是通过盯着摆钟或者专心聆听催眠师的声音达到相同的效果。一些催眠师喜欢让他们的患者"凝视我眼睛的深处"。然后，患者会产生一种"柔焦"或者开阔的专注；不急不缓、不焦不躁、身心放松，充满好奇和期待。患者的凝视向内，慢慢会转变成一种探索，那是一种对其内在的问题、痛苦、困惑的解决方法的内部搜索。有时，在催眠过程中，催眠师还会用自己的语言给予帮助或者安慰。正如我的一名患者说过："你在和我说话，但同时也不在和我说话，你在和所有的我对话，我非常喜欢这样的对话方式！"

"你，是否通过转向内在，找到更多的自己？""嗯，是的。"所谓"更多"就是催眠师所说的"潜意识大脑"。毕竟，我们心脏的跳动、肺部的呼吸都是无意识的行为，我们的身体消化排泄，看、听的过程都不需要意识知道。同样在我们的睡眠中也是如此，那时我们处在真正潜意识的状态。在我们睡着时，潜意识持续运作，学习、思考、经历和计划都在继续。在梦里，实验性的、探索性的及原始的思考都是以画面的形式运作于潜意识的（译者注：例如，在我们无意识状态的睡眠中，我们的梦境里会有很多非常规的行为，比如杀人、飞翔、大庭广众下的裸体等行为。在无意识状态里，是不会受到道德以及意识思维分析制约的；在现实的意识形态下，这些行为就会被视为非理性或者是非常态的）。

催眠疗法的概念是通过专注及向内的探索，利用其所学所能去解决问题，从而帮助一个人，而这需要潜意识领会和理解。例如，科学家们会用潜意识状态"凭空创造出"理论发明，政治家们面对国家大事可以"抱着问题睡一觉"，然后醒来时，他们就会对国家大事做出相应的回应，运动员们会通过"想象"他们在竞技场上的抢球分解和细节来进行备赛——被催眠的患者也是如此，以此来解决生活中的困惑。

催眠疗法把我们自己作为一个完整的有机体，也是所有复杂和独一无二的经历成就了我们。可以把催眠状态想象成一种大脑状态，就像是日常大脑、身体和精神的运作。在催眠过程中，人们可能会经历痛苦的减弱、感受度的加强、情绪的增减、记忆影像的重现和遗忘、想象和创造及自我感的提升。作为一名心理治疗师，我的工作包括指引人们了解并掌握他们潜在的能力和极限。

患者可能会担心催眠过程中"自己的意志"被他人控制，或者被迫去做一些尴尬的事。比如，催眠娱乐，让自己变成被催眠的傻瓜，成为众看客的笑柄。我的催眠方法是让他们在催眠梦境中更信赖自己，如果他们在催眠中全然地体验这一过程，他们会获得一种惊人且喜悦的感动。这种治疗方法也是一种"真实的体验"，如同当时古神殿里的梦境孵化中对内在自我的探索。正如感恩乐队的词作者——罗比特·亨特所描述的那样："在梦境的神秘空间里，我做梦，我倍感惊奇。"

想象一下心理疗法的现场：在一间房间里，两个或者两个以上的人躺或坐在椅子上。通常，一个人躺在躺椅或者沙发上，保持一种身体舒服的姿势，手势也很少。身体整体是不怎么动的，没有像在运动、性、战争或冒险中的那样复杂的骨骼肌的运动。来访者可以说话，从情绪聊到想法，包括各种戏剧性的情节故事。在催眠的过程中，来访者会强烈地体验到恐惧或者愉悦，就像在戏院和电影院，或者梦境或幻想中那样。所有的心理治疗都利用晚上的梦境、白日梦和奇妙的潜意识幻想来提升其治疗效果。

当强调整体治疗向梦境转移的可能性时，我坚持把梦境中各种展现的方式看作是生活中的某种状态。梦境提供了一幅我们生活环境的画面，治疗当中的梦境通常会被恐惧和焦虑打断，而处于未完成的状态。这些既定生活中"未完成的事件""执迷""僵局"和"困境"被带到治疗师的面前。治疗师必须引导患者度过某种模糊性和不确定性。而可以确定的是，患者适当地讲述自己的个人生活是有益的，但是治疗师需要注重的是，单靠几种心理学"解释"，是难以让患者通过自我暴露的形式来产生行动和改变的。

在来访者带入治疗的状态中，我们不要去判定来访者的问题标签，重要的是我们要有能力去解决来访者的问题。改变问题之前先要接受问题，要接受一个人描绘的现实是很关键的，不管是以什么样的形式，哪怕只是听到对方的讲述。尽管这是在处理梦境时最容易描述的，但它适用于所有这些情形：梦境、喜剧、心理剧、奇闻逸事、写作、电影或者录音带。我们把梦境视为真实环境，就像我们在戏剧表演中一样假戏真做，有发散性想法，我们像模像样地谈及"真实生活"。在做出"重要"决定时，和谁在一起，要做什么，确定一个可解决的方案、一个努力的方向，例如：在梦境中同对手交涉、包扎伤口、打进一颗高尔夫球、唱准一个音调、阅读一封信件。相对价值的问题变得越来越小了，因为通过实际行动可以把梦境的内容作为一个生活问题来解决。正如祖克尔（1967）指出的："直接经验带来的收获有限，更多的，是来自沉思。"

■ 邪恶的声音

一个梦，不断重复又令人恐惧。通过图像、关系、恍惚和艾瑞克森式催眠的引导，进行了一次治疗就解决了问题。当事人名叫丽萨，25 岁女性，在一次催眠大会中，在其他参会者面前，她自愿上台进行关于她的梦境的催眠体验。

▶ 艾瑞克：

你愿意告诉我你的梦吗？

▶ **丽萨：**

好的。这个梦我几年前就反复出现过。梦境中我正睡在一间房子的卧室里，这是一栋木制的房子，有很多窗户，就建在一片湖旁边。湖后面是山。梦里一开始是这间房子里的卧室，并且我在床上。我不知道我当时是睡着了还是清醒着，但是恍惚中听到一个声音说："他们来了"，我感觉这是一种不祥之兆。接着我听到孩子们的声音——不一定是孩子们的声音，反正是音调非常高的声音——跨过湖面传来，我有一种感觉，那就是邪恶的声音。然后就想到"主祷文"，如果我顺从这种感觉，接下来就会听到他们说："放轻松，让这些声音穿越你的身体。"就是这种感觉，然后我就起床走到其他房间，房间的摆设就是小时候我家的样子，我站在窗边。我的感觉告诉我，这些声音还会再来，我试图告诉家人，但是他们根本不听，梦就到此结束。

这项工作中的首要原则是，通过个人的想象和梦境自身的建构，完成梦中的戏剧性情节，这一原则也适用于实际生活状态、梦境、想象，还有幻想或者妄想。丽萨的梦是不完整，也是让人不安的，我想知道接下来会发生什么。就比如我们俩都在那所具有大窗户的房子里，她说："噢，我梦到过所有这些邪恶的声音，我知道它们会穿过我，但是我告诉我家人的时候，他们却不听，现在我害怕它们（那些声音）会卷土重来。"然后我说："嗯，发生什么了？"感觉就好像是，她只是告诉了我一个不完整的故事。我这样做，目的是帮助人们成功地填补完这段体验。

▶ **艾瑞克：**

然后你做了些什么？

▶ **丽萨：**

当时所有一切再次逐渐消失，但那些声音又来了。

▶ **艾瑞克：**

现在这些声音开始越过那片湖，此时你能做些什么？

荣格（1968）说过："意象即心灵。"并且这个"心灵的现实"在梦里表达情绪，与之工作时要用现在时态、主动语态。

▶ **丽萨：**

我开始"虔诚地祈祷"，我让自己的身体放轻松，去迎接这些声音穿过我。这就像有意识地让身体放松，而不是让自己的肌肉用力紧张起来。你明白，你听人们说过，如果你能想出如何重新调整身体和意识频率，你能穿越一道墙、一扇门，或者类似的其他物体。所以我开始调整自己的状态：重新整理思绪和意识，变得放松，去让有些东西可以穿越我的身体。

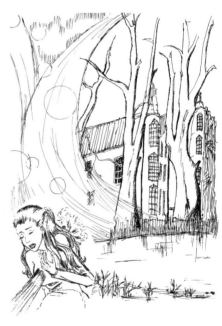

▶ **艾瑞克：**

这就是我一直想知道的，但是我从没跟任何能做到的人沟通过，似乎你就很善于运用这样的方法来调整自己。你能向我展示一下会是什么样的过程吗？就是怎么调整你的身体和意识——让你的身体有足够的空间，足以让这些声音穿过去。

最简单的催眠包括引导某人去做她已经在做的事情。这就是利用某人在生活中学习到的专长，以及她难能可贵的生活经验，为她自己所用，逐渐学会解决那些困惑的未解难题。

▶ 丽萨：

我不知道在清醒的状态中要如何去做到。

但是，在梦境里丽萨却知道要怎么做。这种将催眠和梦中睡眠结合起来的类比使我们的工作能继续下去。在她运用梦里所见的这种技能时，她就能体验到催眠的恍惚状态。

▶ 艾瑞克：

当你能做到时，我可以想一想我可能会看到什么吗，当你身体足够放松时（她放开交叉的双腿，闭上了眼睛）……就是这样……因此所有东西都需重新整理？你也知道人体有太多的细胞，你无法精确地告诉我每一个细胞如何去做。"好的，现在你在这条路上走了 1/4 英寸，你这么做……"就是这样，我看见了。让我看看当你在重新整理安顿时，我从你脸上还能看到什么（停顿）。然后，你会到达重点，就是所有东西都整理完毕……很好……声音越来越近，它们直接来了……我猜它们会继续下去……我认为让你的身体长时间处于这种重新整理的状态会很好。当这些声音匆匆经过继续前进时，你不必太担心自己，也不用管它们会去哪儿。而我很好奇你能否告诉我，这个时候，当你在做这些重新整理的时候，你会注意到什么。

▶ 丽萨：

我感觉声音经过的时候很柔软（长时间停顿），而且安静。就像一种如释重负，或者是释放的感觉……然后，是一种担忧——也许它还会再来。

▶ **艾瑞克：**

这件事有点困难。你要练习这样调整身体，直到你的身体牢牢记住要怎么动才能放松，就像你练习弹钢琴那样，最后不用去想按键的指法是否正确，但是你依旧可以直接开始弹奏，你知道音阶在哪儿（长时间停顿）。当你练习足够多次，你能驾轻就熟，自然做到的时候……请你告诉我（她点点头），很好，现在你终于成功地做到了，现在你能感觉到你情绪上有什么特别之处吗？

▶ **丽萨：**

我感觉我像在漂浮……我猜这意味着放松的宁静。

▶ **艾瑞克：**

当你这样漂浮着，你还能同时感受到其他情绪吗？比如悲伤、快乐、好奇、爱或者幽默感？

▶ **丽萨：**

现在更难了。我感到有点沉重，好像我不那么容易能移动了。

▶ **艾瑞克：**

你想要让身体的移动变得更容易一些吗？这样你就可以在各种不同的姿势和动作中让你的身体做出正确的调整。好的，试一试你只是让你的指尖舞动，或者让你的脚尖舞动，或者你的眼睛开始跳舞……就是这样（她的手指开始来回移动）。当你这么做时你注意到了什么？

▶ **丽萨：**

感到很轻，精力更加充沛了。

这种从容聚焦注意力的过程，伴随着与另一人的亲切共情，让体验者自由地去经历，"轻盈、能量、漂浮和安静"，这促成了丽萨逐步进入催眠状态。现在我们转向帮助她的家人去倾听丽萨，这是件困难的事情。就像其他的催眠治疗，我很高兴能与梦境画面结构中的那个人建立联系。

▶ **艾瑞克：**

是的。事实上，我相信当你弹起你喜欢的节奏时，你会感到能量非常充沛。现在如果我们要会面的话，你觉得是在你家的客厅里最合适呢，还是在这个房子里有你更喜欢的别的什么地方？

▶ **丽萨：**

这里还有一扇可以从湖面看到那边山的落地窗。

▶ **艾瑞克：**

他们（你的家人）中还有哪一位有可能会来和你一起聆听，并且共同思考一个最佳方法，来对付这些邪恶、烦人的声音？还有谁能够具有足够权威可以来震慑住这种声音？

▶ **丽萨：**

我的家人都不会好好听。

▶ **艾瑞克：**

嗯（悲伤的声音）。是的，那有没有人是你爸爸或者妈妈都十分尊敬的？你能想到吗，比如某位亲戚，或者一个公众人物，或者类似这样的？

▶ **丽萨：**

（长时间停顿）过去有个人……我不知道我的家人是否现在还尊重他，但是他们过去是很尊重他的。那是他们教堂的一位牧师。

▶ **艾瑞克：**

好的，如果你可以接受的话，就当有可能他们（你的家人）还会信任这位权威人士。我会在这个房子里留个小便签，就像那些巡回传教士会做的那样，在上面写着如果要应对这些恶意的、恶毒的、黑暗的、危险的声音，可能解决方案是需要某种身体放松和身体重新调整的节奏感。如果你觉得没问题，我会留一封这样的信给他们，你觉得可以吗？如果这样的话，那你就没必要再去说服家人同意了，因为这件事会变得显而易见地重要。

在一个理想世界，如果你拥有类似丽萨一样的敏锐感觉，那就应该鼓励他们去用心聆听，特别是你的家庭成员。丽萨坚持说她的家人不会倾听，而我想需要有一个办法让她的家人去倾听。所以我说："好吧，我会想一个方法，我会留下一封信，也许他们某个时候会听进去。"丽萨在讨论过这件事后，同意说："好的，这事实上是个好结果，我一直想着的是，有一天他们会准备好去听。所以这可能是正确的做法，留下点什么让他们去发现。"

在实现丽萨的目标时，我们鼓励用多重不同方式体验。包括身体感觉、行动、情绪、思考，还有关系在内，这些多重体验都能帮助有效地激发我们的"潜意识大脑"，而"潜意识大脑"是可以被暗示后提供主动帮助的，当然也包括倾听。

▶ **艾瑞克：**

现在你呼吸顺畅、轻松、自然……能真的完全彻底地感受到你成为全部的你，所以每一次调整都很适合你，每一个动作都很有力且让你愉悦，就是这个节奏，即使在你呼吸的间隙，都有足够的时间让问题得以轻松解决……你可能知道，随着你身体动作的调整，这种调整在你的大脑里也在同时发生。这样你就可能感受到或者看到一片开阔的空间，你可以试试朝前看或者向后看……就是这样……另外，我不知道你是否知道，但是当你意识的大脑里更开阔且更有序，而你练习让你的身体能变得更有韵律和更有条理的时候，有些其他的重要事情就开始浮现。

人人都知道，潜意识会产生想法、念头和感受，并传递给你意识的大脑——有时是很有趣的想法，有时是十分引人入胜的念头。你也知道你潜意识的大脑会安排好你的身体让你在晚上进入深度和舒适的睡眠。但是你可能不知道，这种你现在正在做的练习也有助于整理你潜意识的大脑，让你潜意识的大脑更开阔、更有序。你能觉察到吗？是的（丽萨点头），当这一切发生时，你注意到了什么吗？

▶ **丽萨：**

我感觉一点也不疼，我的身体不疼了。

▶ **艾瑞克：**

我很高兴也很欣慰听到这样的表述。你还留意到什么？

▶ **丽萨：**

就像站在山顶上俯视周围的一切，转着圈地看，我能看到一条长长的路，我能看到下面的水还有别的山，天很晴朗。

▶ **艾瑞克：**

听起来很美啊。当你站在上面时你想做什么？

▶ **丽萨：**

飞起来。

▶ **艾瑞克：**

嗯，你有翅膀或者降落伞吗？

▶ **丽萨：**

好像有的（笑）。

催眠工作的一个原则就是利用常识去确定在想象中必须要做些什么。与治疗师的讨论，就像是一种催化剂，可以发展出在梦境中能够替代灾难化思维的有利决定。关于积极的想象，有一个古老的炼金术理念："幻象而非妄想的幻想"（荣格，1968a）。这幻象是"真实"想象，不是幻想：真实的情绪存在于这些画面里——这些是我们真实经历过的图景。好像我有一种奇怪的冲动让其成为现实，在梦里只做真实的事。如果你觉得生活中你真能飞跃一栋建筑，我就担心了。但是如果你只是梦到或者幻想，那就飞吧，那些与动态梦境工作的人会对丽萨说："那很好，我们会向你父母施一个魔法，那会打开他们的双耳，让他们听到你的心声。"我想通过加入真实的感受、真实的决定和行动，让这一切真正发生。

▶ **艾瑞克：**

嗯。你知道吗，我有恐高症，但是假如你就站在这儿闭上双眼，梦想你飞向了山那边，这样你就能安全地到达山顶继续翱翔。这样可以吗？飞得那么高、那么远、那么开阔，就如你期待或想象的那样（长时间的停顿）。你愿意说说你在飞翔时会看见什么、感受到什么吗？

▶ **丽萨**：

当鸟儿飞起来时，鸟儿就不需要扇动翅膀，它就可以不费力地飞翔，风中的气流会带着它飞翔。鸟儿就可以长时间地翱翔在那种状态中。

▶ **艾瑞克**：

是的，你能感受到这些，是不是？就是这种伴随你已久的感觉（停顿）。上面会有什么声音？

▶ **丽萨**：

就像风吹过树木或者流水的声音。

现在我们再次提到这个声音，那个一开始令人恐惧的声音。现在我们把这个声音放到整个梦境的系统和大自然的结构中来想象和感受一下。

▶ **艾瑞克**：

这是这世界上最自然的声音对吗？就是大自然的所有能量发出的声音。没有好坏一说，只是大自然的咆哮和狂怒声。

▶ **丽萨**：

是的。它是一种声音，但只是一种安静的声音，连绵不断。

▶ **艾瑞克**：

你现在感觉如何，会想做些什么？

▶ **丽萨**：

我就是很兴奋。我想去任何地方，看所有东西。飞跃出去——如果有一片海——那就冲出这片海（停顿）。感觉就像是一种能量，同时也很安静……好像在中心有一种离心力：它用旋转着的状态保持在那个位置不动。这很有意义，感觉所有的对立面也都有意义。它不像之前那样吓人了。

▶ **艾瑞克：**

是的，尽管你可能会惊奇地发现，不管你在哪儿，这种感觉就一直在，空气也是如此，不管你是否注意到，背景里都是悦耳的声音（停顿）。当你准备好，你可能要着陆了，当你觉得你的脚抵达地面时，你喜欢的话就可以睁开眼睛了（停顿。丽萨睁开双眼，笑了）。有什么样的感觉？

▶ **丽萨：**

还行。有点儿失去方向感。我猜有些东西会一次又一次来到人们生活中。就像波浪来去去，我猜我已经知道我应该怎么处理了。我猜想我已经能够对付这个梦境中扰人的部分——邪恶的声音了。以前，尽管我知道我不是没有能力对付，但在梦里它还是挺吓人的。很明显现在我不再感到恐惧了，而恐惧感没有了以后，这些吓人的东西似乎也不会再回来烦扰我了。我可以一直做这个梦，过去它一直烦扰我，以后再也不会了。

为了巩固这样一次成果，还需要多一点练习，这样才会像弹钢琴那样成为一种能力，自信且熟练，不像以前在恐惧面前无能为力，一次次感到那么无助，就像在最初丽萨的梦里经历的那样。

▶ **艾瑞克：**

现在，让我看看你能再一次轻松做到。深呼吸，闭上双眼一分钟。重新整理一下你的身体，就像刚才那样。只要这样做，你就会知道你真的、真的、真的可以做到（停顿。她合上双眼，放松）。当你内心感觉对了的时候，你再慢慢睁开你的双眼。还是会有那种愉悦、充满能量、自在的感觉，是吗？很好！

▶ **丽萨：**

（睁开双眼，笑了）当你提到弹钢琴时，你不知道我其实弹了很多年钢琴了。当你说到弹钢琴的感觉时，这一下触发了我很多美好的回忆，真好，谢谢你！

▶ 艾瑞克：

哦，不客气。我也很高兴！

与梦一起工作

我们都应该以物质的形式来思考感受、歧视、气质和意识（龙树，1995）。

尤其是在我们的文化中，一些最私密、最隐晦、别人无法企及的东西，比如梦，变得更加公开、更加坦然和被接受，这种经历既令人兴奋，也令人困惑。令人不解的是，与其他私密的交流方式不同的是，梦不太可能在被告知给相对陌生的人时会遭到批评、嘲笑或震惊的反馈。谈论另一个人的梦的做法是愚蠢的，这不亚于在说棕色眼睛是愚蠢的一样。梦的材料有一种"既定性"。

在梦中，可以基于单纯行为的可能性给出充分的暗示，即使这些梦的行为得不到共同的符号化定义，也可以根据行为的共同价值来寻找其意义。尽管梦的意义通常不很明显，"翻译"过程也难以描述，对于所有人来说，该做点什么来彻底完成一个可怕的梦境，同样可以有自己的办法。无论引导的想象有多复杂，与受暗示行为相关的推理过程却往往很简单，而即使这样，仍然产生了强有力的效果。

另一个需要考虑的方面是：梦与症状有着相同的结构，它们同时隐藏和显示了意义的要素，并采用相似的"凝缩和模糊机制"（艾瑞克森，1964）。这几乎算不上是一个新的发现，但它包含有趣的推论，其中之一是所提到的批评和梦的隔离。我认为，症状的这种不可理喻性与"理由"或批评之间非常密切地对应着：一个男人试图批评妻子的顽固性头痛，这使她无法完成夫妻生活；女人试图批评她丈夫因为腰疼而表现出的工作上的无能，徒劳地试图克服这些恐惧反应所滥用的各种理由，以及用于强迫性地自我设限式的愚弄，所有这些情况都显示出在面对症状时"理由"的挫败。此外，症状和梦都可能有"隐藏的含义"，以防范其他人的意识心理，并且也羞于面对向外展示它们的人。然而，每个人都同样可以否认与自己有关，说那"只是一个梦"，或者"不受我控制"。

然而，梦与症状之间的一个重要区别是，它们有不同的社会结果。当症状呈现时，会产生挫折感和个人疏离感；而当梦被描述时，则会产生一种与他人之间的亲密感和高度关注性。症状封装了令人害怕的事件或易感倾向，而梦的修通，则使用类似的无意识结构，而且同样并不考虑对所报告事件的意义，不但克服了这种恐惧，还把它转换为需要行动的信号。对于梦、症状、情绪和社交动作这些系列行为，在没有对它们内容的意义进行有意识鉴别的情况下，我们可以应用相似的结构，以达成不同且彼此满意的结果。

我将要描述积极想象这个工作的一些指导性原则。在整个过程中，我指的是梦，我用它来意指所有的想象。辛格（1974）把这些心理表现称为"梦的"事件，它"来自那些贯穿了白日梦的睡眠，以及在觉醒度降低和放松条件之下的清醒的富于想象的想法"。积极想象将涉及的是由个体自身或其他人在放松或警觉时引导的做梦状态。

梦中的行动和梦的意义

梦的哲学中最有价值的部分表明，未经释义的想法是可以让我在自己的生活中使用和吸收的。解决问题所需的全部资源其实就在手边。这有助于行动而不是理性分析，而且意义并不是隐藏的，因此梦的行动一般有着至少看起来简单明确的欺骗性假象。

我有一个很复杂的梦，有四五个人在追我，我感到非常不舒服。醒来时，我可以把这些隐含着的关于性和社交的含义全部都投射成"被追赶"。但是第二天早上我有了一个续集的梦，或者说是一个综合的梦，而这次的"意义"是"不要超越你自己"。不要超越我自己，因为这让我不舒服，所以这反而是我生活中一个有益的想法。它不会带来任何混乱、内疚或其他负担。写自"梦想团体"中的学生（格林利夫，1973）。

由于学生"被追逐"的梦变得清晰了，故引发有意义行动的含义是由梦赋予的，如同生活中的含义是由生活赋予的一样。在分析性心理治疗中，患者的梦和积极想象说明了这一点：

> 一两年前，我梦到一座巨大的、峻峭的花岗岩山，山势宏伟，它险峻高耸，屹立在狭谷之上，巨大的山峰直插云霄。我当时在这座山的一个宽阔的悬崖平台上，低处果园里一望无际的树木像河流一样流淌到一起。我拼命地想摆脱那个悬崖，远离这种吓人的、寒冷的灰色，但是，我怎么找也找不到路。最后，我看到一个白胡子的中国老人，坐在靠近悬崖旁的一张桌子边。我走过去，告诉他我想下山，但找不到路。我问他能否帮助我。他抓着我的手，带我走上一条小路。

> 她评论道：梦还是没有说什么，来自潜意识的线索在哪里呢？"智慧老人"的原型在我的梦中是一个熟人，但这次他太神秘了。这个梦如此生动，如此逼真，我觉得它对我来说很重要，我一定不能忽视它，所以我决定在积极想象中与他对话。

> 我问他要对我说什么。他走过去，坐在悬崖平台上的一张桌子边。这时，像在梦中那样，我过去告诉他，我需要帮助以便从山崖上下来。他走到山崖的后面，在山体的正面写下字，随即退了回来。他用汉字书写，但我不识中文，我不知道该做什么。他明明知道我不懂中文！无奈之下，我又回到他身边，告诉他我看不懂他写的字，他说我可以学。我有点害怕而又有点生气——这是个什么样的智慧老人？我对他说："我现在没有时间学中文，我需要从这山上下来，你能帮我吗？"他站起来，直直地盯着我，说："有时我们必须不止一次地请求。"然后，他握着我的手，把我带到了路上。

治疗的第一项任务就是关注患者的需求和焦点，特别是要关注代理人的诉求（"我拼命地想要从那个山崖上下来"）。这些设定了治疗的目标。下一个任务是利用个体自己的能力让改变发生。举个关于梦的简单例子，黑兹尔被要求用自己的双脚沿着路走，先迈一只脚，然后迈另一只。她被告知："如果有什么困难或有趣的事情发生，请告诉我。"这种说法既考虑了注意力聚焦的强度，又考虑了与推动工作的向导或治疗师的融洽关系。它还为做梦者与她的向导之间的交流设置了规则，这有点像密友关系或养育关系之间的规则：对于那些新奇的、引人注目的和令人愉快的事件来说，关系是必要的，而对那些引发困境或问题的事件来说，也是如此。在其他时间，我们靠自己来探索。

跟随建议开始在小路上行走，黑兹尔便能够下到山谷，抵达城市，不再待在危险、寒冷的山崖上了。尽管如此，还是有个很诱惑的想法，她可以无限期地待在那里，吵着要老人的"智慧"，而忽视了让她自己行动起来。要克服这种"阻抗"或"合理化"的动作，是通过促进行动而不是通过解释来实现的。米尔顿·艾瑞克森（1980）毕生的工作便是一个利用小的行动的明证，这些行动可以在人类互动的大系统中产生虽然小但可以不断扩展的变化。

即使在利用有趣或复杂的梦时，通常也可以将梦的材料转化为相互关联的情景，并提出适合该情景的行动建议。这些梦的含义往往并不明显，而且翻译过程也很难描述。例如，在接下来的梦中，我已经感受到了一些必须找到的隐藏的材料，这种直觉给出了建议行动的信息。科里的梦是这样的：

> 我去看一位将要结婚的朋友珍。我将是她唯一的伴娘。我进入珍的家，一个很大、很宏伟的家。她对她的婚姻感到非常兴奋，她还解释说，到春天，她就 21 岁了，她将收到她继承的遗产。然后，珍给了我一个与她戴的完全一样的戒指。我们爬上一个狭窄的螺旋楼梯，经过一个完整的回旋，到达教堂。圣餐台上悬挂着三只动物的头。梦至此结束。

科里被要求像清醒时的想象一样，完成这个梦，她看到了珍，但很紧张，因为没找到新郎。"新娘与我有时似乎是同一个人。"而在圣餐台边读书的暗示，导致"许多快速的变化和突如其来的情绪爆发"：

> 这时，我转过身，看到珍站在她男友旁边。作为唯一的伴娘，我参加

他们的婚礼。然后，我走到圣餐台左边，看着我的新手包（这已经受到了暗示），并拿出一条水晶项链——一串念珠。我戴上了它。当我戴上项链时，它瞬间变成了荆棘王冠。戴着项链，我体验到了快乐。

科里后来透露说，这个梦的工作曾经让她从痛苦而焦虑的殉难圣徒的自我认同中解脱出来，这个圣徒从她童年时就曾支持过她。由此推断出为了继续梦而常常形成暗示的问题是：有些东西正在消失，变得残缺不全。从哪里可以找回？那么，当得到一份礼物时，戴上它，看看戴着它你有什么感觉。因此，尽管共享的符号化意义难以获得或难以显现，但是基于梦境中的简单动作的可能性，给予适当的暗示还是可行的，因为根据动作的共同价值（试戴作为礼物收到的项链），梦境还是可以追踪的。

那么，在这种工作中，第一个原则就是用这个人自己的想象完成梦的戏剧性动作。这可以像塞诺伊的梦的工作那样（格林利夫，1973；斯图尔特，1951），或者，也可以用梦自身的结构作为想象的情境，以某种条理化的方式来完成。"完成戏剧化行动"的指令也适用于生活情境、梦、想象活动以及幻觉性或妄想性的理解。第二个原则是用动作的常识来识别必须做什么，比如没有翅膀却试图飞离寒冷的平台，这是绝对不能做的。谋杀和死亡，就像在生活行动领域一样，在积极想象中也会受到严格制约。与内在向导或心理治疗师的讨论是一种催化剂，它可以通过行动得到有益的结果，而不是让梦境继续发展导致灾难。

人的能力

（治疗师）在人格和生活实践方面……是一个认真的学生（沙利文，1954）。

尽管心理治疗起源于处理人的痛苦和环境或人际关系适应不良的尝试，治疗文献是对那些痛苦经历的记录，但眼下也有很多例子呈现了心理治疗在通往人类成就高峰之路上所发挥的功能。这些理应成为我们的指南。对星光璀璨的运动员、音乐家或科学家，哪怕只进行最简短的扫视，也可以看到他们身处不适或痛苦时的坚持和行动能力，还有感到害怕时的坚定不移。而且，对我们自己的工作来说，最重要的方法是，可以完全依靠用图像来进行内心演练。

在最近的棒球赛季，马克·马奎尔在电视上露面，站在球手席上，等着轮到他创下本垒打纪录。他看起来像在睡觉，他的身体低垂，眼睛闭着。评论员说："他正在想象他挥舞球棒的样子。"而许多职业高尔夫球手只有在内心演练中看到下一次出杆把球打进球洞时，他们才会推杆。杰克·尼克劳斯（尼克劳斯和博文，1974）将其描述为"在看电影"：

> 即使在练习中，如果在我头脑中没有出现强烈的清晰的图片，我也决不出击。那就像一部彩色电影，首先，我要"看到"球在我想要它停下的地方……然后我"看到"球正在飞向那里：它的路径、轨迹、速度和形状，甚至它在落地时的动作。然后，下一个场景让我看到了挥杆的样式，正是这种样式的挥杆会将前面的图像变为现实。

音乐家和作家也在他们的艺术中使用视觉表象。想想罗斯普罗托维奇（译者注：苏联"人民艺术家"、著名的大提琴演奏家、指挥家），他在谈到普罗科菲耶夫（译者注：苏联著名的作曲家、钢琴家、指挥家）时说：

> 他经常把乐器当作生物来对待。例如，大号的缓慢低音让他想到甲虫坐在音符里。非常高兴，他会听到甲虫从一个音符爬到另一个音符（斯塔夫，1976年7月22日）。

谢泼德（1978）引用作家琼·迪迪恩的话说，她的小说中的情节、人物和事件是从"我心中的图画"中发展而来的，而语言的语法和顺序也是这样："你想要的布景可以在你心中的图画中找到。"他提到科尔里奇在写作《库布拉·汗》时说："所有的图像在他面前都像事物一样升起来。"米勒（1984）写道，莫扎特的听觉表象让他能够立刻听到一首新的交响乐，而亨利·庞加莱的"感官表象"使他一眼就能感知到一个完整的数学证明。

数学被认为是科学中最抽象的学科，也是用心理图像来实践的。肯·里贝特（引自"漫长的路程"，1998）描述了关于数学上的"谷山-志村猜想"的工作，这是一个难以证明费马大定理的方法："当你做这样的工作时，你往往会看到模糊的二进制、失焦的画面等诸如这些曲线之类的事物。这是思考这些复杂事物的另一种方式。"另一位从事拓扑学研究的数学家每晚都梦到在水晶花园中改变形状。当他醒来时，他会写下公式。阿伦特（1959）提醒我们，柏拉图使用术语 eidos，即"心理图像，或者说内在视觉所见的图像"，来指代我们称之为思想的心理物体。

"在某些（想象的）物理实验的帮助下……"爱因斯坦（米勒引用，1984）在他著名的 1905 年的论文中写道，他可以用图画将相对论理论描绘成一组日常事件，就如看一列火车经过。文字或公式是他思考的第二阶段，因为"我很少用言语思考"。由于他主要以视觉为思维模式，他说他可以"自发地质疑一些与我们内部已充分固化的知识世界相冲突的经验"。

物理学家海森堡（米勒引用，1984）是粒子物理学中不确定性原理的发现者，他是这样描述他的思维过程的：

> 所以，首先一个人可能会对事物之间的联系有一种印象（就像"一幅画"），而从这种印象中你可能会去猜测，但你会有很大的机会去猜测到正确的事情……这张照片一遍又一遍地再次变化，而能够看到这些照片如何改变是件很棒的事。

尼古拉·特斯拉是在有意识地考虑其他事情的时候设计出复杂的电动机的。米勒（1984）说："精奇古怪的特斯拉很高兴地回忆说，一旦在内心中设计了一台发动机，3 周后他会回到仍在内心运转的发动机这里并检查这些部件的磨损。"

梦中发现的著名事例，如凯库勒抓住苯环结构，可以与数倍于具备相应能力的清醒思考者的无数事例相匹敌。既然我们希望鼓励人们在生活中运用自己的力量和能力，我们就可以向他们展示在他们生活中常见的活动中能够胜任的思想和行动的方法，其中最普通的方式可以说是梦和白日梦。同样，在工作中能够做到通过与他人互动和坚持来解决问题的话，也可能以一种不明显的方式应用于解决"家中的问题"。艾瑞克森（海利，1967）是帮助人们通过从一段经验中找到已有的能力用以解决生活中另一部分难题的最佳向导。再一次，运动员和表演者为我们提供的优雅和注意力高度集中的例子是寻求普通人类能力的绝佳指南。朱利叶斯·欧文（"天空"，1997）在神奇的篮球表演之后说：

> 我很多次梦到飞行。我只是发现自己漂浮在太空中，好像我有翅膀一样。当我在做梦时，我会熬夜很久。我侧身、后退、翻筋斗……这是一个有趣的睡眠方式。有时你的梦看起来很真实。在了解了游戏的基础之后，从梦和实验中就会产生出艺术和创意。

要真正"看到"和"去做"，继续梦中的必要行动可以让自己获得自发性，并进入"无意识的思维"。令人讨厌的想要诠释的欲望可以在此沉默下来，因为对于我们中的大多数人来说，在观看比赛时或在玩时都是不想停下来去解释的。因此，利用梦，强调在梦中行动，继续完成梦，治疗师推动患者穿越恐惧或焦虑的僵局。然后，"多余的负面情绪"消失，自然的情绪随之出现，这种情况发生时，人的意识并没有对"意义"有理解，而是同意以某种方式（在想象中）行动。与其他技术一样，比如催眠，就像巴伯（巴伯和斯潘诺斯，1974）所做的那样，显而易见地，我们注意到催眠体验者在被牵涉进想象时，"对暗示做出了明显的反应和体验，积极想象那些暗示的事情……排除了同时关注与这些暗示不一致的信息的可能性。"艾瑞克森（海利引用，1967）曾这样说过：

> 催眠技术本身除了保护和固定患者的注意力之外没有别的用途……然后有机会提供暗示和指导，以帮助和引导此人达到预期的目标。

辛格（1974）对术语"梦（oneiric）"的使用包括治疗师与患者协作满足他或她的需求和目标时的专注和舒缓状态的放松特征，会通过处理图像来推进。认知行为技术、人际交互分析沟通技术、完形对话、催眠治疗、叙事治疗和讲述睡前故事，都会含有这些部分：对焦虑的治疗性控制和安全感的营造，而这些都是通过利用对图像和梦境的引导来帮助正处在恐惧状态中的人们而达成的。

梦境中的现实主义

> 分析师可以从平常的生活中学习，并以此为指导。令人惊讶的是，这对分析师而言也是困难的（古根伯-克雷格，1970）。

患者积极参与他们的日常工作和生活体验，这些对于改变情绪和行为都至关重要。治疗师的参与也是同样至关重要的，而在一些治疗师的居高临下的"教育性"的语气中，这两者之间的脱节却非常明显。当讨论事件的"真实含义"时，这种语调可能会不加掩饰地十分明显。相比之下，如果治疗师对于进入咨询室的来访者生活中的感情、思想和梦的事实抱以完全的同情，这些往往能转化为患者尊重自己生活的一些观念和体验。

这种立场的启发价值在我们处理更加钝感和曲折的经验时更加明显，例如幻觉、早期情绪和与意识的神秘分离。格林利夫和麦卡特尼（1975）合作开展的一项心理治疗工作将把这个问题变得更聚焦，他们从心理治疗的方法论中指出与人类相关的催眠技术、可视化和与梦工作等方法之间的相互作用。

这种工作的理论取向是源于家庭疗法、催眠疗法和荣格心理疗法流派的汇合。在这里，我将再次总结这些与麦卡特尼一起工作而发展出来的假设，因此读者可以在治疗领域的蜿蜒和山陵中找到一条路径：

治疗师假定在心理治疗中带来的梦、白日梦、幻想、心理意象，为患者生活中尚未解决好的关系提供了一种视觉符号式的观点。当患者达到一种类似于催眠般的放松但又保持警觉的状态时，治疗师可以引导这些"梦一般的"事件。

治疗师建议，利用患者自己的图像和在困境中的处事常识，为了完成系列梦境中的戏剧化动作而采取的针对梦境现实的比较合理的想象行为，以此作为将来行动的指导。沙利文（1954）所称的人类的个性和生活的实际方面，比如人们的行为能力和日常生活中的情感的例证，为治疗师提供了指导。

治疗师被鼓励去注意患者的需求、关注点和（梦）代言人的陈述，并提醒患者注意使用自己的能力来允许改变发生。我认为（在内心图像中引起的）行动的微小变化产生了人类交互系统中不断扩大的变化。对话或活动的内心演练影响映射人际关系的内部表征系统。无论这些关系被设想为来自早期家庭生活的内投射，还是作为系统的情绪和认知，还是作为集体无意识原型或其他方式，都不会影响我在这项工作中使用系统观点。我们只需假设后果之间的关系和它们作为心理意象的表现之间的同源性。

在我们工作时会保留一些来自患者自身的表现和剧本中所暗示的意象，这就确保该治疗方法适用于比起嵌入梦图像中的超多意义更为广泛。

意义受到这种方法的影响，而意识思想、情感、记忆和人际关系也是如此。我们也可能期望看到在咨询室外表现出的行动和能力方面的相关变化，如洛林·麦卡特尼（格林利夫和麦卡特尼，1975）的故事：

■ 坏女巫的故事

1972 年 2 月至 7 月，我们每个月都会见一次，每次都有 2～4 小时在一起。洛林是一位活泼、深情的女性，她二十五六岁的样子，为了让她对复杂的人际关系有一些清晰的认识，我让她和我一起参加了会议（我当时 30 岁，没她那么活泼）。我们工作的前 7 小时都涉及这种关系。最后的 11 小时是心理治疗和洛林继续与自己工作的时间，这些都在她提供的期刊和信件中有描述。

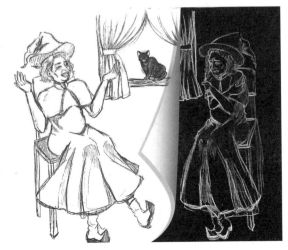

在接下来的文本中，洛林在我们会议期间保存的日记中的摘录显示为缩进，符合日期标题。我的评论跟随她的条目并出现在这种文本中。

1972 年 5 月 9 日

这是我意识到我的另一个自己的一天。我的朋友艾瑞克·格林利夫今天帮助了我们。会议开始时，我非常焦虑——双手扭动在一起，前顾后盼，濒临哭泣。我告诉他我 5 月 11 日的梦。

梦：我和前夫艾尔在一起，在户外。我问他："你好吗？"他说："我很好，但我非常担心劳拉。她快把我逼疯了。她病了，她在训练营拿起话筒说：'fffffff……'（译者注：西方人的试麦习惯），而她从来没有做她的工作。那天晚上我为了做完她和我的工作一直忙到凌晨 4 点才睡。"我们为了劳拉的病症名称大吵了一架。我试图告诉他这是"反射压抑"，因为有人告诉我，我半信半疑。然后，突然，在我附近的扬声器上，我听到劳拉的声音"fffffff……"，接着是这种可怕的、刺耳的尖叫声，我听不懂。我看着艾尔说："快去帮帮她！"因为我知道她已经疯狂了，而且还想要影响每个人。他一点也不明白发生了什么，看起来一副茫然的样子。然后，又来了另一种可怕的尖叫声，我能理解它正用一种惊恐、恐慌、恶心的声音说："快来吧！猫病了！"

当我把梦写下来时，声音让我害怕，我哭了起来。大约 3 周后，我告诉玛莎这个梦。当我谈到声音的这部分时，我惊讶地发现尖叫声从我的内脏中飞出。感觉真是失控了。然后我不断地抽泣起来。

洛林说，她觉得这是一个关于巫术和猫的恐惧的梦，也可能是被魔鬼附体了，或因为她在不知不觉中伤害某人时的"毁坏"感受。她那天的日记继续写道：

我把这些事情一五一十地全告诉了他，并说他们都是相关联的。我知道他们相互关联，但我却不知道如何关联。艾瑞克说，好吧，他也不知道，但他知道我们可以开始工作的地方，这将是与梦一起工作，问我是否想要这样做试试？所以我说："是的。"他问我关于劳拉的事。我告诉他，对我来说主要是她是一个让我想起我自己的人。然后他让我去找劳拉，因为艾尔不能去找她：去找到并帮助劳拉。

显而易见，引导这种治疗工作有几个重要的观点：用行动取代解释，将梦中人物视为真实生活中的人，利用患者自身的能力帮助她解决生活中的困难。从催眠过程中可以看出，治疗师的期待和舒缓的方式，以看似平常的方式促进不可能发生的事件，并注意到策略形势，形成这个问题："在这里可以做些什么？"

> 我闭上眼睛，放松下来。我走向劳拉，她弯下腰，哭了起来。我问她如何能帮助她，发生了什么事情。我有几个错误的开始，比如说，"好吧，我想她会说……"艾瑞克说："等一下，不要告诉我你认为她会怎么说，只要让它出现，当它出现时，它可能需要20分钟，没关系。"

催眠体验可以使治疗师鼓励一个人去做自己已经在做的事，以促进变革并利用"阻抗"。当恐惧导致洛林迟滞时，她被告知这个迟滞要长达20分钟，并通过"放松"来减轻她的恐惧。

> 所以我放松了很长时间。然后我开始跟劳拉说话，我说了一些事情，比如说："请告诉我发生什么事了，我该怎么帮助你？"她拒绝回答我。最后我意识到我才是这个需要帮助的人。然后我对她说："劳拉，我需要你的帮助，我真的需要你告诉我有什么不对劲的。"
>
> 突然间，她说："我从来没有想过自己是一个可以对人有帮助的人——不，完全没有。"她用一种新西兰口音，并以非常愤世嫉俗的方式进行对话。艾瑞克问她关于那只猫，她开始尖叫……艾瑞克又问她关于那

只猫的事情，她尖叫起来，狂野而大声地狂笑，全身剧烈摇晃。最后，她筋疲力尽瘫缩在椅子上，双臂搂住两侧，头靠椅背，大口呼吸着。

那些幸运的读者在他们还是小孩的时候可以看到电影版的《绿野仙踪》，会想起"邪恶的西方女巫"的刺耳的笑声、可怕的尖叫声和整体的举止。从洛林体内涌出的尖叫正是那种尖叫声，是 6 岁时第一次听到的那个声音对我的直接影响，只是这次我无法在影片的其余时间里隐藏起来。

艾瑞克和她谈了大约 2 小时，就像我在那里，我听到了一切，有时我知道她要说什么，有时我没有。艾瑞克一直试图从她身上发现那只猫发生了什么事，而她只是不能或不会说。她对他进行嘲笑、戏弄、侮辱。有几次，她试图贿赂他，问他是否喜欢和她说话。但他对她很好，真诚和温暖。他表示，如果她能分享这些信息的话，将会对她有所帮助，因为显然这些信息正在伤害她。她告诉艾瑞克，这是她的秘密，让她变得强大，艾瑞克说："是的，这对你来说像胃痛一样有用，因为你在洛林的梦中尖叫，所以你一定想要出去，你一定想要出去。"她谈到洛林是怎么在外面的，而她在里面。

当我把我的灵魂从我椅子下面的藏身处找回来时，我开始注意到这个难以忍受的女人突然出现在我那个认真、害羞、幽默的患者身上，取而代之的是，她的姿势僵硬，有着不同的语音和口音，不同的姿势、见解、道德观、风格、性格——这个新的、可怕的人冲进办公室，是被自己吓到了的，自负、固执，并且很孤独。我谨慎地同情地对待她。

她和我很不一样。这就像她是另一个人——她是我永远不会成为的那个人。就像当我害怕并需要帮助时，我不介意寻求帮助。我很容易哭泣。

但她永远不会寻求帮助。当艾瑞克告诉她，摆脱她的胃痛将对她有好处，她竟然笑了起来。她从不退缩，总是在掌控着。艾瑞克说这就好像跟一个刚被欺负了的人谈话。如果你受到欺凌，你就会发现如果你显示出自己的弱点，他们就会去击打那个弱点，所以你甚至不会向自己展示自己的弱点。而她就像这样。

　　她向艾瑞克尖叫，她讨厌洛林。整个过程中我一直跟他说话，她也跟他说话。我闭上了眼睛，他给了我一些建议。就像，他问劳拉——他叫她劳拉，他说："劳拉是你的梦的名字，但你可以告诉我你的真名吗？"然后，她反复磨蹭了很长时间，最后说："你可以叫我艾琳。"艾瑞克说："不，我想要你的真实姓名。"直到他说这话，我才意识到——洛林已经意识到，无论她是谁，都在试图欺骗他。他一直不被愚弄。她真的不会告诉他名字，所以他说，好吧，以后她会的。然后他说："告诉我小猫发生了什么事。"她拒绝了，显得焦虑。他说："我会擤鼻涕，当我这样做的时候，你会说话，然后我会伸展，你会低声说话，然后我会听你告诉我的话。"他开始如他所说开始动了，她的嘴动了，低声说着，尖叫着乱语，她慢慢地举起手，没有说话。她的手渐渐放下，艾瑞克说："我会再和你说更多的话，但是当你离开的时候，洛林回来了，我会牵着你的手。现在我会握住你的手。"而且，无论叫什么名字的那个她做了一张鬼脸，就像在呼喊："啊哈，如果你这样做就会杀了我。"但是他就是这样做了，而它并没有杀死我，或是她。

　　这种通过近似的暗示来保护被压抑信息的尝试并不成熟，的确是失败了，但这个失败在人际效果上的影响是显著的：我做了我说过要做的事。她可以相信我的话。劳拉也做了我所说过她会做的事。我可以影响她。劳拉隐瞒了我认为重要的信息。我保留了可能让她离开或到达的信号，这个信号是由她自己的手势构成的，这导致了我坚定的暗示，即我将握住她的手。对于治疗的未来而言，劳拉-艾琳不得不接受来自我的温暖，这也许是最重要的。

所以那时洛林就回来了。他叫我的名字时，我睁开了眼睛，他问我是否知道发生了什么。我说是的，我做到了，但我感到不舒服，感到筋疲力尽。这就是一个非常大量的艰苦工作。它产生的效果之一就是防止我醒来。我不得不淹没洛林而让其他人出来，这是艰苦的工作，我真的很累。

然后有人不得不进入他的办公室，所以他问我我们是否可以出门几分钟。而我所记得的就是这真正的晴天。我们有一个很好的小小谈话——他和我。他告诉我，他不知道那个人在附近有多久了，他也不能帮我了解她来自哪里或她在那儿多久了，但他可以帮助我将两个——或更多的——我自己的部分融合在一起。

无论如何，这是一个非常奇怪的下午，发现我身边还有一个我不知道的人，而且是那个我最不可能成为的人。你知道，在那部电影《三面夏娃》中，它应该有点奇怪，但我认为它没那么奇怪。我的意思是，也许其他人有内心的他们不知道的声音。也许很多人都是这样。也许只有少数人能找到它。也许我已经都补充完成了。多棒的表现啊！但是，我认为有些部分是我无法弥补的。他们刚刚来。就像与艾瑞克在一起时的尖叫声一样，笑声、哭泣和口音也刚刚出现。另外，我相信艾瑞克不会认为我疯了。事实上，我甚至问过他。我相信他，因为他没有像认为我疯了一样对待我。

在咨询结束时我们的谈话中，这项工作被定义为和解——讨价还价、了解某人的工作。没有鼓励更多的人身攻击出现，最容易使我们的努力陷入停滞的历史和本体论问题被搁置。两人之间的关系在一种伴侣治疗的形式中得到延续，洛林还在白日梦中与劳拉说话，并在每人都可以表达她自己想法的日记中写下：

我们可以相信她——我忘了我曾经说过我不会对任何人说任何话，除非我们准备好了。我想我觉得我们已经准备好了。

我并不心烦（用不同的笔迹——劳拉）。

这是我们的书——这是我们记录我们的日子的地方——彼此了解。黑色和白色。随时可以来这里。

1972 年 6 月 15 日

我又一次焦虑了，但这一天没有表现出来。我已经搬出了我的公寓。我在等待关于工作的消息。我的学期结束了，暑期，还没开学。我没有看到过艾尔的很多外露情感。我不确定我要去哪里。

艾瑞克让我说说话。然后他建议我让自己冷静下来准备和劳拉谈谈。洛林的感情很强烈。劳拉的感情来了又去，但难以突破。艾瑞克建议我去劳拉的家。我想象它是在邻近我长大的地方的一条街上，威尔肯斯旁边的小房子里，有点像在后面。一个小女孩回应了我的敲门声。里面很黑，然后，从里面传来一个声音："进来吧。"艾瑞克让我进来时打开灯。

纵观这种深度放松状态中的生动想象的体验，我采用了一些引导两人相遇的暗示，就像人们在伴侣治疗或积极想象中所做的一样：

油毡地板，绿色，软垫沙发。在右边，是厨房的一扇门。她在那里。我说："出来吧。"她终于来了，但乌云笼罩着她的脸。艾瑞克建议我们坐在沙发上，让我握住她的手。她似乎不想说话。我们走到艾瑞克所在的门廊。他问她问题，但是她沉默了。他让我们独自决定我们是否都留下来，或者是怎么做。最后，洛林告诉艾瑞克："劳拉想知道你是否在嘲笑我们，因为你知道其实我们真的只有一个。"劳拉告诉洛林说，洛林并不强硬到足以说出劳拉的感受：对艾瑞克发火并大声尖叫。

艾瑞克要求单独和劳拉说话，所以洛林离开并去了安的家。劳拉留下来与艾瑞克交谈。这个很难。艾瑞克："你是来自新西兰吗？"劳拉："不，我感觉很冷"。艾瑞克："如果你伸出你的手，我会抓住它，然后你不会感到很冷，这样我们都会感到温暖。"

她不情愿地这样做了，仍然感觉冷。然而她的手是温暖的。她认为："我想全都温暖起来，全神贯注。"然后艾瑞克说："如果你把手拿走，我不会感到受伤或生气。"劳拉感到伤心、同情，比如她说："我知道当有人把他们的手拿走时，都会感到受伤害和生气。"她哭了。艾瑞克抹去她的眼泪。

然后洛林回来了，把她的手拉开。洛林说："她能握住你（艾瑞克）的手，而我不能。"艾瑞克说："为什么，因为劳拉得到了所有温暖、性感的感觉？""是的，就是这样。"我说。我告诉艾瑞克劳拉全身都想感到温暖，但不能告诉他她想要被握住，他说："如果洛林告诉我她想要被握住的话，她会感到更加困难，对不对？""对！"我们都大笑了一场。我真的相信，直到我告诉他的那一刻，有了一种相当成熟的东西，永远不需要再被握着了。

今天我们比以前更友善——洛林不那么害怕，劳拉能够嘲笑自己。起初，当艾瑞克握住她的手时，劳拉说："太可笑了！"然后，她和艾瑞克笑了起来。他说："我忍不住微笑，我喜欢你的固执。"

艾瑞克很高兴看到我们之间的界限越来越模糊。洛林不能完全离开这次咨询。我问他下次是否可以帮洛林完全离开。他说："是的，通过催眠。"但他更喜欢我们互相交谈。我们正在与自己努力着，也许需要催眠，以使这些伤痛的秘密显现出来。我们拭目以待。

尽管催眠疗法的这种处理方法和专注力经常被使用，但没有尝试过正式的"催眠"诱导。"催眠"就像任何可怕的或渴望的谜一样，在心理治疗过程中鼓励人们利用自己的能力资源去解决生活中的困难时，可能会受到威胁或得到承诺。

开车回家时，我跟她说话。我们谈过。我们是朋友，彼此不害怕。她并不恨我，她也不那么冷酷。她非常坚强和自豪。我们越来越接近——这很奇怪。在这种孤独、混淆的时候，我们彼此拥抱，我们害怕失去对方。但我们决定，当我们准备好合并成为一个人后，一切会好起来的。

迄今，通过处理恐惧、愤怒和孤独的情绪，洛林得到了一位支持她的朋友，取代了一个在内部占有巨大比例的未知敌人。随着通过适当的关系行为引导的情绪变化，她能够向自己揭示信息，并且随着对自己信任的增加，她可以开始这段恢复记忆和情感的漫长过程。通过这种方式，她自己利用心理疗法的技巧，慢慢地将被占有感转化为自己拥有感。当这种情况出现时，她可以决定将自己的各个方面重新整合成一个凝聚的整体。

我问她的名字。我试图想象它在一个邮箱里。名字中没有"L"的洛林来找我……然后它来了。"雷内"是我们的名字。艾琳、我、雷内。我们给艾瑞克出了一个谜语。我们同意彼此交谈，而且除非艾瑞克在旁边帮助我们，我们是不会去处理那些最可怕部分的。

我们记得那天我们在妈妈的沙发上剪了一个洞，那是一个闷热的日子，在后门廊上。我们穿着 T 恤和裤子，袖管上已经有一个小洞了。这把剪刀正好能剪进去。在红色的门边，有个其他的问题："上帝爱我吗？""是的，当然。"我哭了，扑向妈妈的怀抱。因为我们想要胸罩的那天，妈妈说这很恶心。我穿着蓝色和白色条纹的演出服装。

7 月，洛林再次写信。不久之后，她搬到远离湾区的地方。随后的 1973 年 1 月，她再次给我寄信，给我看她写的日记。我们相互通信了几个月。

1972 年 7 月 1 日

我尽早地搞定早餐，回到床上。自我暗示梦想着雷内。梦来了：我正要和一个小女孩握手。我成了一个小女孩。我感到我的脸上有风。我感觉到我的两条短腿和两条短臂。我感觉到我的尿布和橡胶裤子。我所有的身体感觉都被加强了。我在一间白色的房子里散步。知道这是雷内的梦。我让自己进入它，但也保持了分析的声音，看看发生了什么。"发生了什么事吓到了你？"那个声音问道。我看到一只黑色小猫的场景。我有愤怒的感觉，伸手抓住它。我只看到小猫的腿在一件白色的东西下面。

1973 年 1 月 12 日

我的日记是空的。有时我以为雷内–洛林什么都没有发生，当我离某些事件越远，似乎就会有更熟悉的模式出现。我有这样的念头：有股力量推着我向前进，有时感觉那股力量比我更了解我自己，总之，这就好像那个内在的导演坚持要完成每一个细节，重现场景。直到我们把它们弄得完美无缺，毫无差距。我好像不能坚持完成最后的一个步骤，作为 16 岁的我，我感觉我现在做得很好，如果我能快速穿越 10 年，我会在 27 岁生日的时候赶上。

无论如何，10 月的时候我病得很重。比我几年来都要严重，多年来我一直都很憔悴。部分原因是我发烧，但主要是我认为这是一个很艰难的场景重演。我陷入了我所经历过的最深切的焦虑之中。深深的内疚感诱发我的胃疼痛不止。因此我病得更重了。我看不出来，我觉得没有让我的生命更有价值，这是我所有的旧的罪过。我觉得好像在我之外的力量坚持让我感到不应该有快乐，永远不会像普通人那样。现在，我对你说，艾瑞克，我对那些"权力"和他们的残忍感到愤怒。但后来我觉得他们是对的。

回想那些日子就像是一次重播。之前在新西兰，后来在芝加哥，我都同样经历了整整几年的焦虑，但现在看来，这似乎是一种戏剧性强化式的重播，让我从最后一滴负罪感中解脱出来，多少次，即使作为一个小女孩。我记得我竭尽全力希望周日的晚餐聊天世界是唯一真实的世界，而不是那个传教士在教堂大喊地狱、魔鬼和天使的另外一个世界。为什么我的内心世界在我心中如此巨大？是那个人在操纵着我。

内疚感成为下一个需要仔细关注的情绪，我写信给洛林，随信附上这份手稿的前几部分，并建议说，实际上，现在是时候让猫从袋子里出来了（译者注：这里用的双关语，同时也是西方谚语"披露秘密"的意思）。

1973 年 4 月 13 日

是的，猫必须出来。它一直在问，但我直到读你的问题才知道。然后所有的部分都对应上了。梦正在回来——那种感觉很不舒服的梦，就是我在见到你之前所感受到的那种。我认为，当雷内为了新的成长而释放出大量的能量，情况变得越来越好，越来越没那么紧张，越来越有流动感。但是，这不舒服的梦就像一堵砖墙。我必须敲墙通过继续前进。

2 月的某一天，我待在朋友家，做些临时的事情，并进行了阅读，我突然被最可怕的内疚感所困住。所有的旧有的苦恼和尖厉的疼痛都一下子来到我的内心。对于我还活着的一种似曾相识的恐惧感让我几乎陷于瘫痪，似乎无法终结这种恶心情境。我在去年 10 月向你说过这样一个历时好几天的经历。但是这次我意识到这一点，并设法单独处理这一切。我平静下来，看到发生的事情并不是我突然被诅咒，而更像是急性哮喘发作——确切地说，这是急性内疚发作！它只是窒息了我。所以，这种内疚感对我来说就像一种疾病。我以为我在 10 月舔了一下它，但是后来，当我感觉最好的时候，它再次抬起头来。

1973 年 4 月 18 日

我有一种感觉，它们都属于一样的复杂事物，只是它们与以前不同。我会告诉它们：有这种内疚的东西——像哮喘发作。突然且意外地，令人窒息。我有一种感觉，它可能已经发生了很多年。也许这与我在家中很多次尖叫着醒来有关。

看看我这另一个晚上的梦：我开始与家人进行深入沟通，一切很美好。一位朋友进来了，一个女孩拿着一瓶装满液体的瓶子。我闻了闻，无法闻到有什么气味。深呼吸了一下，我的肺突然堵塞，我意识到它是汽油。半分钟不能呼吸。

我想在我的许多梦中没有认出的女人就像这里的女孩一样。所以有这种罪恶感、呼吸和关于女人的梦。而且这里还有一个我内心深处感觉到的关于性的、这么大的、空虚的地方。我曾经害怕有人问我感觉如何，因为我好像内心没有任何东西。当感觉开始冒泡时，我意识到自己并没有空虚，只是像装入瓶中盖上了盖子。

周一，一个沉重的梦：我是两个人，表演着。像是延展过的一个人。我感觉到自我的部分是有真实性的，而不是演员。这是一部喜剧、变装剧或滑稽戏。我低着头，另一个我亲吻我的后脖。我们做姿势，得到了笑声。他们在嘲笑我们，这是一种病态幽默。我们沿着观众旁边的一个过道牵手走下来。我跪下或坐着。她有红头发。她很享受演出。

我很害怕这件事会再次回到里面，而不是再次出来，我非常想让它出来。我梦中的另一个夜晚：把一条鱼拉过一条漫长而黑暗的隧道。人们告诉我它们不会在另一边生存。我放开线，但我很伤心我没有一开始就从中把它们释放出来。现在它们都被捆绑在了一起。

这就像我试图把这个东西从黑暗的地方带出来一样，人们告诉我："不，它不会起作用。"我希望这并不意味着我的内心放弃了。有一天，我对自己唱道："我爱你，哦，可爱的女士，难道你不会爱上我吗？"马上我知道这是一条来自内心的信息。

在双人梦之后，这一切似乎都和谐了：里面的女人爱我；想要我爱她。她伸出手，亲吻我，抚摸着我。雷内的红发里有一种她从来没有的温柔，但我确信这是同一个人。她很坚强，我是那么爱她。我就是她。有时我没有体验过所有的我。但我会继续——由内而外地体会。

经过那段漫长而又紧密的与她的梦和情感的共同协作，洛林已经到了可以将那些当初构成她困境的不同意象和感受连接起来的地步。她的朋友也帮助了她，并且她已经使用了她在心理治疗中学到的与梦工作的方式。现在，她感受到的是比她最初更加有爱、更加坚强和完整的人格。

1973 年 5 月 16 日

　　我希望我可以在下周亲自告诉你这个故事。同时，我想写下来。似乎是为我放弃它的一种方式，所以我可以转而去想想别的东西。猜猜是什么——我感觉我找到了我的猫。乌云已经消失了。巨大而深邃的黑暗奥秘中闪烁着微光。怎么说呢……我会试试。大约一周有这种焦虑。我真的专注于它，有时几小时都不会想着别的东西。有时完全忘记。我想："好吧，我的一部分想要我的朋友爱丽丝发生一些可怕的事情，可能甚至希望她避开。"我真的试图去了解这些感受。一次又一次，我准备对自己承认对于我声称在世上最爱的人有这样丑陋的感觉。一次又一次地承认这些却并没有带来解脱的感觉。没有效果。焦虑仍然存在。我愿意面对这个可怕的事情，体验它的罪恶感。但我无处可去。

　　我告诉我的室友，她说："如果你放手，会发生什么？"我不知道，但我试了一下。大约 30 秒后，我就流下了眼泪。这种痛苦如此之大，就在我的内心里。所有的内疚和焦虑都如此集中于大脑，就像在我的大脑中吞噬着。但是当我深入内心去感受时，感受到的是关于失去爱丽丝的想法带来的最可怕的痛苦。我无法告诉你它有多清楚。这种不断啃噬的东西——我头脑中代表罪恶感的云层，刚刚离开！疼痛笔直刺进了我的内心。我可以看到发生了什么事。悲伤-痛苦比内疚强烈得多，用一种不可能与之共存的方式。没有爱丽丝，我怎么能活下去？我哭了又哭……并开始记住：

　　我想起了我的奶奶。我说出了我的想法，不知道接下来会发生什么。我记得奶奶。我记得有一天在奶奶家，在楼梯脚下的黑暗卧室里。我躺在床上，奶奶坐在我旁边。她在告诉我一些事情，我感到有点害怕。我觉得她对我说："你现在就睡觉吧，当你醒来，你的爸爸会在这里，我们会问他关于小猫的事。"我的感觉是，之后我再没见到奶奶。她生病了，去了医院，之后就去世了。周日我终于为她哭泣了。我以前从未感受到与她有任何关系。我知道我只是从人们告诉我关于她的事情而喜欢她，但我从未想起过去为她感受过什么，即使当我与朋友们深情地谈论她时。

但周日，我感到生活在一个没有奶奶的世界是多么可悲。我非常喜欢和需要她，当她离开时我还不理解。我想当她死了的时候我没有表达我的悲伤，或我做了，妈妈和爸爸却并不知道我在做什么。也许我很久以来都很害怕那种非常巨大的情感。它太大了。我周日哭，周一又哭，这其实是一个小女孩的悲伤。这个 27 岁的人觉得和奶奶很亲近，现在已经有 1 个月了，就像她在附近一样。但这个小女孩以前没有哭过。

我记起并强烈感受到的事情：告诉奶奶我对她的喜爱；在厨房烘烤面包的气味。在夏天炎热的日子里，我感受到温暖的内心，就像那些我们两个独自在门廊边难忘的日子，以及总是在她身边的小猫，她老房子背后的花园。所有这些碎片都融合在一起，就像"夏日"的感觉一样——亲近奶奶时的那种甜美而深沉的疼痛。

在悲伤之中，我看着这个世界，看起来这个世界里只有奶奶，她的房子和花园，大树和她，和我在一起。然后她死了，世界上所有的完美事物都离开了。他们把房子拆了，然后我的阿姨总是在挑剔爸爸。而新房子再也不像以前一样了。花园消失了，动物们也消失了。我为所有逝去而哭泣，我想知道如果没有我的奶奶，我能怎么活。当我 4 岁的时候，她就死了。

作为一个小女孩，如果没有奶奶，我觉得自己活不下去了，无法面对这种分离的痛苦。所以我把它翻译成我可以忍受的东西——内疚。也许我想到每当我想要什么东西时——比如一只小猫，我不得不牺牲一个我爱过的人——奶奶。多年来，我感到内疚——这是我一生中最为始终如一的体验。但我确信它只是一个掩饰。我感到悲伤如此深远，远比内疚深。我身上的一切都与此有关，现在我看到了，而且我更自由了。

所有对猫的恐惧都是不敢面对痛苦的恐惧。也许，我一直在寻找一个像奶奶一样来爱我的人，为了取悦我，请回来抱着我。让它消失非常痛苦，我仍然受伤。它仍然从内心深处涌现。我真的很想要我的奶奶。所以我经常在我的日记中写道："我很孤单。"我在这里和雷内感到没那么孤单了，但是我仍然最想念我的奶奶。

一直在我的脑海里萦绕着这样的念头：我不必再是"丑陋"的了。我内心并不难看。我是一个容易害怕的小女孩，害怕一种叫作"死亡"的情绪。我的生存受到威胁。没有奶奶，我觉得自己都不能活下去了。随之我用内疚的体验来代替这种感觉，并幸存下来。因此，我其实形成了一个模式，我这些年来一直在按着它运行。就在这周，我达到了这个境界，就是我感觉到我甚至可以在这种痛苦中生存，并且我还生存着。

"知道"奶奶死亡和"体验"到奶奶死亡之间的区别是难以描述的。我好几年一直在探索这个问题——这个盲点，没有感觉。而且我非常想知道它，把秘密挖掘出来。但奇怪的是，大约1个月前，我放弃了，我决定保守这个秘密。我甚至忘了我曾经非常想要它。但这是我曾经非常想要的秘密！而且我已经收集了第一部续集，以解释这个谜团：这与我第一个出生的兄弟有关，和我的爸爸有关，还有和性有关。你认为它也需要23年？那么，即便如此，我认为这也是值得的。

1974年6月（1年后，她写道）

看到自己穿着漂亮朴素的白色连衣裙的好梦。后来，我找到了奶奶的有蕾丝、饰品和纽扣的宝箱。我问它是属于谁的，我的阿姨说："给你。"我很高兴——拥有和使用这美丽的宝藏多美好啊。

因此，在 1972 年长达 18 小时的治疗之后，洛林使用她在与"另一面"交往时发展起来的人际交往技巧，自己将这种治疗又继续了好几年。读者可以在她的工作中认识到，无论是否有治疗师在场，都可以从精神分析、格式塔疗法、冥想、催眠治疗和引导白日梦等典型用途中找到一些技巧和假设。由于我们将人性碎片视为真实的另一人，因此积极想象方法的使用，可归结运用到对于一个普通人而言可以解读到的情感性、历史性和人际等信息的更直接的治疗。

当然，问题出现在我们如何思考这些"自我的碎片"上。我们如何概念化那些在日常生活中理所当然的人格完整性的"现实生活中的其他人"？一个普遍的观点是，人格不是一个统一体，而是一个组合体（有习惯、分离的部分、大脑的半球等）。在这个观点中，我们的"自我"感是虚幻的，或者是误导性的。我们会对某些部分的自主行动感到惊讶，因为我们原本假设有一个一体的自我。关于普通人类经验的另一组假设是，沿着意识和无意识的方向存在双重或三重的自我分部。在这里，我们的自我意识是与记忆和遗忘行为紧密联系在一起的，这些行为提供或者分割了我们的自我延续感。假设是由失忆和解离而模糊了的单一"自我"。

在某种生活经验中，每种思考方法对我来说都像是一种心智的习惯，从中折射出相当多的我们希望描述的本体论。正如荣格在他的自传中所说："在某些分析中，我可以听到自己在说阿德勒语言，在另一些方面，则是弗洛伊德语言。"为了提供一个使用"多重人格"一词的惯例，我们可能应该采取统一的观点。那么，如果健忘和自发的动作、感觉、思想或动机，以及惊喜，看起来却像发生在患者身上，我们可能会说这似乎是另一重人格。

一种关于"自我"概念的分布式观点导致我们看到对拼贴式的人物描绘中的社会性，或情境性生成，或"部分"的"依赖状态"。有些在生活中非常普通的场景却有让人惊讶的体验，比如麻醉患者可以记住外科医生的话语，患者的"无意识"却开口说话，以及人们在进行某些常见的仪式场景中明明想着自己，而又令人吃惊地做出一些感觉像一个"不同的人"所做的动作，就是因为这些场景中都有多重人格体验的存在。

当处在梦中，或在具有"多重人格""内化他人""良知的声音""幻觉的声音"，或"集体无意识的原型"的情况下，与个人角色工作时，要把这些不同的部分联系起来，不但会有常见的困难，更会有异乎寻常的困难。在这里，我们谈论到的有爱情、仇恨、哀伤、宽恕、欲望、愤怒、悲痛、喜悦、怀疑、信任和其他几种有名称的情绪。无论一个人的治疗语言如何，跟随一个人的情感或情感交流的线索对于这些部分相互联系的清晰度都很重要。在特殊情况下，比如与梦中人物相关，它同时给了治疗师和患者以真实的感觉，正如洛林所表达的那样："我相信他并不认为我疯了。我相信他，因为他不会把我当成是疯子一样对待。"在这种意义上，治疗仍在继续，而远远超出普通的治疗"终止"的程度。

在积极的想象中，像韦弗（1973）那样所问的这个问题："在这种情况下，你会在生活中做什么？"这个问题被证明对于处理"多重人格"、想象父母或子女、梦见怪物和"集体无意识的原型"是有效的。而且，在这些处理中，治疗师可以通过类似吉诺特（1965）和沙利文（1954）在处理与难以相处之人的人际关系的方式中获得指引。然后，在处理这些关系时，人们试图将行动向前推进到一些如生活中发现的戏剧性结论：救援与救济，分离与和解，探索与发现，甚至死亡、悲痛与重建。一个人在完成一项行为时对自己的感觉通常是可靠的，尽管治疗师必须留意等待，工作结束的信号通常不是解决方案，而是来访者的恐惧。

许多的积极想象催眠似乎需要大约一个半小时完成，之后人们经常会自发地说："我觉得我今天做了很多事——不是体力工作。我今天的工作完成了。"或者"我感到不舒服，我感到筋疲力尽，这真是一项异常艰巨的工作。"努力感是运用自己的力量和能力以及克服困难目标之间的重要关联，而个人力量感或活动感在充满活力的生活中是很常见的。

体验的不同形式

从某种程度上说，运用积极想象让人有目的地开始行动，可以让他不必在平常做梦、做白日梦、有片刻的想法或是有突然被扰动的情绪中继续忍受那些消极的情境。海利（1963；瓦特拉威克等，1974）和他的同事们经常提到，当一个人被暗示甚至被要求积极行动起来去做那些对他来说必须要做的事情的时候，这本身就会非常高效地引发当事人的改变。同样的道理，把"幻想中"的人物看作是

"真实"的关系，就像我前面所描述的那样，允许人们去处理那些"投射"，而不是必须要经历某些痛苦。我们所有人都是因"重要他人"教养长大的［译者注："重要他人"(significant others)是心理学和社会学都关注的概念，指在个体社会化以及心理人格形成的过程中具有重要影响的具体人物。"人类是天生的社会性动物。"人类的社会性决定了个体不能脱离群体单独存活。个体时刻处在群体他人的影响过程当中，其中在我们生活当中那些对自己有着重要影响的尤为显著，可能也就存在更多的重叠］。更进一步，对来访者梦中人物角色进行直接工作时，能够让她有一个机会来改变她头脑中固有的框架，比如在困境模式中的心智是非理性的、迷惑的、情绪复杂的，而转变之后她能够看到过去的经历与当下困境之间的关联。此外，直接处理梦境图像为患者的心理框架提供了一种改变，从一个非理性、冷漠、迷茫的原有框架转变为一个追求与之相关的框架。无论在古典还是现代治疗中，这种来访者固有框架的转变，甚至事件场景的简单变化，都被确认为是一种行之有效的治疗策略。讨论到这里，我们所说的经验的转换，如同一个梦境的延续过程，可以将外来者重新构建到一段已有关系中考虑，或是一个积极的立场可以将一种情绪的困境重构成一个解决实际问题的任务。同样地，把躯体经验和模糊或困惑体验的形态重构成可以处理的清晰的图像，这样的过程也会很有用。

这些生活中的困扰，比如"身心交瘁""模糊抱怨"，甚至一些十分复杂的久病者，他们完全无法理解自己的这些复杂困境是如何开始的，又有什么含义，而他们这些情况可以在创造有形的梦境中得到帮助。梦境也可以在心理治疗本身的过程中被创造出来，比如当一个人抱怨他的病痛的时候，可以问他："这个病痛在哪里？这个病痛在那里看起来像什么？"或者，关于情绪的探索："它看起来是什么颜色的？你觉得在身体的哪个部位能感受到它？"

比如，有一个爱抱怨"抑郁"的人会在心理治疗时被这样告知："你回忆起当你还是一个小学生时，在画彩色蜡笔画，把画完的画又涂上一层黑色，然后再用指甲把这些黑色都刮掉，显现出原来的颜色。现在，想象一下你把画上所有的黑色全都刮掉，请告诉我你会看到什么？"在所有的工作中，用一种现在时态的事实陈述式的语气——"要求你把画上所有的黑色全都刮掉。"这是一种对于阻碍人们进行简单想象的非常好的克服方法。实际上，对于想要阻止在大脑里描绘另外一个人正在述说的画面是很难的。当颜色呈现时，复合的颜色会分解成各自单纯的元色，并且有几种颜色会被赋予形状，咨询师会这样问："现在红色是什么形状的？"或者"如果这种颜色是一样物品，它会是什么？请观察一下再告诉我。"然后，想象手中的球就会被滚动或被掷出，联想的舞台幕布就开始慢慢拉开，静态的环境或情绪就被赋予了一种有目标的动作感。

　　关于身体的病痛，比如头痛，比如某一块肌肉紧张，或简单的"神经紧张"，都可以用转化为图像的方法来处理，就如之前我们说过的方法。我曾经有一名女性来访者，她有很严重的后背疼痛，非常紧张，我问她："在你的后背脊椎上有什么感受，你能看到什么？"她说看到了两个男人，一个在脖子的位置，一个在脊椎骨的尾部。他们在拉扯着她的许多根神经，有很多神经已经严重磨损，甚至有些已经断裂。通过这些角色的对话，一个男人被鼓励去做这些磨损神经的修复工作，另外一个同意不再拉扯她的神经，并且会花心思来管理这个女人的一些杂乱的个人习惯。在 4 天之后，她就告诉我后背疼痛已经减半，2 周之后 2/3 的疼痛已经完全消失。

　　另外一个重要的指导原则是对于图像或是经过重新定位和转换过的图像系统的保存。在本书后文"来自邪恶的影响"专题中的"潜意识的心镜"这部分练习里，所出现的人物角色被要求做出改变或是有所发展，而不是消失。我们并不能直接命令这个心理意象人物凭空消失，而是让他仍然存在，而且是在行为层面出现变化。在前面提到的案例的"脊椎神经上的男人"就没有被要求消失。这个男人被要求做另一项工作，而不是被驱逐。而在洛林的双重子人格的事例里（后文中），在梦境中她被吓到了，但"做了一些让我们能合二为一的事情"。对于所有的自我和所有相关材料的这些隐喻性的运用，可以想到，对投射的重新整合、精神领域的系统均衡或是本能能量的保存，是在所有治疗工作中的一个关键元素，这些工作的完成让个人的困难或困境得以自然解决。

　　另一个体验形式的转换及其整合的例子是：一名 40 岁的工程师，带着一种他自述为"掉进垃圾堆里"的状态，来找我做治疗。我请他接受一个"沮丧"的任务，就是将垃圾分类并回收，他回答说："我认为这些恶心的垃圾是对过去事件的黏附，就像黏着物一样黏着我，我想摆脱它。"那么，如何才能够做到这一点？我们同意一起堆肥（主要是有机垃圾），以便通过甲烷转化器提供能源。然后，他可以用这种方式产生"能量"，并用于燃烧器上。该燃烧器可以在那些把他和外面世界的其他人隔绝开来的金属板上面切割出一些洞来。当他这样做时，他的厌恶感被一种平静、满足而平稳的呼吸所取代。"像每天的正常呼吸一样，但更轻松了。"他开始时的状态就像"掉进垃圾堆里"，但经过非常努力的治疗之后，他可以"更轻松地呼吸"了。

一些含糊不清的抱怨通常会让他们产生难以忍受的痛苦，但这些情况往往不是我们在治疗过程中可以轻易掌握的。一名年轻男子被反复、突如其来的羞耻感和无价值感以及不明原因的严重腿痛所折磨。在催眠过程中，我邀请他绝对地、无条件地专注在他的价值感上，而不是疼痛本身。过了一会儿，他认为这"在心里"，就像一个正在痛苦燃烧着的尖尖的椭圆体，当价值感增强时，它变得又黑又光滑，而当价值感减弱时，它就痛苦地燃烧着，并且变得更亮。我邀请他继续扩展这种感受，他很惊讶地发现他最后用一个小小的尖刺球将尖刺带入了患病的腿部。我请他拉起并拔出那个尖刺球，并同时请他自始至终都记着他孤独的童年时代所遭受的屈辱。当他这样做时，他发现积压在膝关节中有"数百个"尖刺球。他下定决心要把他们全部弄出体外。

长久以来，在心理治疗中通常把来访者当成一个"心身"事件整合系统的有机体，吸引我们关注的体验和"症状"的转换，被归因于焦虑与自身或是压力与有机体之间的互相作用。如果我们认为焦虑是一种无形的状态，一个人就好像是在这样一种情况下，信息被静置、丢失或扭曲，并且情绪也在不确定中，就像一种"白噪声"，我们就会准备好用形状和画面去取代这种令人痛苦的无意义感。

一个来访者找到我，她的症状是严重的梦境剥夺和夜间惊醒，这可能和她服用的安定类药物有关，她痛苦地向我倾诉："哪怕我能记得梦中的一个画面也好。"提供这些图像的角色落在做梦者自己，或是做梦者和她的引导者身上。她们一起发展出了一种安全通过不确定性和恐惧的直接方式。我们接下来会看到，这样的角色和合作关系，有一种很有意思的历史。

潜意识的隐喻

在每个人的中心都有一个不愿被打扰的元素，这是神圣的，是最值得保存的（温尼科特，1965）。

关于现代潜意识的概念，始于在 20 世纪对催眠的研究，正如海利（1993）所写：当一个人在催眠状态中遵从暗示，并且无法解释他自己正在做的事情时，我们必然要假定他内在有一个激发动力，并且还未被他觉察。

如今潜意识的概念取代了以前的维也纳医生麦斯麦提出的"动物磁力"概念，也就是有一种力量通过"麦氏传递"在患者身上引入一场"磁场危机修复"。米勒（1995）描述过麦斯麦的工作场景：治疗师穿着一件绣有玫瑰花纹镶金符号的长袍，他为黑暗的房间添加了玻璃口琴的伴奏。1785 年，本杰明·富兰克林和皇家委员会确认麦斯麦所说的磁力本质上不如说是一种"想象力"。

英国外科医生詹姆斯·布雷德创造了"催眠术"的术语，来描述闭合的眼睑、头部下垂和缓慢的呼吸，伴随着手和手臂的趋于静止，给人一种看起来是注意力被牢牢地固定住的像是睡着了的假象。19 世纪 40 年代这种观点开始占据主流，而内科医生卡彭特和莱洛克（Miller 引用，1995）提出了相似的观点，他们认为：催眠恍惚状态既是一种记忆的自发转换，也是一种问题解决的状态。他们强调："这种潜意识的沉思，是介于不容置疑的自动化与不证自明的自发行为这两者之间的一种朦胧的中间状态。"他们谈到了一个"自动化自我"，并且认为这个无意识的行动者是"一个完全多产的机构"。

这个正在发展中的"潜意识"的概念听起来既有点吸引人，又有点吓人。在弗洛伊德的观点里，他认为人可能会害怕潜意识，就像是他在早期工作中对待转换症状用催眠时遇到的那样，潜意识可能会突然自发地在神经生理事件中冒出来，让人受到阻碍，就像是动作错乱或是失能。而艾瑞克森一直以来的假设是，潜意识是一种资源，在潜意识那里，原本纠缠的问题可以变得更清晰，甚至可以被解决。对于行动和已习得技能的潜能进行内在搜索，这些构成了艾瑞克森对潜意识的理解。

康斯坦丁·斯坦尼斯拉夫斯基（1926，俄罗斯戏剧表演家），这位表演大师曾表达过关于莱洛克和艾瑞克森的"深思的""自发的"自我的力量的组成，在某个方面形成了活跃的、有组织的、正向的潜意识的一种不断发展的隐喻：

> 让我们来看看戏剧表演的主要原则：通过意识的训练，我们到达了潜意识层次。无论你相信哪里有真相和信仰，你都会拥有感受和经验。如果你想测试一下的话也很简单，只要你做一个你真正相信的最细微的动作，你会发现立即的、直觉的、自然的一种情绪就会升起……如果你只是去感受这种（想象中的）动作的真实性，你的意图和潜意识自然就会来帮助你。你身上多余的紧张感就会消失。必要的肌肉就会活动起来，而这些都完全不需要任何意识技巧的参与。

弗洛伊德和艾瑞克森的隐喻的差别在于两种平行的观点：弗洛伊德认为潜意识像是一个充满噩梦的、受制于邪恶影响的深层睡眠；而艾瑞克森认为催眠是一个深思熟虑的、有组织的过程，在这里可以无意识地学习如何去完成有价值的目标。

如果我们换一种更普通的方式来理解这种对比的话：我们可以看到工作中有两个潜意识的模型。在一种模型里，潜意识是不可言说的——那些隐藏在深处、黑暗中的事件我们是被禁止说出口的，或只能轻声耳语，或只能对某些特定的人说。事实上，当我们说到邪恶的勾当时，总会提起："它是不可言说的。对那个孩子做了什么，是不能说出口的。"

而另外一种模型，是我更喜欢的，也就是说潜意识是难以描述的。意识和言语的连接，以及思想和言语的连接是如此的紧密，以至于如果我们到了无法用言语去形容的时候，那就是接近无意识状态了。迈克尔·乔丹在一次比赛中连续投中了5个三分球，当被问及时，他说："连我自己都感到惊讶，在那一刻的行为完全是无意识的。"

另一种在心理治疗中去接近潜意识隐喻的方法，是提一个问题："什么是潜意识？"心理治疗师的共识是潜意识是一个"处所"，是一个记忆被隐藏并且邪恶动机被压抑的地方，甚至弗洛伊德（米勒引用，1995）也说："潜意识并非就是一个个体心中的房屋里的一个放满骨架的密室。"有三种人类进程也许能够提供我们想要的答案，那就是：学习方法、身体功能，以及人际关系。

在我的催眠课上的一个学生经过自己的冥思苦想之后评论道："我正在学习的东西是多么的美妙啊，我甚至不知道我正在说什么。"并且另外一位来访者（叟尔，1996）说："最后的这两次治疗对我来说特别有意思，有个特别重要的东西被影响到了，而且这样东西与我们正在谈论的并不相同。即使我并不能完全明白我正在说什么，但我确信那些改变是真的。"

分析师亚当·菲利普斯（1993）写道："认知型潜意识存在于一个整体结构中，但除了结果之外，其实主体并不知道关于这个整体的结构和功能。"比奈曾异想天开地表达："思想是心灵的一种潜意识活动。"在这种表达里，有一种深刻的真理存在其中。皮亚杰（译者注：儿童心理学家，1973）的表述相对没那么夸张："当事人完全不知道自己智力最深层的功能，直到我们达到对这个问题结构可能有所反思的层面。"关于人类思考的思想，有个比较重要的常识一直与之相伴，那就是我们在无意识中学会了我们学习的方法：怎样学习语言、怎样学习记忆，事实上关于如何学习，是在一开始学习时并未反思收益的过程。

"什么是潜意识？"关于我们这个问题，身体的功能和过程提供了另一种视角。我们称之为"身体的智慧"，它包含着精细的、有组织的、自然的神经生理过程，这些过程支持着从呼吸和行走，甚至视觉和身体康复等各个方面反应。同样地，这些过程也是不用经过意识的学习就自然学会的。艾瑞克森（1980）就是这样，他得了小儿麻痹症后瘫痪在床，但他通过仔细观察他的婴儿妹妹无意识学习走路的过程，然后模仿着学习运用他自己的肌肉，从中得到恢复他的肢体功能的方法。所以在他的治疗中的催眠状态谈话里，这些观察变成了非常重要的暗示，这些暗示经常是以小孩子在成长时关于语言、写字、数字、运动和平衡等方面的潜意识学习和发现为主题的。

为了进一步讨论无意识的隐喻，罗西和奇克（1988）在"超短愈合反应"中催眠治疗的自然起源提供了一个案例：

> 事实上几乎所有经典的催眠现象都是从日常生活的状态中切换（比如白日梦、梦游行走、创伤后应激综合征等）这些自发的现象中开始被发现的。只有当这些被发现后，才有人开始致力于用"暗示"来引发这些现象……如果我们相信催眠现象只是纯粹人为语言暗示的产物，那么我们可能对催眠是一种对于压力和创伤的自然的精神生物学反应的这一临床概念的理解大打折扣。

这种"自然的精神生物学反应"，就像对所有的免疫、内分泌、神经、消化、呼吸、血液循环等其他身体系统的反应一样，是自组织的，并且不受特定的意识所控制。无论我们是清醒的还是睡着的，警觉的还是无意识的，专注的还是分心的，这种反应都在我们内部运行着。

第三种对于治疗很重要的无意识过程就是人际关系。英语在描述人际关系方面的词汇较为贫乏，而关于描述个人的感觉状态和认知的内部状态等的词汇倒是很多。回顾一下关于两个人之间关系的词汇："兄弟姐妹""夫妻""朋友"和"敌人"等。你能想到用什么英语词语来描述三人的关系吗？我的祖母，我的母亲和我。这不能叫作一个完整的家庭，因为我的家庭成员里还有我的父亲和我的姐姐。这是一个隔代之间的关系。但我们又如何描述关于我的叔叔和母亲，我自己和我的祖母之间的关系？（译者注：中文在描述人际关系方面的词汇就比英语丰富，比如姑嫂关系、祖孙关系、叔侄关系、连襟关系、裙带关系等）。描述五个人在一起的社会关系的英语词汇就几乎找不到多少了："伙伴们""朋友们"，一个"社会团体"。当你想谈论这些关系的时候，你会发现很快就会词穷了。

罗曼尼辛（1977）写道："无意识就在意识生活周围，就在世界之中，就在你我之间。"荣格（1966）写道："从最深的意义上说，我们的梦想并不是来自我们自己，而是来自我们和其他人的关系。"把你的念头重新放回你所受的分析训练、动力训练、家庭治疗训练中，并且想一想在多少情况下，你对这个人的困惑知道越多，就越可能会牵涉其他人，有时会涉及好几代人和许多文化，历经很长时间。你怎么有可能谈论那些经历了战争和饥荒、欺骗和英雄等历经沧桑的几十代以前的完整的家谱图呢？卡尔·惠特克（基斯引用，1995）说过："不用告诉弗洛伊德，但只要三代同堂，潜意识有时就不那么无意识了。"

为了可以让你意识到自己正处在关系之中，可以去谈论它，你必须能够把它用语言表述出来。而我们知道，无意识的东西也是难以描述的。那么问题就来了：我们如何把我们不能言说的无意识的东西联系起来呢？我们如何能将这不能言说的部分说出来并带到治疗师或与朋友之间的关系中呢？我们又如何能将那些在语言中难以找到词汇表述的但我们又渴望表达和沟通的东西给讲述出来呢？

要谈论无意识"内容"或"行动潜力"是非常困难的。因为我们能感觉到潜意识这个定义是难以表述的，而且也能感觉到无意识的觉知在普通语言中找不到足够的表达方式。为了满足想要解决"说出难以表达的"或无意识的问题的需求，有三种不同的尝试。一种尝试是引导发展奇特的治疗语言，比如"客体关系"，开发了新词去指代潜意识体验。另一种方式类似于禅宗佛教，在表达"无念"时使用注意或是"指向"来代替理解，使用动作和手势来代替解释。第三种尝试是包含运用自然的隐喻和图像作为合适的语言，通过使用它们来表达潜意识的思考。因此，梦、诗歌、艺术和舞蹈的手语被使用来描述和讨论，或形成社会的、个人的潜意识体验。

海利（1993）写道："在我们清醒的时候，如果不是在我们的梦中，我们经常会做出解释。"那我们在梦中都会做些什么呢？其实当时的梦中体验就像真的一样，我们完全地沉浸其中。比起解释梦境，当我们晚上安全地躺在床上做一些神奇的梦时，更容易沉浸其中。关于潜意识及与之关联的，我们并不是想要做出解释，换言之，使无意识变得意识化。我们宁可说，它意味着要用梦的语言来讲述，也就是视觉图像化的语言。贝蒂·爱丽丝·艾瑞克森（个人通讯，1995）（译者注：她是艾瑞克森博士的女儿）在一个案例中暗示说："多说一些关于这些巨浪般的枕头和蓝色的云朵。"我想说，关于通向潜意识的康庄大道也有一种语言，而且那是梦境的图像化语言，不是讲稿化的解释性语言。

为什么催眠是适合这种交流的会话方式？在催眠实践中，你学会去集中注意力，去讲故事并专心倾听。催眠实践中会运用到寓言的、暗喻的、隐喻的思想和语言。

对于与潜意识的联系来说，催眠是一种好的会话风格，因为它不仅运用了梦境的风格和睡眠的隐喻，而且它也在运用一种肢体动作、手势、触碰等方式，通过沟通的角度来关注人的身体。把注意力放到身体上，尝试运用肢体语言和关注呼吸，对于催眠治疗会谈是非常重要的部分。

如果要总结的话，假想在神经生理学和社会关系之间的接口处，存在一种沟通的媒介，我们称之为"催眠"。那么假想这个"潜意识"的概念，指那三种过程：学习的方法，人类神经生理自然组织和社会关系中未被提及的网络。再假想一下这些过程都是在有意识的情况下经由梦境图像和情绪化、戏剧性的叙述所体现的。

现在进一步假设那些潜意识过程，在一种梦幻般遐想、混淆或震惊和惊喜的状态中，伴随着一些具有代表性的图像和叙述的自然形态下，是可以经由催眠、混乱或创伤所触及的。在遐想、混乱或创伤中，这些表现是可以被选择、被组合和被改进的（就像催眠治疗中的"内在搜索"）或可以被行动所表达的（这是有助于创伤恢复的反应）。一种对创伤体验的反应证明了潜意识的社会属性。不自知的过程和步骤看起来就像是日常生活中一个自然的但又鲜为人知的伙伴：皮尔逊的砖块，伍德的骨折和格林利夫的车祸。

■ 事故

多年前的一个周五的早晨，当我（艾瑞克）在办公室附近的街道上行走时，我被一辆时速为50 英里的汽车撞倒。汽车开得如此快速以至于我都没有看到它过来，但是我有听到它撞到我身体的声音。我的膝盖以下被车子撞到，这股冲撞的力量使我上半身撞在引擎盖上，我的前额撞到挡

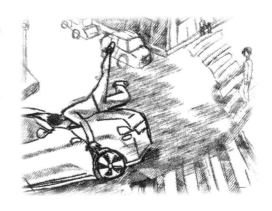

风玻璃上。我看到了一道闪光，然后被撞到了 40 英尺之外的地方昏迷不醒。

当我恢复意识时，我躺在一个安全的交通岛上，抬头望着一圈焦虑的面孔：消防员，护理人员，旁观者。我的头被一位坐在我身后的年轻女子抱着。我听到她冷静地说："只要静静地躺着，你会没事的。"我立即萌生起了三种念头，并赋予了我最强烈的情感：

> 我热爱生活，我想活下去。
>
> 我要告诉我周围的每个人我的想法和感受。
>
> 我会竭尽所能恢复健康。

这三个强烈的念头在我恢复期间引导着我，尽管我从未有意识地再想到它们。我开始对护理人员和年轻女子说话，我解释我对被撞很生气，我对被伤害感到害怕和伤心。我一会儿哭、一会儿发怒、一会儿又笑。我问每个人的名字（很快忘记了）。我问我的包在哪里，并要求把它带到凯撒医院。同时，医护人员剪开我的衣服，插入静脉注射针并通过鼻插管开始输氧。然后我就失去了意识。

在医院里，我接受了几位专家和护士的治疗，他们清洗了我的伤口，并缝合了我的头皮。他们问我来自哪里，我回答说："布鲁克林（我童年的家）。"他们每个人都立即说他们也是来自布鲁克林，我们进行了热烈的交谈。然后我被带到几个检查室进行 X 线检查和其他检查。在检查的间隙，我被留在一个繁忙的市区急诊室里。我与任何可能靠近我的病友交谈，并且在我说话的同时，通过走路和伸展来锻炼我的膨胀的、水肿的又被固定夹板夹住的大腿。

事故发生在上午 7 点半，而到了下午 3 点半时，我急于想回家。我问护士，她要去问医生，后来他们同意我回家。我让护士打电话给我的妻子来找我，但竟然打不通她的电话。护士给了我一个装着我的鞋子（当时都被汽车撞飞了）的大纸袋，还有我的血迹斑斑的破损的衣服。她建议我让我的妻子在夜间每隔 2 小时唤醒我一次，以确保我有知觉。

穿着医院的长袍和泡沫鞋，我离开了医院，上了出租车。司机看着我说："你怎么了？"我告诉他整个事情的经过。"你很幸运！"他说。"我很幸运现在我还活着，但被汽车撞到可不是件幸运的事。"我说。

我到家时发现房子是空的，我的钥匙还在我早上带走的包里，包被撞飞了，所以我手边没有钥匙。我从院子拿了梯子，爬进窗户，我找到了床，然后睡觉了。后来，我的妻子到家了。她得知我发生车祸后一直在疯狂地找我。而急诊室没有我的入院记录，所以她给医院打电话没有得到消息。我大半个周末都在沉沉地睡觉。周一早上，就像我这三十年如一日那样，我又回到了我的心理治疗和催眠治疗的常规工作中了。

■ 复苏

在第一周的时候，我让我的妻子分别以缓慢和快速的速度驾车载我经过事故现场。我想看看那辆车的司机在周五早上撞飞我的那个街道。走回办公室，我也还是走以前同样的路线，我会穿过我被撞击到的 15 英尺宽的人行横道线。这条街我每天穿过好几次。几个月来，在我双腿的恢复期，我拄着一根粗壮的手杖，走过这个十字路口的时候，有些司机开得太过于逼近行人甚至会鸣笛催促，我都会夸张地向那些司机挥舞我的手杖来表达不满，并且我还乐在其中。而当我和妻儿一起走路时，他们会一左一右紧紧地扶着我，提醒我要小心。

对于这次事故的频繁且无预警的闪回很快就来了。我会听到身体撞击金属的声音，看到汽车的引擎盖，还有那一道当我的头撞击到挡风玻璃时在我左侧太阳穴上方的明亮光芒。在过往的工作中，我也曾与几名创伤受害者合作，并采用各种催眠策略帮助他们与闪回进行工作。但是我发现我在自己每次回忆来临时都倾向于只是观看而已。我对这次事故的闪回有过几百次，几个月后次数减少，然后变得很少。最后，不再出现了。

邻居、朋友和亲戚也来探望我，有些人关心，有些人担心多过关心。我能感受到他们对我的关心。我也记得一次谈话，一位好奇得甚至让人有点讨厌的邻居女士每天都来询问我的健康状况。她问我怎么样了。"我越来越好。"我说。"哦，"她说，"有时你会好起来，然后会出现复发。"我缓慢而坚定地对她说："有时人们会复发，但我会继续恢复得越来越好。"（译者注：生活中往往也有一些这样的"好人"，他们习惯于否定对方，习惯用负面的方式来暗示你，假如你缺乏这方面的觉察，很容易被"好人"催眠）。

我真的做到了！我恢复得越来越好！医生没有发现我脑部有损伤（虽然在随后的一年里，有时在讲话和思考的几秒钟，我会因"舌尖现象"记不起来我要说的话）（译者注：舌尖现象是指因为大脑对记忆内容的暂时性抑制所造成的，这种抑制来自多方面因素），也没有发现"永久性物理损伤"（尽管我的右膝仍比左膝更无力）。当医生考虑到这个事故和伤害并与我身体的"强悍的健康状况"做比较时，他们的惊讶和倒吸气的表情让我觉得很滑稽，也很开心。诊疗报告很乐观，与此同时也让撞到我的汽车司机和他的保险公司感到高兴。他们避免了为了赔偿而遭受的损失，补偿了我一小笔钱，我拿这钱去巴厘岛旅行了。在那里，我拍摄了戴面具的神秘舞蹈和恍惚状的通灵者与患者的工作，这些都给了我巨大的乐趣。

■ 像催眠师一样思考

本书的读者很少有人和我（艾瑞克）有过个人接触，而那些生活中了解我的人，可能也很难从本书所展现出的轻松果断、具有良好判断力的形象中认出那就是我。就像我们所有人一样，在生活中我也经常蹒跚往复、动摇不定或者原路返回。然而，在我亲身经历的这次从车祸到康复的过程中，在渡过这一切的时候，我自动地让我对于自己的表现就像是我在对待一个我的来访者那样，也就是说，我让自己积极面对，带着好奇、尊重和期待。我一直都真心地好奇下一步会有什么样的事情发生。同样的，我脑海中时刻铭记着给我自己定的总体目标：

> 我热爱生活，我想活下去。
> 我要告诉我周围的每个人我的想法和感受。
> 我会竭尽所能恢复健康。

伴随着这种突然和惊奇的感觉，我不仅是被一辆高速行驶汽车的撞击抛到了窘境中，同时我感觉自己也被抛到了一种状态之中，在这种状态中，我变得立刻对我的无意识（之前所定下的三个总体目标）和对于与救护人员互动中的文字指令保持高度的响应性。所以，尽管我的身体变得非常无力，但是在从受伤到恢复过程的影响来看，我是坚定地保持我在情绪上和人际关系上的积极态度。就像当时在车祸现场，那位温和的年轻女士抱着我的头说道："只要静静地躺着，你会好起来的。"我确实那么做了，而且我也好起来了！而当我的那位爱管闲事的邻居试图引导我对自己康复的怀疑时，我就为我自己打造了一个反向的引导来保证我的恢复进程。

作为反思，我认为我受伤后积极、即时、坚定地追求自己的目标，与我对自己的立场很好地结合起来，也非常符合催眠师对来访者的本然态度，那就是正向、好奇、热爱和专注。就像催眠师经常对来访者说的："在你觉得合适的时间，用你自己喜欢的方式，做你觉得任何对于达到目标有用的事情，并把其他一切都抛到脑后。"我继续穿那天车祸中被撞飞的鞋子，它们竟毫发无损。而那件破损的衣服则被迅速地扔掉了。谢谢你，艾瑞克森博士，你对我说过的那些话在我的工作中如此受用。

■ 皮尔逊的砖块、伍德的骨折、格林利夫的车祸

> 我想到了这个念头："哦，如果米尔顿（译者注：即艾瑞克森博士）在这里就好了！"接下来的即刻想法是："好吧，老铁，他不在这，所以你最好自己动手。"（皮尔逊，1966）。

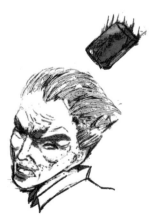

在我思考我的创伤和康复的自发反应所产生的基础时，让我回忆起了我与两个人一起经历的故事：一个是艾瑞克森博士的朋友——医学博士罗伯特·皮尔逊，另一个是我的朋友唐·伍德。当我想起他们的故事时，我觉得他们已经在 20 多年前就为我的潜意识做好了在我自己的创伤经验中采取行动的准备铺垫。

皮尔逊（1966）在一篇名为"沟通与激励"的文章中写到了他的经历，在那场事故中，他的头部被一块从 34 英尺高的屋顶扔下的 5 磅重的砖块砸到。就

像我感觉到的一样，他突然之间非常惊讶地发现自己的第一感觉是"一种超级响的噪声"。他努力保持意识，并开始指导身边的人提供适当的护理，以及在去医院的途中如何做应急处理。他的那种"必须自己动手"的意识来源于他自身对于极度疼痛感觉而产生的自发止痛反应。在医院里，他对自己"再次获得主导权"而感到庆幸，即使在被麻醉的状态，他仍对于外科医生和麻醉师在他麻醉期间的讨论保持觉知，甚至为自己安排出院日程：

> 皮尔逊说："我必须在下周日去旧金山，在任何情况下我都不会违背您的建议，但我确实想在明天出院。我会与您达成协议：当您明天查房时，如果在身体检查中发现任何问题，比如我发烧，比如我需要镇痛，比如我的白细胞升高，或其他任何异常情况，我都会听从您的建议留在医院里，但如果没有这些现象，请您安排我出院。"

结果皮尔逊赢了。医生在检查时没有发现任何异常，于是他连手续都没去办就成功出院了。皮尔逊在这次短暂的住院期间还能有非常自然的情绪表达，比如与护士互动的例子：

> 我的妻子和一名护士在房间里，我的妻子问我的感受如何。我回答说："就像我被一块该死的砖砸了脑袋！"护士听到这句话以为我正处于剧烈疼痛之中，就给我打了一针。我问她，给我打了什么药，她反问道："你为什么不去问你的医生？"我当时气得差点要掐死她。

我（艾瑞克本人）不能就我的医学知识来对处理我伤势的手术医生和护士下指令，而我感到被驱使着命令自己做一些力所能及的决定。所以，我坚持要被送往凯撒医院，而不是那些现场急救护理人员的急诊室。我运用自己关于保持尽可能清醒的技能，使我在治疗和出院过程中能说上一些话。我对周围的一切成分表达出我的情绪：愤怒、悲伤和幽默感，我可一点儿也没客气。

唐·伍德是一位健壮的年轻人，平时他作为一个心理系的学生，他会在一个暑

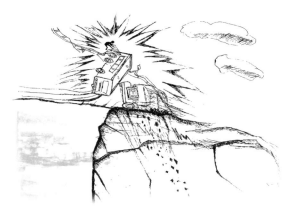

假当伐木工人，而在下一个暑假去学医。当我遇见他时，他因为下身暂时不能移动坐在一张轮椅上。他告诉我，他乘坐灰狗巴士去北部做一次研究生学院的面试，当时巴士为了躲避一辆失控的卡车被迫急转弯。巴士掉下悬崖，唐·伍德从窗户被抛出，巴士落在他身上，使他的颈椎骨断裂。

他告诉我，他自发地解离了，这样他不再感觉他的身体疼痛，然后他冷静地指导救援人员以正确的方式处理一名颈椎折断的患者——也就是他自己。在住院的康复期间和那之后的过程中，唐告诉我，他只会对那些真心希望他康复的访客和工作人员做出回应。其他人的话则会被反驳或岔开，这样他的康复过程不会被负面的信息所阻碍。

当我们为当下的痛苦寻找记忆根源时，我们常常会偶然想起过去曾无助地、痛苦地忍受过的创伤性事件。相比之下，当我们在记忆中寻找令人满意的创伤反应的来源时，我们会记起其他人讲述的在面对困难时展现出他们独特而积极的个性反应的故事。我确信在1966—1988年并没有读过皮尔逊的故事。当我（艾瑞克）处理自己的意外创伤时，我甚至没有想到它，也没想到皮尔逊，也没有考虑过任何遇到痛苦创伤时我要"自己动手"的先例。然而，我认为皮尔逊的砖块给我铺垫了一条可以遵从的潜意识之路，以帮助我处理头部被撞击的事件。

皮尔逊的故事和唐·伍德的例子，20多年来一直无意识地停留在我的脑海背景中，然后在汽车把我撞倒我需要学习应对的时候就自发启动了它的作用。在我们的经历中，很明显有某些共同点：我们都会自发地响应对疼痛的处理并将疼痛置于一边，采取主动的方式来指导对我们自己的治疗，充分表达我们的情绪，包括悲伤、愤怒和幽默，快速恢复全身投入生活的决心，保持警觉地来区分他人的积极或负面的信息。所有这些结合起来可以加速治疗并快速恢复我们的正常生活。

潜意识的社会属性

在思考"潜意识"这样一个在艾瑞克森、弗洛伊德和荣格的工作中如此核心的概念时，我想提出一系列的"谈话要点"，这些要点已经在引导我考虑我的受伤和恢复，以及在我的生命经历中寻找先例。我提到唐·伍德和罗伯特·皮尔逊的故事"无意识"地留在我脑海时，我的意思是说，在第一次听到这些故事的 20 年来，我从来没有忘记或"压抑"这些故事，也从未或很少有意提及这些事情。自然而得的知识是潜意识知识的一大组成部分。当考虑到皮尔逊、伍德或是我的康复时，我们可以假设，无论我们觉察与否，我们的身体都会以熟悉的方式进行着我们的情绪和生理的疗愈反应。

正如我在"潜意识的隐喻"中所讨论的那样，我们也可以设想几个人的系统，比如团体和家庭、社会结构和结构化的社会实体系统，就像身体过程或步骤的感觉一样，也可以被设想为是无意识的。这些可以在梦里或是家庭剧或叙事的意识化形态中得到最好呈现。这样单个的个体就一直被社会所遮蔽或凸显。正如辛格（1990）指出的那样：

> 外部社会环境的强烈程度，决定了一个人的特定的情绪感受……几乎可以说，好像一个人用一个表示情绪的词汇去标记这种正在唤起的状况而不是发自他自己特定的内在状态。

无论是那个关注我并告诉我"你会好起来"的温柔姑娘，还是皮尔逊、伍德和艾瑞克森在处理创伤时所铺垫的方式，都好像是一种正在唤起的特定的情绪表达，它们在我的头和身体被严重撞击以后，过来帮助我建立一种坚定的自信、富于表达的状态，以及快速恢复的能力。我自己多年催眠别人的经验，也帮助我动员所有的资源并期待正向的结果，就像我鼓励别人那样。在一个人与他自己身体、情绪和精神生活的关系中，这些铺设了恢复之路的故事所在，是一种非常有价值的关联。正如西尔万·汤普金斯（辛格引用，1990）写道：

我们所理解的世界其实只是一个梦，我们学着去做这个梦，然而我们并没有写过这个脚本。它既不是我们任性反复的建构，也不是我们可以不劳而获得到的礼物。

■ 辗转反侧的睡眠

在凯的治疗中再次显现了社会世界与梦想世界的交集，以及对于家庭困境所使用的图像、催眠和关系的心理治疗方法。凯是一对信仰宗教的夫妇的 6 个孩子中最小的一个，她 20 多岁，和她的家人住在一起。她的姐姐从 3 岁开始被她们的父亲性侵犯。哪怕父亲都承认了，她们的母亲仍然否认发生了任何事情。凯没有 13 岁之前的关于童年的记忆。她说，早年的那些"就像一块块拼图"。自 14 岁起，她每晚都做同样的梦。

在我们第一次会面时，我向凯强调说，整个家庭需要解决这个难题。在第二次会面时，我问道："当你想到梦时，你会有什么样的身体感觉和情绪？"

▶ 凯：

那就像一张网围住了我的心。我感到孤独。

▶ 艾瑞克：

是捆绑还是包裹着？

▶ 凯：

包裹着。

▶ 艾瑞克：

想象一下如果当你清除这张孤独的网时，你会注意到什么？

▶ 凯：

一种强烈的、冷静的感觉。我不那么害怕痛苦。我有了希望，有了更清晰的想法。

▶ 艾瑞克：

假如你可以让这些感觉流动起来，它们是什么颜色？

▶ 凯：

　天蓝色。

比起仅仅讨论问题本身，使用焦点问题解决式的对话可以发展出更良好的感觉，这为治疗提供了一种更好的方式。沿着这种良好感觉的回溯就可以凸显关键问题，同时保留了凯的自信和价值感。

▶ 艾瑞克：

　假设你把家里都涂刷上天蓝色会是怎么样？现在，尽情想象这种天蓝色，一边呼吸着它，一边把它带回到你的小时候：你会遇到什么？发生什么？把那种感觉收集起来，记住它，然后跟着它。

▶ 凯：

　天蓝色的感觉可以回溯到 5 岁，然后从 4 岁回到最初。但是在 4～5 岁，有一块黑色碎片。

▶ 艾瑞克：

　想一想，你可以把这房间里面的所有气体都排空并把房间清洗一遍，但是现在还不要往里面看。

在接下来的第三次会面时的对话：

▶ 凯：

　我能够更好地处理家庭中的矛盾和争吵了。我想到天蓝色身体就放松了许多。我能用冷静、成人的方式对待我的母亲和父亲了。我对妈妈说："这是我们家的家庭问题。"这样想真的有帮助了！我有点急着想要打开这房间了。

在这一点上，如果她同意，我会进入她的梦境空间来帮助她。在探索梦境所处的漆黑空间时，她不必再感到孤独和害怕。

▶ **艾瑞克：**

我会打开房间的窗户，关上门，放一个风扇，好吗？在这个四五岁小女孩的房间隔壁还有房间吗？（凯摇摇头，表示没有）有壁橱么？

▶ **凯：**

是的。这上面有很多小架子，上面有做成家庭样子的马儿的雕像，毛绒填充的动物玩偶，又大又旧的玩偶们，它们被精心地放在一起。头顶有一盏灯，有小女孩的衣服，一个纸箱里面装满了报纸、画册和故事书。当我翻看一叠图画时，我记得我当时在画它们时候的感觉。我仿佛通过一个小孩的眼睛再一次看到这些。不是很让人害怕。非常整洁和有条理。上面的阁楼垂下来一条绳子，很高，我够不着。

▶ **艾瑞克：**

那我帮你把它拉下来，好吗？

▶ **凯：**

好的。上去的楼梯有七个台阶——布满了灰尘。有些东西是被盖起来的：箱子里有男孩衣服，一个玩具马车，还有黑白的老照片，上面有：爷爷，太奶奶，爸爸，太爷爷等人。有一间相邻的房间（四五岁孩子的房间），有床、衣柜、光秃的墙壁、一个玩具箱。三个架子上放着十个瓷娃娃。有一块绘画板和一只很大的蜡笔盒。通过一对带有窗帘的玻璃门，还有游戏室。这些都看得很清楚，还有台球桌和点唱机。

▶ **艾瑞克：**

想象你在接下来的一周里都尽情地在房间里玩耍。多画些画，如果你喜欢的话，你可以把你的画贴在墙上。

▶ 凯：

这房间现在一点都不吓人啦。我可以打开窗帘，让房间充满阳光，还可以把整个房间涂成天蓝色。

在治疗的第四次会面中，凯告诉我一个重复出现的梦：她躺在床上，大概四五岁的样子。一个面容不清的男人开始抚弄她的身体。她说："不要！"这个男人说："你是好女孩，乖一点。"这个男人继续抚摸。

▶ 艾瑞克：

如果我打开房间里的灯，你会看到什么？（此时沉默了10分钟）。

▶ 凯：

我看到了我的父亲！没有胡子，比现在少，竟然是他……我感到愤怒、受伤和混乱！

在这里，我可以提供一种成年人的帮助，帮助她弥补当时的无力和孤独感。

▶ 艾瑞克：

我可以帮你把他推走吗？

▶ 凯：

好（她用力点头同意）！他不属于这里。

▶ 艾瑞克：

让我们一起为只有4岁的你，安装一个可以够得到的房门内部的螺栓。

▶ 凯：

现在还是晚上。（她来到了她的户外小屋）我在这里不会害怕。

▶ **艾瑞克：**

当你在安全小屋的时候，好好把事情想清楚（10 分钟的沉默）。

▶ **凯：**

第二天早上我告诉了我 10 岁的哥哥。他答应帮我。后来我听到喊叫的声音，吓得我去了小屋。回到家的时候，我发现哥哥在角落里哭——他有一只眼睛淤青了。是我那个 20 岁的哥哥打的，就因为小哥对大哥说了父亲做的事情。大哥还说："没这回事！她只是小孩子。"

现在我觉得不那么害怕了，不再感到虚幻了。事情就是这样。我觉得就是这样的事——唯一的一次。我也很高兴这个房间再次属于我了！

尽管这一切是从这个令人害怕的梦境中"想象"或隐喻出来的空间，我们使用的方法中也包含了一个成人对一个孩子的真实的关系和帮助，而当恐惧消失的时候，"不真实感"也就随之消失了。以下是第五次会面：

▶ **凯：**

上周我做了两次这个梦。我在梦中见到了我父亲的脸。梦里没有暴力了，我也没有再害怕了。我没有像以前那样被吓醒，发现自己缩成一团。我睡得很好。就算醒来，还能再很快睡着。那些年所有的记忆都解锁了。我在（梦中）房间可以有一盏灯并且可以锁起门来的感觉真是太棒了！我有一种可以自由感受的权利。我烦透了家里总是有连锁反应一样的负面情绪。最近我新买了一件 T 恤："快乐童年，青春永驻。"

第六次会面的治疗开始时，凯说她几乎没有那个梦境来困扰了，但是有其他的暴力的梦境浮现，这一周她哭了很多次，整个一周都觉得很压抑。趋向未来的取向，经常与现代心理治疗热衷的"饱含问题的叙事"（怀特和埃普斯顿，1990）进行对比，也自然而然地将情绪视为一种"前瞻远见"。要考虑到情绪产生的相关环境，在这里是与孩子离开家庭相关的，从这个角度的思考会是对我们的一个重要导向：

▶ 艾瑞克：

等我们治疗结束，你打算做什么？

▶ 凯：

我要完成大学学位的学习（很坚定地说），从家里搬出来，找份工作，到今年 8 月前还清我的债务。

▶ 艾瑞克：

你还会为你的爸爸妈妈伤心哭泣吗？

▶ 凯：

是的。

▶ 艾瑞克：

想象一下，你如果能当面告诉你的爸爸妈妈，你还是为他们伤心哭泣，那你会感觉如何？

▶ 凯：

当面的哭泣让我感到自由和力量，沮丧的感觉就像我胃里的一座火山。

▶ 艾瑞克：

想象一下，你能够一点点地从火山的边上释放压力时会发生什么？

▶ 凯：

火山冷却下来，我觉得筋疲力尽。

▶ 艾瑞克：

能否想象一下，有一股持续的暖流流遍你的全身？

▶ 凯：

好一些了，恢复自在了，我感觉更轻松，没那么焦虑了。我可以没有负担地做好事情。我可以更清晰地思考并自我觉察。就让它过去吧。

在我们的最后一次催眠治疗中，凯告诉我，她已经和她的阿姨、叔叔、她的妹妹和孩子，以及她的兄弟和兄弟的妻子说过发生的这些童年遭遇，他们也一起讨论了如何更好地保护他们的孩子。

▶ 凯：

> 过去几周我感到更快乐，更有力量。每天晚上我都锁起房间，我每天都花时间专注在那个天蓝色上面。我不再有被孤立的感觉。这不再是一个深沉而黑暗的秘密。我又加入了合唱团。我正在为未来的亲密关系做准备。我告诉我妈妈我要离开那个经常虐待我的男友。她说："哦，我想你还会和他在一起的。"但我回答说："这是你的担心，我可不这么想。"我告诉我的男朋友："我配得上比你更好的人！"现在我更了解我自己的心，我感到内心有了基石。

凯的案例很好地展示了梦境意义、催眠恍惚状态中的学习、人际关系和社交行为的整合。她恢复了她的自尊和自知，并开始影响她的大家庭，帮助他们重塑一个保护儿童并尊重他人的群体。在下一部分中，我们将探讨再次运用意象画面、催眠状态和人际关系的方法，在一个专业小组中发展这些实践社团。

催眠传递

艾瑞克森心理治疗注定是个性化和独特的，治疗师可以从来访者独特的生活模式和表达方式中进行引导。艾瑞克森催眠在精神上是务实的，旨在鼓励行动、改变和尝试，哪怕是对于胆小的人。这种关系型的治疗风格，包含了比如指令中的游戏和模仿、故事讲述以及交换活动、知识和秘密等尽可能多的沟通媒介的形式。在另外的途径中，通过幽默、挑战和与共同角色对话等方式，也构建了咨访之间的融洽关系。

医学博士米尔顿·H·艾瑞克森，在催眠的医学和口腔科应用、家庭治疗和简化急救医学治疗方面都是一位创新者。从业者从他的催眠实验过程中不但学到了积极关注患者，同时也关注到了治疗师本人。这种专注的结果是一种自然的相互催眠过程，从而带来强烈的参与体验。从催眠实践中也可以运用解离专注，以处理创伤反应、疼痛控制和进行积极想象。良性潜意识的概念有很强力量，使得治疗师可以利用像罗西（1996）所说的自然的次昼夜循环的身体和情绪疗愈，来使治疗获得如同搭乘火车般的快捷效果。

在对催眠感兴趣之前，艾瑞克森（班德勒和葛林德引用，1975）就已经在学习如何沟通了：

> 1919年，早期脊髓灰质炎（译者注：又称小儿麻痹症）……几个月使我几乎完全瘫痪了，但我的视力、听力和思维并没有损伤……我无法动弹的状态限制了我与周围人的沟通……我很惊讶地发现，一个简单的信息交换中竟然而且是频繁地产生令人吃惊的沟通程度。这引起了我很大的兴趣，所以一有机会，我就会更仔细地进行观察。
>
> 而且，我发现很明显有着多层次的感知和反应，并非所有这些感知和反应层次都处于意识能觉察的水平，多数是沟通者自己无法意识到的理解层次……
>
> 然后，我因人介绍而开始跟克拉克·L·赫尔学习实验性催眠技术，我开始留意减少注意力焦点的数量，以及策略性选择特定注意力焦点的可能性。这促使我将我所觉察的沟通的复杂性与我对催眠的理解相结合，以用于实验和心理治疗的目的。

在心理治疗中，艾瑞克森式的关联的标志性特点就是它的多样性。从挑战一个孩子到骑自行车比赛，从激怒一个傲慢的男人再到邀请一位女士并让其想象一只饥饿的老虎，这些多样的方式都只有一个目的，那就是在治疗中帮助来访者达到他们自己的目标（海利，1973）。作为一名治疗师，艾瑞克森即使在与困难人士进行有障碍的沟通时，也仍然能够使用专注、温和与尊重的语调。

艾瑞克森在催眠中持续通过使用图像和故事来进行隐喻性的沟通，这些都是艾瑞克森催眠产生效果的关键。艾瑞克森坚持认为来访者如果想要得到帮助，他自己并没有必要知道治疗语言的语法，也不需要了解自己当下困境来自什么根源。来访者可以跨越这个阶段直接达到治疗目标。治疗师也没有必要在治疗中检查和公开其所用措辞或所知症状的隐秘而特殊的含义。正如吉诺特（1965）所说的一个孩子："他不想被迫将所经历的一切都公开，只是单纯地希望被理解就好。"潜意识隐喻的使用，让艾瑞克森取向的心理治疗师们能够为他们的来访者提供这种受尊重的心理治疗。

尽管如此，艾瑞克森对特定术语和词组的使用很挑剔。他对于隐喻性语言的谨慎态度，会在以下几个方面产生作用：

（1）治疗谈话的中心主题直接来源于来访者所谈到的他的问题、他的兴趣和他的工作中。在治疗师的表述中，就会包含这些来访者的个人最独特、最生动词语和主题。

（2）对人际交互而言，这为催眠治疗师的评论表达提供了一种精确感；对来访者的迫切需求也能有一种贴切感。

（3）没有任何一个人——无论是催眠师、来访者，还是弗洛伊德——需要知道来访者的语言体系和症状话语背后的那么多种可能或是几种重大的可能。隐喻可以直接产生作用。如果有一些情景性的、幻想的，或多因素决定的意义存在，隐喻会捕捉并运用它们以用于沟通。

（4）催眠实践能够让来访者的能量流动起来，发生导向改变。至于这份改变的细节，则与他们自己所用的词汇含义有关。

（5）艾瑞克森（1964）提到，这种方式为人们提供了一种良机："在他们自己的表现中，有一种未曾预期的感觉，但其实已经足够可以被运用起来，直到可以去成功地实现看起来相互矛盾的目标。"

所有这些概念都可以大致地归结于一个理念，那就是"活用"（艾瑞克森，1980），我们可以开始用这个理念来意指情绪、沟通、行动、感受、思想、图像化的活动、记忆和想象等几乎人类生活的所有方面，以用于在治疗关系中协调发生令人满意的改变。在这一专题中，我从活用梦中图像、催眠恍惚状态和社交网络的案例开始，来为大家介绍治疗的改变。后面的内容则会强调从新奇的想象中产生的行动、关系和认知。

"催眠传递"是这些内容的中间媒介。在这里，我将讨论和演示一种催眠体验的社交形式，通过它可以使困难的问题得到解决，并且它也是对催眠恍惚状态中实现隐喻性言语力量的例证。这是一项在心理治疗中不断进行中的即兴创作作品，目的是尝试达到古代和现代治疗实践主题的协调一致。这个作品的节奏是来自催眠和梦境的古老音乐，它曾在许多文化里得到实践，又在弗洛伊德（1935）、艾瑞克森（1939）、埃普斯顿（1992）和其他人的现代作品中得到重生。你可以把这些看作是"隐喻型交流"和"可视化"的主旋律。

这次参加"合奏的乐队"其实是参加我为期 6 个月的长期催眠课程的学员们，每个都是富有经验的心理治疗师，而且每个人都身怀绝技。我们正在一个"反思团队"的主题（安德森，1991）之下"演奏各种旋律"，在其中，大家可以协作发展出问题的解决方案。在我们的实践中，我们使用了"催眠传递"的方法，把一个多切面的小水晶球当作焦点在成员中传递，并且通过人与人之间传递一个图像的方式来发展出应对人类困境的解决方案。你可以在我们的作品中听到诸如"策略治疗""心理剧"和"治疗仪式"等的一系列回声。

这种作曲方式包含着心理治疗中某些基本假设的根源，就像一种"寻根溯源"（莫里斯，1969）的取向。当著名的米兰小组（博斯科洛等，1987）对策略治疗实行"进入根源"的研究时，就获利于这种方法的使用，他们由此谱写出了简洁、秀美的乐章。在此我们也将"潜意识"的概念加以根本化，并做出一种认真的假设，也就是说：这种"心智"是无法被有意识地知道的，并且这种"心智"在艾瑞克森的洞察之下是可以被一种积极正向的方式活用的。

"催眠传递"，其实是一种可以在反思团队或咨询中用以讨论的催眠明喻。想象一下催眠作为一种会谈方式，它使讨论者得以模拟各种人类体验的感受。也可以再想象一下这种对话中的语言是如梦般朦胧的，因为它既形象，又感性。我们遵循概测法来得到解决方案："把假想的情形当成真实一般来对待"，并且给出在这种假想万一成功的情况下的最合适的行动路线。就像在现代心理治疗中所常用的干预和指令一样，这个建议也可以为心理治疗师、来访者、家庭或团队等优先采用，它的任务就是通过活用来访者自身的潜力，从而允许改变的自然发生。

有一个主要原则，就是要运用一个人自己心中的图像，去完成那个构想中的事件，也就是梦境中的戏剧动作。这些戏剧动作可以被考虑当成是在发展可能的解决方案途中的一种"思想实验"。另一个原则可以被称为"意象保存"，它尝试将意象的各个方面关联起来，并将它们纳入未来解决方案之中。

这里我想展示一下我的观点：我们的行动、感情、思想、关系、知觉和感觉等这些高度组织的系统，都是类似的，或是可以相互类比的。在民间医学中，常常通过改变某一件事情的方式，从而类比成为另一件事情的改变。所以，你们可以看到为了使田地丰收而举办带有性爱特征的仪式，这就是通过类比来产生改变。但是，比起举行仪式，语言本身就具有类比的功能，它就会显得更直接。我们用的所有的词语都是可以与我们谈到的其他事物产生类比的。

从中我们似乎可以看到一种隐含的指令："把我们讲述的内容当成是我们要处理的事务那样来对待；把我们所说的话语当成是它们可以重现并影响你在孩童时代与你父母关系的那样来对待；把我们所说的话语当成是它们可以将你痛失叔叔的悲伤重现、融入和溶解的那样来对待；把这个画面当成是一种你脚上疼痛的治疗方案和治愈过程。"在此引用荣格（1968a）关于心理治疗的话："他必须设法让他的情绪开口说话。他的情绪一定会告诉他所有关于它自己的事情，并且向他展示它是通过何种奇妙的类比来表达它自己的。"

我们在心理治疗中的意图，就是通过帮助我们身边的人去运用他们自己的方法、他们自己的潜意识和直觉去达成他们的目标，这样既不会伤害他们，也减轻了他们的痛苦。而且，如果我们能够"用我们自己的方式，在我们自己的时间"去做这件事，并且将所有不重要的事情抛至脑后，并且就按我们自己的意愿去做，这样也能够在我们自己的内在搜索中找到它——所有这些都是由艾瑞克森（1980）在他的治疗中为我们所构建的保护措施——如果我们真的可以这么做，那么我们就能取得想象中的画面，并考虑到各种可能性，在各种情绪状态中穿越自如，而且，避免了我们直接做出试探动作的风险。

■ 直面人性的问题

本周在催眠课程的这个环节中，大家都在分享一些非常棘手的案例，包括儿童时期曾受到某些仪式虐待的成年人、医疗巫术［译者注：古代两河流域医学一方面认为疾病是由于人体冷热等自然原因引起的，采取"人的手"（即灌肠、膏药等医学手段）进行治疗，这样的医生称为阿苏（阿卡德语 as，苏美尔语 a-zu，意思是"知道水的人"）；另一方面，认为疾病是由于人们冒犯神灵或道德禁忌引起的，或是某种恶魔或精灵加害的结果，对此常常采用"神的手"（即巫术方法）治疗，这样的巫师称为阿希普，后者采用的方式即为巫术治疗〕的参与者和政治酷刑的幸存者。此刻，我们围坐在一起，讲述那些伴随着图像、记忆和情感的故事：

▶ **艾瑞克：**

假设我们处理一个非常棘手的问题，就像今天我们要处理人性的问题一样。让我们看看人性之恶，让我们思考一下被人性邪恶所侵扰的问题："如何避免受到别人的情绪和经验的干扰？"对于富有同理心的治疗师们来说，这是一个非常好的问题。其次我们谈到了同流合污的感觉："如果我想脱离邪恶组织，那么曾经被我洗脑的人怎么办，我是不是已经和他们一样罪无可恕？"那么我们一边琢磨玷污、圣洁和正直，一边又在这混沌的世界里挣扎。一个人要如何能够在一个不够完美的世界里成为一个真正的人，这将是一项非常艰巨的任务，这也是无解问题的最坏的形式，因为几千年来每个人都在此问题上奋力挣扎过。

　　这将是一个引导阶段，我们将利用图像的方式来解决人性问题。我想要做的就是和你们一起导入恍惚催眠状态，当我们在这间房间里四处走动时，可以让这个图像继续展开，直到罗恩告诉我解决的方案（大家的笑声："那需要多长时间？""几千年。"）。我们将为这个关于情感的无解难题来制订解决方案——它不是一个关乎邪恶世界的难题，而是一个关于人类情感的问题，从某种程度上说，它并不能被取缔，它也吸引着我们，也吸引着其他遭受过虐待和邪恶或是犯过这些错误的人们。

　　我想要做的引导其实仅仅是一种解离。换句话说，我们将把画面当作是可以与我们分离开来的一部分。它是一幅解决方案的画面。我们会去想象一幅解决方案的画面，而不是问题本身的画面。而我们都知道的状况是：那个问题本身看起来是很糟糕的。我们会把画面传递下去，就像我们上次传递水晶球一样。但是当你看到这个画面并且能描述出来，身体也能在同时放松的时候，你就可以把它传递给她。你就可能会看到一幅解决方案的画面：它会创造性地冒出来，因为，就像许多类似的问题一样，这是一种黑匣子问题。你们不知道它里面是什么，也不知道它是什么原理，而解决方案恰好就是会从这黑匣子里冒出来。

▶ 安德莉亚：

出来的图像就会是解决方案吗？

▶ 艾瑞克：

它就是解决方案。那个图像会回应这个提问："我如何能感觉，或者说这个人性的问题是如何来解决的？"这个问题是关于当事人在接触到这个问题时的、被它所影响了的感觉。你如何才能帮助他人，免于受到普通人都可能会有的走火入魔、厌恶、沮丧、恐惧或愤怒的情绪侵扰？如果有，那它是不是一种对你比较公正的方法？你还有什么想法要补充吗？

▶ 简：

我现在已经有了一个图像，所以……

▶ 艾瑞克：

太好了！那么请允许我带你一起进入催眠（拉着简的手）……保持放松舒适的状态，然后说出你所看到的画面。

▶ 简：

我看到自己在医院的新生儿看护室，我的手放在保育箱里。那个脆弱的早产婴儿，非常渴望被帮助，我只能戴着手套穿过保温箱两侧的这些孔去触摸到这个新生儿，这也是我唯一的办法。我感觉非常想要做一些事情来安

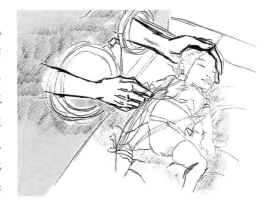

抚这个早产儿，帮助养育她，帮助她成长。好像这种感觉就在我的腹部这个位置。我有一种极度痛心的感觉，一种混乱。这是一种想要做些什么却又不知道该怎么做的感觉。我觉得只要用某种方式抚摸宝宝，宝宝就会变得好一些。对我而言，这像是有点自信的感觉，但又会担心宝宝的安全。

▶ **艾瑞克：**

你愿意一直看护这个孩子吗？直到你的这种自信可以有越来越多其他的来源？

▶ **简：**

是的，我有一种感觉，我很愿意一直陪伴这个婴儿待下去，无论多久。

▶ **艾瑞克：**

现在，慢慢地把这个画面传递给伊丽莎白，我也想请你帮助她舒服地进入催眠状态，然后让她把手轻轻地放在孩子身上，或者只是看着那个小婴儿，假如你愿意的话，把伊丽莎白看到的、感觉到的部分也加入这个画面。

▶ **简：**

（对伊丽莎白）请你深呼吸，尝试去看这个小小的婴儿，这个孩子只有一个小小的问题，或者是一个大问题的小小方面。当你放松的时候，你可以在你的心中找到这个画面。我在传递给你这样的画面时很不好受，但你可以看到它并且想象一下你自己的反应。你对整个画面有任何感受了吗？

▶ **伊丽莎白：**

我很困惑。当然，我对这个婴儿有一个回应：是一种养育性的回应。同时我有一种愤怒、狂怒的感觉：连这样一个无助的小生命都会受到伤害。而我除了愤怒、狂怒，又能做些什么呢？不管是谁伤害了这个婴儿，我好像什么都做不了。我想给这个婴儿盖上些什么，我想把它裹起来保护 Ta，我想让 Ta 暖和起来。我会轻柔地包裹 Ta，不会让 Ta 觉得太重。我想和这个婴儿用的这层薄薄盖着的但又有保护作用的纱布沟通。这层薄纱甚至是一种美丽的保护——就像一种对于黑暗、可怕和丑陋邪灵的辟邪防护罩。我希望孩子能感觉温暖而轻盈。不知怎么地，我感觉这一切就像是从我自己——我的内心深处涌现出来的，这里有我的力量涌泉。在这里好像有一种东西，是关于心灵的，是心甘情愿的，使得这个画面不再只是显得无助，我能够感觉到一股能量在动。

▶ **艾瑞克：**

当你说到这个画面时，你想说的是轻纱薄毯的美丽、力量、轻盈、温暖——而并不是字面上的毯子而已。在整个画面的感觉中，只有婴儿，只有毯子。你在由画面呈现的真实和由感受展现的真实之间犹豫徘徊，不仅是它们本身的含义，而且是真实的画面、真实的感受。

▶ **伊丽莎白：**

这个毯子非常轻，感觉它甚至不是毯子。它几乎是半透明的；它在发出光芒。在变得温暖、光辉和轻盈的时候，它几乎变成无形的了。只要想到能为婴儿做些事情，这就让我感到自己是拥有无限动力的。我看到内心有些东西可以生发出来。最初极度痛苦的感觉，困难的感觉，掺杂着混乱的愤怒，真的就是从这里开始的（把手放在腹部）。我不再那么害怕，我不再充满怒气了，这些已经消融，因为它们根本不再重要。我要从自己这里拿出一些东西（伊丽莎白把手放在胸前）。我基本上是用一种小心的或平静的方式从更高的地方抽出来的，这样你也就可以感受这种能量，它也不会被飞溅到满地都是。这个毯子、薄纱，其实就是由这种能量构成的，它轻盈而又温暖。

▶ **简：**

我真切地感受到了——这是一个非常强大、非常真实的感受。现在邀请你把这个画面交给安德莉亚，这样她也可以体验到这些美妙的感受。

▶ **伊丽莎白：**

（对安德莉亚）我现在把我的意象画面托付给你，交给你来照顾。我希望你看着这个图像，让你的思想在它周围漫游，让你的感觉在它旁边环绕。当你进入催眠状态时，把它深深地放进你的心里。把它带到你内心深处，让它成为属于你自己的一部分，就像胎儿在子宫里的转化一样。这是一个生长在你体内的婴儿，它会发生改变。当你准备好的时候，你可以告诉我们它是如何改变的，这个婴儿是如何转化的。

▶ **安德莉亚：**

发生的第一件事是我的手感觉满是鲜血，而且我手上有很多感受。我不太明白我在做什么，但那也没有太影响到我。我也感觉到了我自己的血。我感觉到我自己的血流动的感觉。这婴儿不是早产儿，这是一个健康的婴儿。它在吸引我看着 Ta、抱着 Ta，我们全班都在看着 Ta。这些都是对这个孩子的某种保护。我们有一种共同的意图，就是要让它远离邪恶，也免受伤害。当孩子在我手里的时候，我自己的双手上有很多的感觉。这个婴儿正被某种充满能量的、轻盈的、闪亮的东西包裹着。

▶ **伊丽莎白：**

所以你通过这种闪闪发光的方式给了婴儿美好的感觉，这种感觉就在宝宝的身体里。你能描述一下宝宝现在的状况吗？

▶ **安德莉亚：**

宝宝正在动，满足，也有一丝微笑。我感觉很好，如果我能够给予 Ta 这些，那么我也能够处于这种满足的状态，并对我自己、对孩子、对客户和对任何人提供这种保护，那就像你谈论一条纱质围巾轻柔的感觉一样。

▶ **伊丽莎白：**

你愿意把这个正在轻轻晃动的新生儿交给维吉尼亚吗？你会舍得离开这个婴儿，并且帮助维吉尼亚进入催眠状态，让她为这个婴儿的成长做些什么吗？

▶ **维吉尼亚：**

现在婴儿转到了我的手上。我真的很满足，这个孩子如此靠近我。这可能只是 1 月龄或者 6 月龄左右的婴儿，我想用这薄纱来保护它，但莫名其妙的是，我只想抱着这个肉嘟嘟的小宝宝——Ta 的臀部和肩膀，以及头上的一小撮桃红色绒毛，这种柔软温暖的感觉非常美妙。

▶ **安德莉亚：**

所以你真的很近地感觉到了宝宝的每一部分，Ta 的小屁股、桃红色的头发、肩膀，非常亲近。

▶ **维吉尼亚：**

我和 Ta 以某种方式连接起来了。过一会儿我就想看看孩子，但现在我喜欢它就离我这样近的感觉。但我也觉得我不知道怎么保护这个天真的孩子，因为黑暗和邪恶可能就在附近。我不能永远保护婴儿不受邪恶的伤害，但我现在想为 Ta 做点什么，也许这样 Ta 可以从此有一些关于善恶的概念——今后可以有判断选择的余地。我想到了一种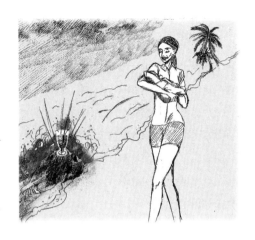射线，一种光环，或者一种徽章，作为一种保护物。当我在与来访者工作时，我通常在图画中想象他们有一个无形的保护罩来保护他们——这样也避免了我们的互相感染。

我认为我正在想象这孩子周围有一层保护光，让 Ta 免受邪恶侵害。我希望能找到某种石头、水晶，或者什么东西，可以放在孩子的手中，好像这东西就在那里，但某种意义上又不在。我无法解释更多，但它就像已经嵌入在婴儿的手掌中一样。

▶ **安德莉亚：**

请你想象一下你抱着孩子，慢慢地四处走走、看看。

▶ **维吉尼亚：**

好的！我抱着宝宝走走看。这孩子显得很满足。我走在湖边，走在沙滩上。水从有很多小鹅卵石的沙子里涌上来，但那其中有一块更像水晶，显得更晶莹，也像是被海浪冲刷过的晶莹剔透的玻璃一样。我走近，发现它非常扁平，所以我拿起这块石头，我知道它恰到好处，不会伤害到宝宝。它的大小正好适合宝宝的手掌，这个水晶石将成为宝宝的保护，我想这也是孩子和纯真大自然的连接。我想，真正的大自然也会保护宝宝免受外在黑暗邪恶的侵害。我能感觉到这块水晶石在我自己的手中，宝宝也能感觉得到，现在就好像我把水晶石从我的手中转移到了孩子的右手中。

▶ **安德莉亚：**

当你准备好的时候，用你的方法把孩子传给罗恩，把你这里保护的能量也传递给他，并帮助罗恩进入催眠状态，看看他能为那个孩子做些什么。

▶ **维吉尼亚：**

我真的很想留下孩子，但我也想让这个生命去感受其他能量。现在我手上能感觉到很多生命的能量，虽然很不舍得，但是我还是分享这份感受。当我把孩子传给罗恩时，我希望他在能够接住孩子柔软而结实的身体的同时，也能感受到这些能量。

▶ **罗恩：**

哦！我感觉到了能量！感觉就像一层具有能量的薄纱毯。我看到了颜色。我觉得……我觉得这个孩子轻到没有重量，就像是完全由能量构成的。我感到胸中轻盈。这让我很开心。我感受到了能量的融合，感觉到在我手中有一种能量状态，但我看不到形状。我的手和身体都能感觉到。我看到了红色、绿色、蓝色。我看到了颜色。我感觉到我手里仿佛有形状了，好像有些什么东西在我手里但我看不到。我能感觉到很轻的重量。那可能是个孩子。有一条柔软的毯子。毯子的轻柔让我感觉很舒服。毯子上有星星。孩子的脸是雪白色的，头发可能是红色的。孩子需要保护么？似乎 Ta 并不需要了。Ta 好像有一股能量，正与自然万物保持密切的连接。

▶ **维吉尼亚：**

所以 Ta 有自身能量的保护。当你感觉准备好了，看着你手中的能量，当你觉得你想回到这个房间时，可以回来和我们大家在一起。

▶ **罗恩：**

（停顿了一下）现在你想要我做什么？（集体大笑）。

▶ **艾瑞克：**

刚才大家都做得很好。这是一个很棒的孩子。这个孩子一开始是受伤的、无助的，并且因为早产而需要特别小心的护理。Ta 以那样的吸引人的方式开始，而以这样的方式结尾，在这过程中聚集了每个人的力量和希望。一开始，你们只是有一种想做些什么的信念，而对于你们能不能完成这些事情却并没有什么希望。而你（简）为 Ta 加入了一定能做好某些事情的信念；而你（伊丽莎白）从你自己身上增加了力量；而你（安德莉亚）增加了活跃的能量；而你（维吉尼亚）和你（罗恩）为 Ta 增加了血液和诞生的过程。

所以我想说，孩子活了下来，也被注入了自我。与那些"关于善恶的知识是危险的"观点相反，我的观点是，它是对婴儿的一种保护，因为有了关于善恶的知识才让自己有做出选择的空间。有善也有恶，这样婴儿才能通过选择而被保护。世间有危险，有不确定性，所以婴儿受到信仰和你所能给予的一切的保护，那就是你的心、你的手、你的爱和能量。即使你什么也做不了，但你仍有希望。这是一种希望的寓言：当一个人遭受了人性之恶后，仍然希望其他人——幸存者、孩子们，能够体面地生活下去，这就是在应对解决人性问题时的自然隐喻。

▶ 伊丽莎白：

事实上，这个过程是我们大家集体完成的。我回想我刚才做的就是，在我的意象中，我把我对邪恶的愤怒和可怕的强烈情绪转化为能够提供安慰和保护的能量。这是解决罪恶感的另一个方法。我有一种感觉，今天的课程像是创作了一首诗歌，与只由一个人完成的诗不同的是，今天的过程是我们大家集体共同完成的。

▶ 艾瑞克：

是的，这就是我们一直在讨论的事。我想再读一遍斯坦尼斯拉夫斯基（1926，1967）的引用："让我提醒你们，我们的基本原则是：'通过意识的方法到达潜意识。'不管在哪里，只要你有事实和信念，你就有感受和体验。你可以尝试着以哪怕最为微小的动作来测试你所真正相信的……""真正相信"是一个有趣的短语。在这里，你真正相信一些薄纱似的、脆弱的心灵和精神，但你就是真正地、完全地相信他（她）。这就是说，你真的体验到了：它的付出、它的能量和对石头的搜索。"……你可以尝试着以哪怕最为微小的动作来测试你所真正相信的，你也会发现，一种情绪会立即、直觉和自然地产生……"情感结合在一起。在你把手放在孩子身上之前，Ta 是个无助的婴儿。当简得到这个婴儿的时候，Ta 几乎没有生机。当 Ta 被传递到安德莉亚那里的时候，Ta 变得强大了。"……一种情绪会立即、直觉和自然地升起……如果你感受到这个（想象的）行为的真实性，你的意图和潜意识就会帮助你。"你的意图（找到一个应对这个看起来无解的人性问题的方案）和潜意识（我不知道我们怎样才能做到这样）将前来给予你帮助。"然后多余的恐惧、紧张感就会消失。"这是每个人都经历过的。"所需的肌肉将发挥作用……"力量、能量，都汇聚进来。你可以独自保护那个孩子。安德莉亚可以保护那个孩子。我们可以抱着孩子。这原本就非常好：没有人丢下这个孩子，每个人也都知道怎么做。"……所有这些都会在没有任何有意识技术的干扰下发生。"换句话说，要解决伦理问题，用意识的技术是无效的。这里的技巧是："你看到了什么？你感觉怎么样？你有没有被激励去做什么？"

我们使用社会团体的形式做"催眠传递"练习时，运用类比想象的方法，通过发展心理意象来治愈疼痛、恐惧和不确定性。具体呈现为情感、感觉、思想和行动的体验也可以通过心理图像的方式在团体中被加以利用，以解决当事人的困难问题。之后，在"通过意象发展替代性知识"的内容中，我们将涉及这种方法的认识论。而且，我们会讨论如何使用这些方法及其关联形式来处理心理治疗中令人困扰的两难问题。

举步维艰的疗法

2

活用和想象

催眠心理疗法所影响到的一些关联形式，与其他几种"动力学"心理疗法所引导的方向有所不同。在后者中，占主导地位的是阻抗和移情的概念，而前者则主要受到活用和想象的理念所引导。

在弗洛伊德（1935）早期的催眠试验中，他将催眠用于强化暗示以外的其他目的：

> 我用它来询问病人的症状来源，在病人醒着的时候，他常常描述得不完整或相去甚远……原来……症状是有意义的，而且是对过往……情绪状况的回忆或残留。

弗洛伊德的观察有一种奇妙的特质。仔细阅读他的引经据典式的讲话，可能会让后来的分析师们省去重新确认心理学知识的过程。如果症状是"残留的回忆"，并且"通常症状不是单个创伤场景的沉淀，而是汇总了许多类似场景的结果"的话，我们就能够在一个平行的角度去理解那些令人痛苦的事件、记忆和康复之间的相互作用和联系了。在催眠状态结束时可以明显看到催眠体验和清醒意识之间在回忆或残留方面的这种差异：

当参与者从梦游恍惚状态中醒来时，他似乎已经忘记了他在梦游般恍惚催眠状态下发生的事情。但伯恩海姆坚持认为，记忆不管如何都是始终存在的，如果他坚持让参与者回忆，如果他郑重声明参与者知道这一切，只需要说出来，同时将手放在参与者的前额上，那么被遗忘的记忆通常上会返回，也许起初不太清晰，最后记忆就会完全清晰地如洪水般涌来。

关于伯恩海姆通过坚持压住患者额头的动作使得他们信服地唤起记忆的画面，生动而形象地留在了弗洛伊德的脑海中，这让我们生成了一种好像液体压力这样物理事件般的阻抗的概念。这种催眠中的修辞成分和普通语言的相关表达提醒我们，在每个有心理阻抗的患者的房间里，我们可能都会看到一个固执的治疗师。

弗洛伊德对治疗中的社交互动的观察，完全沉浸在后来的作为一种心理冲突和妥协理论的精神分析学派发展中。在现代叙事治疗中（怀特和埃普斯顿，1990），"阻抗"再次被用来表示人际间拒绝接受来自他人的影响，相对于蔑视和阻碍所需变化的发生，它更被鼓励作为一种心理恢复的概念。

完整的"活用"策略来自米尔顿·艾瑞克森的高度原创性工作。这个概念与弗洛伊德的"阻抗"概念一样，是在对障碍患者进行催眠工作中发展出来的（艾瑞克森，1980）：

通常我们所知的催眠引导是在确保患者要对催眠实施者有着某种初始接纳与合作的基础上进行的。而在活用这种技术上，通常的步骤是与此相反的，无论患者在当下所呈现出来的行为在临床情境中有多么的不相适应，催眠实施者都要对患者的这些行为有一种初始接纳和合作的准备（vol.iv，ch.3）。

这种解释，就像一件带有华丽丝绸表面的纯羊毛上衣，被覆盖着的是充满魅力而迷人的心理疗法。艾瑞克森（海利引用，1993）面对一个自认为是基督的人，假定这个人必定具有木匠的经验（译者注：因为耶稣出生在木匠约瑟的家里，所以从小就在拿撒勒做木匠的工作。当时一般木匠所做的，他都能够做，他会做孩子的玩具、家具和农具），并且帮助他与其他人共同进行木匠工作和融入生活。艾瑞克森常说："我确信你说的是对的，你还可以再说一点吗？"以这样的方式开始了他们的谈话，从而把对方带入了治疗。

我们已经被教育过，如果在治疗中要有效地表达"接纳"对方情绪的话，治疗师要对来访者说："我理解你此时此刻有这样（那样）的感受。"然而，治疗师和来访者的过往经验或想法的差异往往造成了来访者的阻抗。而使用"活用"的方式来沟通，则是以患者的生命作为一种既定的、延展的状态，由此作为基础而做出在治疗中的行为决策，以帮助达成患者的目标。比如："你（耶稣）是一个熟练的木匠，那么，就去做一些有意义的工作吧。"或者"你有很多（关于我的粗鲁、消极等方面的）话要说，所以你可以再多说一些吗？"

心理治疗中的"阻抗"和"活用"概念的差异，可以用下面这名男士的例子来说明。他小时候曾被他的祖父强奸过。经过多年的心理治疗后，他学会了认识到自己迟疑的信任、易激怒的认知、侵略性的自我保护和其他几种强有力的"阻抗"式的个性。在与我讨论他对音乐的热爱时，他把本土节奏的基本背景音乐节拍描述为类似于人类的心跳节奏。顺着这种感觉，他就在椅子的扶手上敲击起来，他说："阻抗就是这鼓皮（鼓面）。"我回答说："那就让我们帮鼓皮调一下音吧！"我们都笑了起来。

在目前许多心理疗法中，移情用来描述来访者对治疗师的反应模式，其实是在无意模仿来访者在童年与其父母的关系模式。弗洛伊德（1935）对这个术语的使用范围则广泛得多：

> 移情……决定了所有治疗影响的成功与否，并且事实上它也勾勒出了每个人与他周围的人类环境的关系。我们可以很容易地认识到它与催眠师所称的用来代表默契催眠关系的"暗示感受性"有着相同的动力因子，而且因为这种动力因子带来的不可预期的行为也为传统的宣泄法带来了很多困难。如果没有重视情感上的移情现象的话……那么一般心理治疗的手段也是不太可能对患者有所影响的。

弗洛伊德在这次治疗人际关系时提到的困难是那些导致了对催眠"严重怀疑"的原因，而这也是他之后的世代治疗师们所熟悉的。从弗洛伊德（1935）的自传体研究的这次叙述中，我们发现了这种怀疑和移情的起源：

> 有一天，我经历了一个事件，它以最粗暴的方式向我展示了我一直怀疑的事情。我有一位长期（一般指 3 个月以上的咨询时间）患者，通过对她的催眠给我带来了最为惊人的结果，当时我正忙于追踪她疼痛的起源以期待消除她的痛苦，而有一次当她从催眠状态中醒来的时候，她就用胳膊搂住了我的脖子。
>
> 一位仆人的意外进入使我们从尴尬的讨论中解脱出来，但从那时起，我们之间就有了一种心照不宣的共识，也就是说我们的催眠治疗需要停止了……我觉得我现在已经掌握了催眠背后的神秘元素的本质。为了排除这种神秘元素……或孤立它……有必要放弃催眠。

令人吃惊的是，弗洛伊德允许用"心照不宣"来取代"移情分析"，而这一事件的戏剧性则被用来掩盖弗洛伊德所树立的关于催眠和潜意识的有名无实的概念。动力学的治疗师开始接受这种观点，而使用催眠精神分析的治疗师也与狭隘的移情观念努力斗争，认为移情是一种模式化的回忆重现。

分析师认为，接受精神分析者们"想象"出了他们与分析师关系的本质。罗西（艾瑞克森和罗西，1981）写道："在每一次分析治疗中，与医患关系不同的是，患者和分析师之间会产生一种强烈的情感关系，而这种关系并不能被当时的实际情况所解释。"艾瑞克森流派的治疗师更注意自己对咨访关系的影响，并以活用原则为指导，寻求这样一些方法，把想象中的关系当作真正的实际情况来处理，以帮助患者实现自己的目标。

恢复弗洛伊德最初广泛使用的术语"移情"，它与"催眠默契感"和"暗示感受性"这两个词是有同源性的。我们可以由此继续发展现代意义上的催眠心理治疗，使之成为一种聚焦的、协作关系型的事业，它的意义就在于，通过持续对话可以产生富有创造力的行为。

艾瑞克森（艾瑞克森和罗西，1979）的《二月人》专著是在形成治疗关系方面运用想象力的一个显著例子。在这里，艾瑞克森活用患者对他的感情——她与他的默契关系、她对他的喜爱、她对他的依赖，帮她在治疗中实现她的目标。艾瑞克森告知，她可以在他的陪伴下重返她生活中的困难时期，从而实现对这份情感的活用。下面这一段是受到广为引用的催眠引导，大多数艾瑞克森流派治疗师都很熟悉（艾瑞克森和罗西，1979）：

> 我希望你选择一段当你还是一个非常小的小女孩的时间。我的声音将伴随你。我的声音会转变成你的父母、你的邻居、你的朋友、你的同学、你的玩伴、你的老师。我想让你发现自己坐在学校教室里，一个小女孩因为某件事而感到很高兴，而这是很久以前发生的事，你很久以前就忘记了。

艾瑞克森对患者的态度或方法很明确：患者有自由选择的经验，并可根据自己的目标寻求积极的结果。她的想象中可以包括艾瑞克森、她的过去，以及她在一段安全而有趣的关系中的强烈情感。艾瑞克森选择无意识地利用移情化的感情，来追求所期望的变化，而不是说服他的患者去理解这些移情的解释意义。

对于"移情"和"修通移情"的分析性概念，在解释和意识层面理解的含义上，弗洛伊德（1935）对于这两者的作用有着很清晰的区分。

> 精神分析和其他心理治疗方法一样，使用暗示（或移情）的手段，这是完全真实的。但不同之处在于：在分析中，是不允许在治疗效果方面起决定性作用的……这种移情是通过分析师让患者意识化的，而且分析师使患者相信，在他的移情态度中，他其实是正在重新体验那些源自他童年时期被压抑着的情感关系，从而可以解决或消除移情。

如果要从现代的角度去看待关于艾瑞克森取向和动力学取向的治疗师们的区别，有一位经验丰富的心理学和催眠治疗师表达了他的理解。作为一名患者，动力学治疗和艾瑞克森取向的治疗她都经历过。斯托特（1998）写道：

我记得我一直试图向我分析取向的朋友解释，我去参加一个我的心理治疗师也同时出席的研讨会，对我来说是可以接受的。"看到他分别担任两个角色并不是问题，"我解释道，"事实上，这两者是互相促进的。我认为这是没有问题的，因为我们在一起工作中产生的移情与我过去的经历是如此不同。""你是什么意思？"她说。

我的回答是：当我和艾瑞克一起工作时，我们之间有一个见面和工作的区域。我们都是从自己的生活中走出来的，带上我们工作所需的部分。我通常是以自己的身份待在那里，但我带着一种微弱的决心，就是想要变得开放和直接，并且尽可能地公开，有时是出于对理解某事的好奇，有时只是需要被理解，因为我知道，正如艾瑞克所理解我的那样，我也会逐渐了解自己。

在房间里有第三个地方：有他在，有我在，还有我们一起工作的地方。如果有移情，那就是针对我们关系的。但我不认为你真的可以称之为移情。它使工作得以发展，使其得以发展，而且相当自由。它使得治疗的基本过程可以在一个支持、滋养和抱持的环境中发生。

你不必完全受到那些关于边界的材料限制。你有效地加强了自我的功能，而不是传统的依恋——个体化的移情。这是更直接的，只是完全不同的经历。

他似乎是以自己的身份出现的；他的个人生活有些是可见的（尽管细节未知），除了分享给我关于我想理解的事物的观点以外，大部分是无关紧要的内容。这是以一种愉快的方式呈现的；它也赋予人们一种善意和浓厚的兴趣，但在工作中并不具有侵扰性。因此，这种"移情"的个人化成分要比传统框架中少得多。例如，他对我来说从来都不像我的父亲，即使有时我会从他那里得到常人希望从父亲那里得到的善良、温柔、智慧或挑战。

就好像治疗中的人际关系方面都是通过我们双方之间的空间所传递的，这样就变成了相对个人化而非混杂了太多私人情感的状态，而且这只与我们在治疗室里的工作相关，而不是与那个在研讨会上演讲的艾瑞克有关。就像一个人可以从一位有才华的舞蹈老师那里学习跳舞、体验舞蹈，学会在舞蹈中回旋和翱翔，通过体验教和练过程而不需要从根本去认识他或她，这就是治疗的方式。因此，在研讨会上看到他对我们在办公室里一起做的治疗工作没有多大影响。它们只是体验同一个人的两种不同方式。

治疗师其人

我知道关于这种移情关系有很多说法，然而我倾向让我的患者喜欢我，无限地喜欢我，但我希望他们以一种我作为治疗师感到高兴的方式喜欢我（海利引用艾瑞克森，1985，vol.ii）。

弗洛伊德的患者来到他的家庭办公室，阅读他的书，认识他的同事。艾瑞克森的患者来到他的家庭办公室，阅读他的书，见到了他的家人。与治疗师可能成为患者投射的"空白屏幕"的想法不同，艾瑞克森治疗师希望利用他们作为人的——声音、姿势、幽默、存在和社交环境等，来影响他人的康复和成长。我们假设在任何真正的人际关系中都会有积极和消极的强烈情绪反应。

艾瑞克森用"负向反移情"来训练他的医学系学生，培养他们对患者的治疗态度和感情。他用学生所理解的分析语言描述了他对治疗师情绪的处理方法。他的描述（艾瑞克森，1983）来自 1965 年的一个关于在疼痛控制中使用催眠的研讨会：

现在有一个重要的问题：在你努力分析和控制患者的态度时，你如何抑制自己的反移情，以免产生焦虑？

我经常带我的医学系学生去癌症诊所看看，因为我认为他们应该去看看癌症的临终患者；我认为他们应该看到所有的溃疡性疾病，以及那些由于忽视癌症而导致的非常困难的案例。这是在郡医院……我的医学院学生对于患者的伤口外观和他们普遍的压抑状况相当反感。

在我的学生完全反感并彻底展现出他们的不良反应后，我指出："你们对这些病人有不良反应。为什么？他们不就是那些为你提供医学教育的病人吗？除了与病人见面外，尊重和喜欢他们——只有彻底喜欢他们，否则你还指望着怎样谋生呢？你不觉得你应该感谢那些病人吗？"

我还会让医学院学生了解精神科病房里的情况，并且与他们一起做同样的事情。除了一种同情、喜欢和尊重的态度外，你不应该对患者有任何其他的态度（vol.i）。

在艾瑞克森作为治疗师的经验中，与在他是学生时的态度一样，他容忍了对患者的各种各样的情绪，同样强调为患者提供"同情、喜爱和尊重"的态度。他对自己情绪调整的反应（海利引用，1985）既有个性，又有魅力：

那天晚上我有一次反移情的经历。这个女人彻底激怒了我。如此可怕。前一名患者穿着泳衣进来，把座位椅子弄得全湿了。所以我拿了一条毛巾，把它盖在椅子上。然后那个激惹我的患者进来了，坐在毛巾上，这让我非常恼火。我突然感到非常好笑，她离开后我非常谨慎地、小心翼翼地抓住了那条毛巾的一角，把它捡起来放进洗衣房。这真的让我感到有趣（笑声）。我对那条毛巾多少有点恐惧的反应——这把我所有的愤怒都吸收了，我想我把那条毛巾拿出去送到洗衣房的样子一定很滑稽（vol.i）。

最困难的治疗关系往往导致无效的解释性评论，随后是治疗关系的停止。常见的结果是治疗的终止，或者对性或暴力行为的"吸引者"的对话关系的崩解。我们可以如何看待治疗师和患者相关联的系统，以便在治疗的"移情"中保持有效的治疗对话？

治疗师作为替身

如果我与患者的个人关系受到干扰，即使是最辉煌的结果也很可能突然被抹除，这证明了医患之间的个人情感关系毕竟比整个宣泄过程更强烈，并且逃脱了一切控制的努力（弗洛伊德，1935）。

　　替身演员是剧团或电影演员中的一员，当明星不在场的情况下，他们代替主角，说出台词，允许其他演员遮挡他们的镜头，并继续推动剧情。在实际的表演中，主要演员站在舞台上，而替身演员在舞台边上等待。在诸如心理剧之类的积极治疗中，在剧院的隐喻空间中，替身的角色可以成为排练的核心。

　　传统疗法可能从这种思考关系的方式中受益。治疗师可以享受并鼓励自己使用这种能力，而不是对于来访者将其作为父母、朋友或恋人的替身而生气。他们可能会说："让我像一个母亲（或者'严厉的人、朋友或兄弟'）一样和你说话。"他们甚至可能会说："如果我是另一种治疗师，我可能会说……"在最近的一次夫妻治疗中，一对不同宗教的伴侣试图决定未来的男孩们是否将受到割礼，我说："让我像拉比（译者注：犹太学者）一样对你们说话：'为女孩们祈祷。'"然后，我能够与他们讨论宗教选择和仪式行动的背景。解决方案的地点则从他们俩转移到拉比的理事会，恰好这里的工作是以人类的方式满足仪式标准。在他们的婚礼上，新郎向拉比咨询，并得到了一个仪式的解决方案，他告诉我说："只需要三滴血就够了，而不必让我儿子的身体有所残缺。"

　　另一个用替身来解决麻烦的方法，和利用想象来解决移情的理念，可以在我的这个案例研究中看到："与一位想象中的协同治疗师联合治疗"（格林利夫，1985），始于梅洛迪·帕尔默的梦境：

> 　　我记得后来，在梦的另一部分，我在我祖母家楼上的房间里。我和丈夫将要住在那里，我抱怨缺少镜子。他建议从我们的卧室带来一个，但我不想这样做。我想要一个新的。
>
> 　　然后，我开始注意到墙壁底部的许多小门，我记得一个是通往阁楼的秘密通道，而且我在小时候就知道这条路。同时，我有这样的感觉，在我的梦境中我已经作为成年人参观过这些阁楼房间了。
>
> 　　但我仍然害怕打开任何一扇门。有人打开了这些门并往里看过，那已经是很多很多年前的事了。而且现在我认为在门后面可能有可怕、恐怖的东西，我不想看到。

梅洛迪是一个幸福的已婚女人，她曾向我咨询过，她虽然与丈夫一起性高潮，也经历了各种各样的亲密活动和情感，但却有一种性克制的感觉。她的抑制，虽然对她来说是可耻的和私密的，但却表现在她害怕地不愿接受常规的妇科检查。当她尝试使用卫生棉时，她也感到恶心和头晕。此外，更让梅洛迪感到不安的是，她自己也是一名心理治疗师，她在接连咨询过的治疗师们那里经历了一系列的"迷恋"到破灭的过程，第一次是在她结婚后 3 个月，其他是在接下来的 15 年里。

我给梅洛迪的治疗始于 1981 年 9 月，并于 1983 年 4 月通过解决她的压抑问题而继续进行。我们每周见面 1 小时，并依次处理她生活中的主题，这似乎为解除她的痛苦提供了一种方式。梦境、人际关系、策略干预、催眠治疗或对话似乎都达成了某些目的，但最终变成另一个未解决的谜团。与此同时，梅洛迪对她的治疗师的"迷恋"渐渐增长起来。正如梅洛迪所说："我需要继续这样做，直到我筋疲力尽并放弃它。"

因此，梅洛迪一再被鼓励用文字和信件来表达她所有的性感受，并充分享受这些情感，因为这是她强烈的女性情感的自然表达。就像她说的那样："在写作的过程中确实产生了一些感觉，但是当我把这些信和梦放在你的信箱里之后，这种解脱的体验就会更强烈。"

现在，周复一周地听一位有吸引力的聪明的女性诚实而坚定地讲述她的激情，是一种令人陶醉到眩晕的经验，而不论这在治疗文献中是如何被琐碎化、妖魔化或解释的。我的信箱里堆满了这些信件。我想我需要运用一些帮助，所以关于梅洛迪的强烈情感，我建议她去征询一个女人的意见。为了节省费用，她在她积极的想象中，与她选择的女性治疗师进行协商。她选择了杰出的富有创意的家庭治疗师玛拉·塞尔维尼·帕拉佐莉。然后，在家里，她与玛拉进行了四次长谈中的第一次。

在第一次谈话中，玛拉给了梅洛迪一条蓝色和红色的布毯。她告诉她："这条毯子多年前属于你的祖母，她放弃了它，远离了它，以至于当她的第一个爱人死去时，它也在记忆中消失了。这是她的成年期的外罩。在它温暖的保护下，她会完全地投身于他——但更重要的是，她会屈服于自己本性的奥秘。"玛拉告诉她，同样地，梅洛迪的丈夫会因为她的"秘密宝藏"而充实起来。

第二次谈话中，梅洛迪询问玛拉"关于小女孩和有着大阴茎的男性躯干的梦"的理解。把梅洛迪和一位 3 岁的女孩放在神奇的蓝色毯子上，玛拉把他们送到了梦中最可怕的山丘上。她说："你们两个都不会受到伤害。我会帮助你们发现该怎么做。"梅洛迪和孩子都是赤裸的。"突然，我意识到阴影已经降临到我们身上，玛拉叫我说：'梅洛迪，睁开眼睛，看看现在。'"

这是一个高大、黝黑、英俊的陌生人。玛拉哄着梅洛迪和他说话，和他坐在一起，抚摸他，和他做爱。玛拉带着孩子往树边走开。梅洛迪和男人在爱抚。我突然感到害怕。就在那一刻，玛拉的歌声随风来到我身边——她在安慰孩子，而我也感觉被安慰到了。梅洛迪和陌生人做爱，直到双方都满意为止。孩子回来了，玛拉告诉梅洛迪："你的身体拥有你所需要的一切意义。"

所以，玛拉把受惊吓的小女孩、迷人的陌生者和一个成年女性的性知识的这些主题都聚集在一起。她把这些放在患者历史的背景中——她模仿祖父母的被压抑的爱。在她们的第三次谈话中，我请梅洛迪与玛拉谈论她对我的强烈性欲：

玛拉引导梅洛迪描述她的性爱想象和情绪。然后，玛拉建议她想象和我在办公室。梅洛迪要求玛拉在这个幻想中陪伴她，并警告她："如果你把我弄到热水里，我就要走了！"她被鼓励用言语表达她的自然感受——结果是温暖和喜爱的感觉，并被告知："阻碍是造成困难的原因。很久以前，你就学会了压抑这些本该自然而又非常正当的感觉。"

与玛拉的第四次谈话是关于梅洛迪到底如何在工作中以及在她的朋友之间得以安排她的时间，并关心自己。在与玛拉的谈话中，梅洛迪说：

> 我原先认为你是一个被敬畏和崇拜的人，而现在觉得你只是一个与我平等的人，他们似乎也支持我的这一重要转变。我不是在谈论对话的内容，而是结构本身。
>
> 此外，玛拉的女性气质……在某种程度上让我重新拥有自己的智慧和力量，而不是将它们投射到某个男性身上（最近而言其实都是你）。我感到开心。是的！我感到很开心！我想我终于爱上了自己。

与以前一样，情感问题的解决并没有伴随着性欲的释放，虽然它确实对梅洛迪的自我感觉产生了真正的变化，这变化也得到她的丈夫和朋友的认可。即使到了第二年，梅洛迪仍然坚持把家庭剧的其他方面展现出来去体验、谈论，去梦想和理解：

> 我梦见，当我刚开始看着水的最深处时，一个男人——一会儿是我的丈夫，一会儿是我的父亲，在我看着水的时候轮流出现在我身后。

此外，她关于祖母和曾祖母的感受再次浮现，还有她父亲愤怒和悲伤的感受。1983 年 2 月，梅洛迪含泪"忏悔"说她还没有克服她的性压抑。3 月，她要求停止治疗，然后改变了主意，直到她成功地完成了她为自己设定的性体验的治疗任务。她在 1982 年早期就能安然接受妇科检查了；1983 年 4 月，她的性恐惧症消失了；1983 年 9 月，当她插入卫生棉条时，她也不再恶心和头晕。

在她完成这些任务之前，重要的是她要把痛苦的情感纳入家庭生活中。这在某种程度上是因为有一些未被发现的问题，例如"我能放弃 26 年的丑陋感吗？"因此，必须在表面的治疗目标完成之前就将其纳入治疗。

正如艾瑞克森一直坚持的："以你自己的方式；在你自己的好时机；以正确的方式；在适合的时间里。"这些性目标和调查必须完成。所有的这些：对于性欲是一种自然情感的认识，对合适伴侣的性行为的表达，对在心理治疗中带来的咨访之间的情感的尊重，以及对自己的智慧、力量和爱的信任，一个人掌握自己的生命和活力的权力——所有这些情感主题都可共存并可以被表达出来。就像梅洛迪所说的那样："魅力就在于感受到我的感受，就在当下，不多也不少，而同时能找到一种与你保持接触的方式。"

为了进一步说明这项工作，并让读者体会和品味，我收录了 1982 年 10 月 12 日的会谈记录，其中梅洛迪和我亲自会面，并邀请玛拉作为一个想象的协同治疗师提供帮助。在这里，"G"是艾瑞克·格林利夫，"P"是梅洛迪·帕尔默：

▶ **G：**

我想我们今天可能要举行一次联合治疗。

▶ **P:**

一次什么?

▶ **G:**

与玛拉的一次联合治疗。

▶ **P:**

不久前某一天我想到了（笑）。然后呢?

▶ **G:**

我有一个想法，她和我可以告诉你关于你所在的这个进退两难的处境。你只要想象一下坐下来闭上眼睛（停顿）。现在，我不知道你什么时候开始看"色情电影"，但是如果你很久以前就开始看色情电影，你可能记得那些电影中的男主角经常戴着面具。如果你并不是很早就开始看，那就请相信我的话（P笑了）。

现在，在你写给我的信中，你告诉了我一些有趣的事情。你告诉我的其中一件有趣的事情是，在白日梦中有性欲与在这里和我交谈时有着各种各样的感觉，对你来说这种对比很有趣——并没有困扰你。所以，我想，玛拉与我会和你坐在一起，让你看一部关于你白日梦的色情电影，然后，当你对这个白日梦的色情内容感到满意时，其中的男性角色会脱下他的面具，你可以看到，然后他会再次脱下他的面具，接着你可以看到，他可以再次脱下他的面具——他有多少就会脱多少的面具。玛拉会打开这部电影，你可以看到你心中的内容。只要看着屏幕——你就会看到。她会坐在你的一边，我坐在你的另一边，你只需要看就可以了，等你看完电影，睁开眼睛告诉我你看到了什么。

▶ **P:**

这个男人应该戴着一个面具?

▶ **G:**

嗯，你知道，首先他可能看起来像你的治疗师。至少，这是他过去一直拥有的面具。

▶ **P:**

多么真实（笑）。哦，上帝。

▶ **G：**

现在，当你看电影的时候，我不会看着你。我要出去喝咖啡。你想喝咖啡吗？茶？牛奶？

▶ **P：**

你应该说："咖啡，茶还是我？"好吧（笑）。茶，放一块糖。谢谢（P自己坐了10分钟，G离开喝咖啡和茶，然后他回来了）。

▶ **P：**

你进来的时间刚刚好。这个"面具"的事怎么样了？

▶ **G：**

继续观看，看看那个人把面具取下来（停顿）。然后，他很有可能会一个接一个地取下好几个面具。

▶ **P：**

但是我应该知道他是谁？

▶ **G：**

不，不，不一定。他可能看起来像一个完全陌生的人。如果你有任何疑问，请问玛拉关于这个奇怪的问题，为什么这个完全陌生的人对你有如此强烈的性吸引力。

▶ **P：**

好奇怪。我有一个关于这个年长者的小小的、模糊的图像。我想象还会有更多的面具，但它是一样的。我甚至有点惊讶……就像当我看到这个陌生的年长者时，我并不感到害怕。

▶ **G：**

我不知道你是否想问玛拉，是否她感到在她的生活中有对陌生人产生强烈的、有力的性吸引，或者是否她知道别的女人也有这样的感觉？听听她会告诉你什么。

▶ **P：**

她对这个问题有非常积极的看法（笑）。她说这是很多人有过的经历，并不是什么可怕或羞愧的事情，反而应该为此感到高兴。

► **G：**

为什么"很高兴"？

► **P：**

只是一种不同的方式……有时候你很容易迷失自己，而这些感觉可以提醒你一些更根深蒂固的事情。

► **G：**

更栩栩如生的东西。她的陌生人是一位年长的陌生人吗？

► **P：**

她不只有一个。嗯，她年纪更大（笑）。有年纪大一些的，也有年轻人。喜欢多样化（笑）。

► **G：**

是的，她是这样（停顿）。你可以睁开你的眼睛。嗯，刚才的过程你喜欢吗？

► **P：**

当我这么做的时候你觉得我在做什么？当我进入我的事情时，我在做什么？当我进入这些幻想的时候，就像我把意识的功能交给了你，你是作为老师或是负责人的角色。然后，这让我想象自己越来越强烈地进入性欲感觉。但实际上，是我在做所有的这一切。我只是以一种性便利的方式在利用你。

► **G：**

啊！这就是我——性便利！

► **P：**

（笑）但是在这里，这是合适的。

► **G：**

我认为确实如此。

在这次交流之后，梅洛迪接受了一堂冗长而复杂的讲座，讲的是对性行为中的"陌生人"的各种精神分析和荣格分析解释，以及利用否认来作为一种可以让信息逐

渐进入意识的方式。集体无意识原型的概念被引用来鼓励重新安排整理她的情感和行动，这比她的家庭留给她的安排更适合梅洛迪的个人需求和敏感性。

然后，在这次咨询的最后几分钟，我们谈到了人际关系：

> **G:**

所以，让人感到与众不同的是一起做一些独特事情的经历。你知道"小王子"的故事吗？你知道狐狸离开时对小王子说什么了吗？他说："世界上有数百万个小男孩，数百万只狐狸。但是，是什么让你对我来说特别呢？你对我来说很特别，因为你已经'驯服'了我。"狐狸对男孩说："所以，无论我走到哪里，我都会从飘动的麦子里看到你头发的颜色，从蓝天里看到你眼睛的颜色。"

> **P:**

当你讲这个故事的时候，我对自己说："听着，艾瑞克正在谈论这段关系。"我感到很高兴，但接着，我又觉得自己在一种阴霾中，不去接受它。

> **G:**

去接受它吧。看看这有多愉悦。

> **P:**

我不相信这种愉悦。

> **G:**

再感受一下。这是愉快的，不是吗？不管你怎么想，接受它是很愉快的。

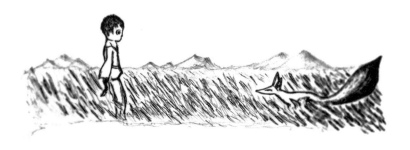

所以，你可以随意去想你喜欢什么，但是你确实有过接受那种特殊感觉的体验。你所发现的是一些关于你感觉的特殊品质的东西。你不是男孩，我不是狐狸。我不是小男孩，你也不是狐狸。但你想知道对某个人来说特别意味着什么。这就是它的意义所在。

重要的是，在进行心理治疗时，要尊重工作中产生的情绪和关系形成的现实。甚至弗洛伊德（贝特尔海姆引用，1983）都说："精神分析本质上是通过爱来治愈的。"然而，每个人都认识到，这些关系和情绪都嵌入在一个复杂的情境中，现在按照叙事、结构、家庭来设置，或者被设想成为情结或内摄。

当我们与他人互动时，我们都意识到"良心之声"，我们中的一些人也意识到了"声音"或"视象"、我们与他人打交道时的困扰，或人们在梦中或清醒生活中所承载的"潜意识"的各个方面。来自朋友、家人和治疗师的明智建议，也为我们的行为提供了权威。我们可能会在疑虑或挣扎的期间记起朋友的声音，或者实际上，还有米尔顿·艾瑞克森的声音。

我们很容易看到想象中的协同治疗师在心理治疗中的作用。但是，有效治疗的标志是，人们越来越依靠自己在生活中的智慧和情感，并与他们在途中遇到的所有其他人类保持平等。正如梅洛迪在8月对我说的那样：

你可能会喜欢听到这个，今天早上我工作时站在门边，我的朋友对我说："梅洛迪，你最近看起来好性感。你是不是在经历性革命之类的事？"我说："是的！"

除了"阻抗"和"移情"处理方法的不同之外，还应该记住旧的"动力学"疗法与本书中探索的现代策略和叙事形式之间的一些重要区别。总结一下：

（1）动力学模型中的治疗师，当他在面向患者的过去时，应该是在语调上保持情绪中立和反射的。现代治疗师则被鼓励面向未来，在语调上保持情绪积极、幽默和期待。

（2）动力学治疗中的患者被认为是要为改变负责的，但却被要求去理解而不是行动。现代治疗师认为自己对改变负责，并鼓励患者采取行动，尽管责任往往被认为是共同的，行动可能是富有想象力的或言语行为，或者是简单行动模式中小小的"不重要"的变化。

（3）动力学治疗容纳阻抗的概念，并认为治疗的目标是使潜意识变成意识。现代疗法则活用潜意识作为盟友一同产生改变。

（4）动力学心理治疗的方法是解释，用不同的方式对过去进行概念化的一种分析工具。现代的方法是讲故事般的，这是一种用来想象不同未来的教学工具。

（5）洞察力是为了在动力学模型中产生变化，而在许多现代的治疗模型中，变化是为了产生远见。

催眠治疗的实践使我们把注意力聚焦到我们面前的这个人的整体全部：他们的姿势和生理、语言、说出来的和没说出来的、修辞手法、行为模式、文化和个人风格等。尽管催眠治疗师确实学会了给予指令和讲故事的技能，但他们也在营造一种相互关注的舒适和密切的关系，这与刻板的权威催眠师和刻板的中立分析师形成了鲜明对比。催眠治疗鼓励人们在除了梦境、画面和行为方面，以及社会角色方面拥有令人惊讶和富有想象力的可能性。它们好像在说，我们现在可以转向关注更加困难的治疗关系了。

争斗与合作

我不专注于问题，我只专注于解决问题。特怀拉·萨普（纽约人杂志，1995）。

那些最执拗及习惯于古怪沟通的患者，被他们的治疗师冠以最糟糕的名称：偏执型，自恋型，精神分裂症或边缘型（人格）。他们的表达风格被称为投射、投射性认同、妄想、防御。在治疗中，人们花费了很多精力来确保和澄清人与人之间的界限，鼓励现实性的思维，重新调整患者带到治疗中来的自我感知，以及其他在治疗过程中的治疗师希望保持的感知。在这样复杂的工作中，通常情况下，争斗中的来访者和他们争斗中的治疗师（治疗过程中的争斗）之间会产生沮丧、怀疑、绝望和愤慨等多种情绪。

这种两人或两人以上的争斗，可以说是一场关于源点或是在谈话中某些情绪和念头的起源的争斗。在亲密伴侣的谈话中，这种争斗显得尤为突出。在激烈的时候，可能会听到他们争辩说："这是你的情绪化的东西，不是我的！你该去处理它。"或者"这是来自你的（母亲、童年、自私、僵化）。别把它放在我身上！"或者"你不要来告诉我什么是我的感受。"卡罗尔·费尔德曼（布鲁纳引用，1990）在另一种情况下，用好听的术语"本体倾倒"来形容这种人与人之间关于某种经验的所有权分配的斗争。

大多数人会同意：当处在对抗关系中时，谁对谁做了什么事情是很重要的。从这个意义上说，法律制度就是对抗性的。当彼此关系和谐的前提下，什么样的沟通方式都不会引发一方的不舒服。在好的时候，我们通常会听到伴侣们说："我们的感受都是一样的，我们都来自同一个地方。""你怎么知道我喜欢什么？你一定已经读懂了我的心。""这是多么有趣啊！"等诸如此类亲昵的话。

想象一下：一起做晚餐或扎一个篱笆墙这样的情况。行动顺序和分工是很重要的，由你还是由我来打鸡蛋这并不重要，重要的是意见和观点一致才可能达成目标。也如同扎篱笆墙，我们必须各抬横梁的一端才能把它吊起来。工作结构或活动系统中要求我们每个人都根据各自的技能参与其中的多项任务。合作性会谈与这些任务过程中的合作性谈话也很相似。头脑风暴［译者注：所谓头脑风暴（brainstorming）最早是精神病理学上的用语，针对精神病患者的精神错乱状态而言。如今转为描述无限制的自由联想和讨论，其目的在于产生新观念或激发创新设想］并不是要求建立在个人拥有或专属的观点上，而是一种发散性的创意思维的方式。

在我的催眠疗法课中有一个关于这种合作性会谈的例子，使我想到了治疗背景下许多关于情绪的安放、经验的所有权和行动的责任等的想法。弗兰（斯托特，1995）是一位经验丰富的心理学家。这是她那天下午发生的故事：

轮到我对一名体验者进行催眠工作的时候，由于高速公路主干道堵塞，我迟到了，这意味着我不仅错过了我们咨询的会前计划和准备的时间，而且我在参与者到达后才赶到。所以我非常难过，也感到尴尬和不负责任。我走进房间，这对于我来说一片茫然，整个小组平静地坐着，讨论着什么。我内心悄悄地希望着既然我迟到了，艾瑞克大概会开始催眠患者了。我真的很愧疚，体验者不得不等待着我的到来。艾瑞克问候我说："你还好吗？"我无言以对，进门之后把我的东西放好之后去了洗手间。杰恩给我拿来一杯茶，这让我感到很安慰。我在做出道歉和马上开始之间纠结着：因为离我们这次会话的预定时间已经过去 20 分钟了。

艾瑞克指给我看他想让我坐的地方，并邀请我试试椅子和麦克风。我正在考虑下一步做什么，艾瑞克说："弗兰，我今天感觉不太好，早上 6 点开始我一直在四处奔波，睡眠不足，我感到疲劳和紧张，我不知道在开课前你是否会帮我一个忙。我希望你能催眠我，并帮助我在上课时更加清醒。"

他这么说，使得我很惊讶，也很想知道究竟我该怎么做，但是我的注意力立刻集中在了艾瑞克身上！我记得当时我在想："我不可能做到；那我该怎么做呢？"然后，我的下一个想法是："他似乎真的想让我去做，我也许能做点什么。"这就是转折点。我决定尝试做一些我知道如何去做的事情。我让他闭上眼睛。开始时我觉得我做了很多他并不一定认可的事情，比如催眠引导，但我只是继续去做了。我让他彻底放松，聚焦在他的身体上。然后，他非常合作，似乎每一个指令他马上就能做出回应，所以我一直在想："哦，谢天谢地，这起作用了。"

令我比较安心的是，艾瑞克似乎进入了一种浅催眠状态。同时我也变得更加平静了，因为我完全沉浸在他刚刚提出的问题中。艾瑞克说他感觉好多了，他看起来的确也好多了，我感觉也好多了。从某种意义上说，我知道他在做什么，这是令人愉快的，但这并不重要。同时这也是绝对真实的。我同时体会到，刚才的过程中有一部分是真实的，还有一部分是策略性的，这无关紧要。这个过程是如此的真实，以至于我对头脑层面的理解已经忽略了很多，而感受层面是有效用的。

　　我感到非常安心，心想："没关系。你能做到的。你可以尝试去做，曾经你和艾瑞克共同完成的事，而你不需要事先彩排。"当我和患者一起工作时，我感觉非常舒服。这个过程让我摆脱了我想要遵守的所有规则或条例。它只是让我有自信和勇气去做我知道我能做的事情。我有更多的信心，这一切将被接受。然后，我想起了一周前开始的准备工作，就让它自然进行起来。

　　我的治疗师很令人惊叹！特别是在一种我这样焦虑的情况下，将问题从我身上抽离出来，并在其他我能够做些成效的点上聚焦起来，这样的方法非常有效。这感觉就像是一种伙伴关系：他协助我来帮助他，这样我就能帮助我的那些参与者。

源点，结构和意义

　　在大多数人际互动中，"现实"是长期复杂的建构和协商过程的结果，深深根植于文化之中。换句话说，建构主义根本不像是外来的。这就是法学家所说的"解释性转向"（译者注：即从传统的历史和以史源为基础的研究转向通过视觉和文本来了解音乐的性别、性、阶级和思想脉络的研究方法）或者说是对"权威性意义"的背离（布鲁纳，1990）。

在关系中的协同工作和对情绪归属的不加计较，可以从这些有趣现象中推论出治疗师的意见中立态度，布鲁纳称之为"权威性意义"。正如弗兰的叙述所揭示的那样，对于想要帮助他人的努力去解读他人的经历并没有什么特别重要的意义："我知道他在做什么但那并没有什么关系，在这个意义上来说，这是件令人愉快的事。"

　　在之前的"动力学"心理治疗中，治疗师的意义感通常是有典型特权的。在这样的治疗中，谈话可能集中在弗兰对自己内心情感状态的描述上，再加上我对它们的意义赋予了具有同情的评论，以及通过理解她们生活中的前因后果而提出的解决办法。以这种方式思考个体的"内部体验"，我们可能会认为它们是对过去模式的无奈回应，其模式必须通过对意义的治疗性解释来阐明。我们可能会暗示他们的行为、情绪和想法，以及在许多方面的"不合适"，他们"会"焦虑、沮丧、解离等。我们甚至可能暗示他们"没有了自己的方向"，就像我们对那些超越我们舒适感或期望值边界的人一样。

实际上，弗兰和我已经放弃了解释特权和个人情感归属的奢望，我们就像一个人想象整个社会的状况，而不是几个只是个体的因素：在这里，有些痛苦需要有人来安慰，才能让整个班级平静下来，为学习做好准备。治疗任务不是由过去的关系模式中特定情感的起源问题决定的，而更多是由如何活用情感来确立有效的沟通，以实现共同目标。

系统思考者，在他们交流的过程中观察一对夫妇或治疗师与患者之间的沟通时，会想到源点一词除"地点"之外的第二个含义。源点也被定义为"满足指定几何条件的所有的点的设置或配置"（莫里斯，1969）。这种配置点的想法就像关系结构的概念。皮亚杰（1968）将结构看作是"对于系统真正拥有的所有可能性来说，当前可能产生的状态和转换的组合，只是其中的一种特殊情况"。

现在，我们几乎可以想象一个奇怪的景象：在这个情景中，个人的感觉和思想被视为社会系统的"特例"，人们在这些系统中可能占据各种地位、状态或位置。如果这种观点渗透到治疗沟通和关系中，它的版本就是：在这件事中我们都在一起，并没有任何所谓按照地位或所占有的专家知识所决定的特权。

从这种灵活设置和关系结构的意义来看，观察人类沟通的结果是什么？假设我们通过这个镜头看到心理治疗的文化是什么？如果"自由联想"对治疗活动很重要，那么这个任务不管是由来访者还是治疗师完成，都不是那么重要。如果梦是通往无意识的康庄大道，那有时候心理治疗师能否另辟蹊径？治疗师可能会想到平衡或共享个人之间的情感归因，就像他们在与家庭来访者一起工作时所做的那样，甚至可能会将归因的起源和问题的所有者予以转移，就像叙事治疗师"将问题外化"时所做的那样。受艾瑞克森影响的治疗师会回忆起他可爱的习惯，也就是改变家庭成员的座位，从而通过改变位置而产生改变感觉的影响。

为了研究发生在"系统性"治疗文化的实践中的这一套想法，并检查这种文化规则下的交际关系，我们应该是参与者–观察者，而不是那些仿佛持有奥林匹斯诸神智慧观点的分析师。我们可以遵循人类学家克利福德·纪尔茨（1995）的建议，"所需要的，或者无论如何必须具备的，是那些生动场面、奇闻轶事、寓言故事、神话传奇，包含叙述者自己的小叙述。"

错位的源点和关系解决方案

> 通常情况下，你该知道自己和另一个人是怎么回事。当你困惑时，你突然开始担心自己是谁，而另一个人似乎正在消失（艾瑞克森，黑文斯引用，1996）。

考虑一下我前面提到的源点问题的归因，并思考这种沟通不畅的解决方法：毕节坐在我的办公室里，在我们第一次面谈时显得十分紧张和警惕。他那庞大的苍白的身躯填满了那张巨大的椅子，就像他完全填满门框时一样。监狱时间和精神病院时间有剧烈的冲突，他学会了等待。他的感觉是"很分裂也没有真实感"，他来求助。我问了他一个他生活方面的问题。毕节瞥了一眼我身后的墙："我可以徒手把那堵墙拆开。我曾经做到过。""我喜欢那堵墙，"我说，"我喜欢那堵墙已经很多年了。"

在接下来的对话中，我只谈到了我自己——我的想法、我的感觉和我的梦境。他更加谨慎地谈到了自己的思想和经历。经过三次同样方式交谈之后，毕节说："你已经做了很多。但是所有的锂盐（药）贩子和精神病房对我而言都没有用。他们总是告诉我，我是什么样的人，我不想再见到他们。而你谈到了你自己——你的想法和感受。我觉得这就像我自己。"

另外一次在我们交谈时，我告诉毕节我的一个梦境：我在悬崖边的路上开着一辆很棒的旧款红色跑车。在道路分岔的地方，我故意选择沿着倾斜的方向行驶到海滩上，我被困在沙滩上，而不是沿着悬崖顶部的高速公路继续走下去。毕节听了这个梦，然后说："我梦到在贝鲁特的荒原上正在建造一个公园。我觉得这次会谈真的很顺利。"在接下来的三次谈话中，毕节说："事情正在以一种对我来说很有意义的进度发展，我更快乐了……我想照顾自己……每个人都想要有更好的表现。"

只要全身心投入去做事，或去演示在治疗中哪些是必要的行动，就不必担心由谁负责做这件事，这种简单理念有个好处：可以避免任何讨论或解释，以及还有何事没做和没做的理由。一种奇特的说法可能是：体验的源点可以归因于在两人或两人以上的系统中独断专行。赞同这个观点的治疗师会欣赏克洛伊·麦德尼斯（1990）的许多治疗创意，比如她鼓励未成年孩子照顾他们有问题的父母，或者把相关任务转交给最胜任这项任务的家庭成员。

归因的灵活性有助于重新调整感情的意义，而不只是形式上或强度上的改变。它也有助于厘清含糊不清的意义，帮助他们在人生中呈现这种意义。一位专业音乐家、交响乐团的首席乐手前来寻求治疗，因为她在音乐表演中被负面的想法和情绪所干扰，并且在表演中出现了一个"颤抖的弓弦"的问题。当被要求描述一下拉小提琴的感受时，她说："我心里有爱的感觉。"当她被问到描述负面的、可怕的感受时，她说："这种感觉在我喉咙里和胃的深处。"当她被要求展示一下在练习时自己的感受时，她说："我放松下来，感觉把自己放进弓弦里。"同时，她展示了一个美丽的拉弓动作。当被问道"为什么现在这些问题会一起出现"时，她说："我觉得我可以被认为是一位世界级的小提琴家。"当谈及她的名字是否已出现在世界的排名榜上的时候，她说，她有着这种"胃里深处的感觉"。"等你排名世界小提琴家第 15 位时，你就来看我。"

我没有问她关于她"颤抖"的起源，也没有问她"对成功的恐惧"，而是问她与乐队指挥的关系。她说："有人告诉我，他傲慢自大、喜欢控制，而且他节奏感不佳。"我说："他就是一个很不稳定的人。"她说："是的！"她描述了她尝试从她自己的乐手位置上通过弦乐帮他调整对整体音乐掌控的过程。我问她，是否愿意引导他获得一种更好的节奏感及对音乐制作的一种更好的协作感，她的回答很有力而且很直接："我要让所有的人知道我是可以演奏好的！"

埃莉诺·麦考比（泰吾瑞斯引用，1998）几年前就表明，相对于个性特征，儿童性别差异的原因更多是由群体的性别比例决定的。

我们归因于性别的行为是"关系和群体的一种突出特征"。例如，"女性直觉"被发现是社会伙伴从属者的直觉，取决于她的地位和位置，而不是特质：

> 当他们必须读懂上司的情绪、非言语的信号或意图时，男女都有同样的直觉；而当他们是老板时，他们对于下属的"感觉"就会变得同样的笨拙。

麦金托什（1988）在研究她自己的"白种人特权"时，描绘了将社交体验与感觉状态联系起来的线索：

> 在这些混杂在一起的例子中，有一些特权能让我感觉很自在。其他的特权则允许我逃避别人所遭受的惩罚或危险。通过一些特权，我逃避恐惧、焦虑或不受欢迎（不真实）的感觉。而有些特权让我不必躲藏、伪装，或是感到恶心或疯狂……大多数不会让我生气。

情绪本身有时被认为是我们寻求"真实自我"或寻求真正沟通手段时所梦寐以求的圣物。在关系情感中，情感体验的地点和时机可以转移，以使各种真实体验取代内心冲突。

我的朋友雪莉每年都会吃圣诞早餐，所有的朋友都会在那里聚会。她总是喜欢烹饪和交谈，并且每年都很期待。有一年的 11 月，她对我说，她确信在这次圣诞节会感到沮丧。她的丈夫也很沮丧，她自己的工作也岌岌可危，几个亲密的朋友病得很重。但是，她说，她不想因沮丧而被迫取消她的派对，所以她决定"过年之前把沮丧的感情放在一边"。雪莉的派对和往年一样令人愉快，当我看到她时已是 1 月了，我问她事情怎么样。"哦，我过了一个非常可爱的圣诞节，我很享受早餐派对。但是元旦我醒来时，我发现我经历着有史以来最严重的抑郁，并且持续了一整天。然后，它消失了。"

我帮助过一位准备参加执照考试的咨询师用催眠想象的方法来控制她的紧张情绪。参加笔试时，她坐在前面，想象着那里有我，也就是她的心理治疗师，以及一些朋友坐在她面前的桌子边上。当她发现遇到的问题很难或很奇怪时，就提醒自己有这些人在，并对自己说："这是个愚蠢的问题。继续下一题吧。"中间休息的时候，她在草坪上做侧手翻运动。考试结束之前，她一直感到很自在，直到考试结束，她才发现自己非常担心自己的答案是否准确，因此一直在不断找人聊天以减轻焦虑。她最终还是通过了书面和口头考试。

治疗师也可以和患者一起参与改变。为了帮助我的患者玛吉停止通过拔自己头发来"威胁自己"，我也做出承诺不再拨弄我的胡子："停止这个拨弄自己的动作对于我来说可真是一件非常困难的事情。"她曾经在几个月内拔出了几百根头发，又是出血又是结痂，而从 10 月中旬到 12 月底，她只从头上拔了一根头发。玛吉对她最好的朋友说："我不想再拔了。""你怎么停下来的？"她的朋友问。"我们做了个交易。"玛吉说。有时候，在心理治疗中，通过谈判"达成协议"是出了名的艰难。尽管如此，正如弗洛伊德（1935）在他的自传体研究中所说的："任何想要靠治疗紧张患者而谋生的人，都必须明确能够做点什么来帮助他们。"

被称为"边缘型人格"的人就像曾经被嘲笑为"湿背"的非法移民。他们就像入侵者一样出现在一个人的情感体验中，并且被强行击退，直到通过电话留言的预告，下一次会谈时他们将卷土重来。如果有一位患者，他声称治疗师怀有恶意的动机和不良的情绪，那我们能做些什么，才能与他有效合作？这个归因是为了解释或证明患者的强烈感受，但他们并没有声称这些感受是他们自己的。他们可能会对治疗师说："你在试图影响我！"然后愤怒地冲出治疗室，砰的一声关上门。在我督导过的一个案例中，对于这样的情况，治疗师用一封信回应说："表达一下我对上一次咨询的想法。"她说："当你注意到自己在不受他人的影响下取得了无可避免的成就和提升时，把它们写在明信片上给我吧，那样我与别人的工作和我自己也能以你为榜样而受到影响。"患者继续了他们之间的咨询，说："我很荣幸！"并且给了治疗师一本书——《如何赢得每一次争论》。

想象一下，如果治疗师要像说出自己的情绪一样大声说出他们假设的患者情绪，那会怎样？他们可能会对这个人说："我试图影响你！我是那么努力。但我感到挫败和愤怒。当我无法影响你时，我感到无助、空虚和真正的恐惧。"

■ 对孩子们的威胁

另一个我督导过的，听起来需要屏息握拳的个案是关于伊冯的——一名 50 岁的女性，她说："我有一位像希特勒一样的母亲。我在她的示范下学会了残忍。"伊冯从小在拉斯维加斯长大："我想要做一个漂亮年轻的妻子。"她讨厌照顾妹妹。当她姐姐 18 岁死于车祸时，她拒绝参加葬礼。伊冯先后结婚和离婚两次。她在 20 岁的第一次婚姻后整个人就"崩溃"了。那次婚姻中，她把自己不想要的女儿交给亲戚抚养了。那位"拯救了我生命"的精神病医师在她 35 岁时因癌症死亡。自 1965 年起伊冯开始服用安定。

"工作让我失去了身份，一直让我厌恶。"她上了一年大学之后，就开始从事一份办公室的工作。现在，她失业了，所有的钱都花光了，她离开了拉斯维加斯，搬到了加州湾区，她的新目标是"遇见一个可以终生相伴的女性伴侣"。她找了一份接待员的工作，看到工作中的男人们"赚了很多钱"，这加剧了她对这些男人的愤怒。她不善管理自己的金钱，出于害怕，转而求助于她父母的支持。在拉斯维加斯的时候，她曾经为了钱而做爱，而且酗酒。伊冯觉得自己的身体正随着年龄的增长而失去控制，于是她又梦想着赚钱去做整容手术。

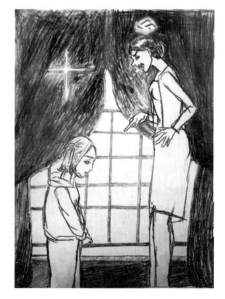

伊冯通过一个支持性小组找到了她的治疗师罗伯塔。罗伯塔鼓励她参加"健康步行计划"，伊冯后来说："这个计划拯救了我的生命。"在治疗中，她对治疗师产生了爱，同时伴随着自杀和愤怒的绝望情绪："我现在正处于这种痛苦中。没有人真正喜欢我。我不配得到爱。"她的母亲寄给她 1 000 美元，伊冯想："就是这些了。在她死之前，再也不会给钱了。"她的信用卡透支得太快了。

在搬离家的 3 年以前，伊冯对她的母亲大发雷霆，威胁要伤害她的姐姐和姐姐的家人。她母亲给了她 2 万美元，让她远离家人。当时对伊冯有强制执行的限制令。现在，她又一次对母亲生气，威胁说："我不会安静地走。我要拉人垫背。"她提到她姐姐的孩子是她的目标。他们在拉斯维加斯。"我可以用这种方式来伤害我的姐姐和母亲。我是如此痛苦。我想吊死自己。我非常想把自己解决了。我想朝自己开枪。我厌倦了友善，厌倦了争斗。"

10 月，罗伯塔和我相遇时汗流浃背。我们整合了一个"致命与合法"的干预合约：罗伯塔与伊冯有了额外的接触。她告诉伊冯她自己的法律义务是什么：有义务在感受到对他人造成伤害的威胁时发出警告信号，在确认有自杀威胁下报警。伊冯知道规则，并同意了这项合约：在明年 1 月之前不会考虑自杀或杀人。罗伯塔告诉伊冯："我们要把它搁置一边。"罗伯塔说，他们会参与到"学习生活疗法"之中。伊冯将学会处理金钱、预算和债务。为了表达她的"大激情"，她会寄明信片给罗伯塔，告诉她自己的感受和她正在生活中不断学习的事情。

罗伯塔认同伊冯有报复的需求，并告诉她："最好的报复就是证明你生活得很好。当你向她证明你生活得很好时，你的母亲会遭受什么样的痛苦？"通过指导，伊冯给她母亲寄出能表明工作加薪的工资存根、她和朋友外出吃饭的照片，以及她新粉刷过的房间的照片。"亲爱的妈妈，今天我过得非常愉快——你的女儿伊冯。"

伊冯发送了这些资料和照片，她母亲用友好的信息回应了她。这项举措表明这种方法对于伊冯是可行的。她仍会对她工作和生活中的其他人产生新的不满和愤怒，但再也没有关于杀害孩子的言论了。她决定要活下去。1 月过去了。

在接下来的一年里，除了没有钱或爱情会让她感到失落之外，她也有一些工作的变化。她的治疗师不会成为她的情人，只会在真正情人出现之前充当"替身"。伊冯对罗伯塔和世界上的其他人都怒不可遏。在一次"向前迈进"的干预中，罗伯塔对质了她自己逃跑的感觉，并鼓励她用语言充分表达愤怒："她巨大的情感风暴在我们之间流淌。"伊冯希望人们像对待淑女那样对待她。罗伯塔回应道："你有女性情感的本质，弄清这一点，你就会吸引那些会把你当淑女对待的人。"伊冯列出了她的女性本质的特质。罗伯塔教她催眠工作："你可以在甚至不知道的情况下学习新东西。"

在接下来的两年中，伊冯不得不宣布破产并扬言要自杀。她强迫性地吃东西，担心自己的遗产。她偏执于工作，对生活充满愤怒。她患上了哮喘。此外，她提高了工作技能，并成功地换了几份工作。2 年后，她向她的同事表明立场要设定限制。她靠现金生活，而不是信用卡。伊冯有一个长期的室友。2 年后，出于经济原因，她开始尝试回到拉斯维加斯。她的父亲病倒了，伊冯与她母亲和解了，并与她进行了许多支持性的电话交谈。她计划搬回拉斯维加斯，她寄给罗伯塔一封信，信上说：她找到了一套很好的公寓和一份不错的工作，并与她的父母，还有她的姐姐、外甥女和外甥有了联系。

以下由她的治疗师作为来访者进行的角色扮演，以一种极度折磨的方式展示了与某些人进行有效沟通所必需的工作量。对来访者耐心的、持久的坚持是有帮助的，就像工作围兜的口袋里装满螺母、螺栓和螺丝钉一样，随时可以支持那些处于巨大压力下的人们。以解决方案为导向的评论，外化，以面向未来为导向，活用患者的技能、风格和隐喻及情绪源点和认同的灵活性，这些都是这种治疗性对话中的加固件。

■ 你以为我是白痴吗

▶ **艾瑞克：**

还有别的案例可以让我们一起合力来解决的吗？

▶ **劳拉：**

我的案例也是一样，案例中的主角是一个很消极的女人。大家看过电影《闪亮的风采》吗？她的父亲就像电影中的父亲——非常专制，喜欢评判，很糟糕；我想她自己可能有点像（电影里的）大卫。

我和她在一起的经历就像我行走于蛋壳之上一样小心翼翼、如履薄冰，如果我说错了，我感觉会被她吃掉。她很脆弱。她就像我现在一样坐着，交谈很难进行下去："好吧，告诉我你对此有何感想？"或者"你对此

有何看法？"她有许多
非黑即白的思维。如果
我试图让她参与更多的
视觉想象，比如谈论梦
境的部分内容："假设
你是梦中的那个女人。"
或者"假设你是梦中的
那个婴儿。"她会说：

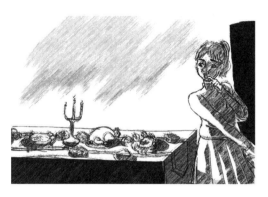

"哦那太荒唐了，我做不到，婴儿怎么会说话，或者是我怎么可能是梦中
的那个女人。"她缺乏灵活的想象能力，她脑子中没有画面感。

如果我无意中重复了她所说的话，她会因此认为我赞同她的想法。她
隐藏得如此之深，包裹得如此厚实，以至于我看不到这个女人的优势。我
只知道她肯定有一些优势——那些她还没展现出来的另一方面。估计她是
被什么吓到了。我想知道如何推动她。

▶ **艾瑞克**：

她为什么要接受治疗？她的目标是什么？

▶ **劳拉**：

她要控制自己的饮食。你猜怎么着？在咨询的过程中，她也不允许我谈论
我自己。

▶ **艾瑞克**：

她不允许？哦，那她很好。

▶ **劳拉**：

她不想听到关于我的任何事情。她觉得我是治疗师，我是专业人士，她是
患者，所以我们不能畅所欲言，我们不能混淆在一起。我应该给出一些专
业的建议，让她不吃东西。

▶ **艾瑞克**：

但如果她要节食，你是不会给出太多的（大家的笑声）。告诉她，如果她
要完成自己的目标，你将不得不供应她极少的营养（笑声）。她是否也有

自己的工作?

▶ 劳拉:

她不是秘书,但某种程度上以这种秘书的身份在工作。她同时也在上学。她正在修一些关于历史和一些其他课程。有点意思的是,她会告诉我有关种族灭绝的历史事件。当她在讲述这起事件的时候,我感到她对此很感兴趣……哦——另一件事就是,我从来没问"为什么"。

▶ 艾瑞克:

你可以扮演她的角色吗?我会用她的名字称呼你。

▶ 劳拉:

我们可以试一下。(对艾瑞克)来吧。

▶ 艾瑞克:

是这样的,我不知道,我听起来,只是有一种悲伤的感觉。

▶ 劳拉:

关于什么的悲伤?

▶ 艾瑞克:

其实,我不确定。发生了什么?

▶ 劳拉:

我一直在工作。你知道,我一直在归档,而且我一直在做一些电脑文档的相关工作,并没有什么问题。我一直在吃东西上有问题。你知道,有人过来要求我做什么,我不想做什么,我就说不,但我立即看到一幅我想吃东西的画面。我试着跟自己说话,我试着去做你告诉我要做的事情,但这根本不起作用。

▶ 艾瑞克:

是的,我告诉你的东西根本没有用,是吗?

▶ 劳拉:

有点儿,但是……

▶ 艾瑞克:

我对此感到有些不好意思。我给了你这些东西去做,而我得知它们对你没有什么好的效果：它们什么用也没有，它们起不了什么作用。

▶ 劳拉：

呃，如果你不知道自己在做什么，这会让我紧张。

▶ 艾瑞克：

孩子，如果我不知道自己在做什么，这也会让我感到紧张。

▶ 劳拉：

呃，如果你不知道自己在做什么，我也不知道自己在做什么，那我该怎么做呢？

▶ 艾瑞克：

哦，那么……你知道著名精神分析师卡尔·荣格吗？

▶ 劳拉：

不知道。

▶ 艾瑞克：

你不知道？他是一位非常著名的精神分析师。他曾经说过，他会派一名有问题的患者去咨询一位有同样问题的心理治疗师。他说，如果你把两个白痴放在一个房间里，他们中的一个会弄清楚该怎么做。

▶ 劳拉：

你认为我是白痴吗？

▶ 艾瑞克：

我认为我们对于这个问题而言是白痴，因为你在这里，而且我想……

▶ 劳拉：

我父亲以前常说我是个白痴。

▶ 艾瑞克：

听到这个我很遗憾。我想你想要实现这个瘦身的目标。我说的对吗？

▶ 劳拉：

是的。不。呃，不全是那样。因为我只是不想在吃东西的时候感到失控，这倒是与我的体重没有多大关系：我希望我自己能够有所控制，当我说我要吃的时候，我不想吃到超过自己身体真实需要的量。

▶ 艾瑞克：

是的。你怎么知道你身体内在什么时候到达了那个量？

▶ 劳拉：

那让我有些害怕。这让我觉得你在看着我。

▶ 艾瑞克：

哦！这非常有意思。你知道，我在看着你。我密切关注着你，我只是想看看你是如何管理这些事情。

▶ 劳拉：

这让我觉得我要回家吃饭了。

▶ 艾瑞克：

是的，我猜想会如此。我当然希望你回去不要吃东西。我希望你回家后不要吃东西。你的希望是什么？

▶ 劳拉：

我回家后不吃饭。

▶ 艾瑞克：

是的，我们毫无疑问地同意。这真是我的热切希望。你真的有强烈意愿这样做吗？

▶ 劳拉：

嗯。

▶ 艾瑞克：

这真的很重要，不是吗？

▶ 劳拉：

嗯！

▶ 艾瑞克：

因为这对我来说很重要。你知道：我们最初两次的会谈都很糟糕。不管怎么说，现在对我来说足够了，但我真的很希望如此。我不清楚你怎么就知道什么时候够了。就像当你知道这已经足够了，你就不用再吃了。你能帮我吗？

▶ **劳拉：**

我可以告诉你。当你问我时，这让我又一次感到紧张，就像我不知道……这让我……

▶ **艾瑞克：**

是的。但你看，我真的不知道，因为我吃起来像个胖子一样。

▶ **劳拉：**

真的吗？

▶ **艾瑞克：**

是的，我真的是这样。如果你给我满满一盘食物，还有一张放满美食的桌子，我会把那里的东西吃光。如果那儿没吃的，我也就不会主动想去吃了，所以我不明白像你这样的人，有最为细微的感觉，知道足够和不够的区别，以及诸如此类的事物。

▶ **劳拉：**

你让我觉得我不知道。它让我感觉失控，太可怕了。

▶ **艾瑞克：**

是的，你能否告诉我，当你现在知道的时候感觉如何？

▶ **劳拉：**

我感觉很舒服。我觉得已经够了，然后我可以离开去做别的事，那样我感觉会好很多。

▶ **艾瑞克：**

你能做到的话，你就会感觉舒服了。

▶ **劳拉：**

是的，我对此感觉很好。

▶ **艾瑞克：**

你能告诉我——我的意思是你不完全了解我，但是——你能否告诉我，你该如何感受到那种舒服，如果我也能做到的话，我会在哪里感觉到呢？比如，就像我能走到那张放着松饼的桌子边，如果我能从内在感觉舒服的话，我就会知道即便我走过去了，我也不会再想吃了。然后我就可以回家了。我不会吃东西。我将不再会想到吃，我会感到舒服。你能告诉我在身体的哪一个部位感受到那种舒服吗？是一种胃的舒服吗？

▶ **劳拉**：

我不知道你……

▶ **艾瑞克**：

呃，只是猜测，因为我想有一些值得期待的东西。

▶ **劳拉**：

我想是在……大概是在胃里。我感觉到它在我的胃里。这就是我知道什么时候吃饱了。

▶ **艾瑞克**：

所以你觉得我可能会在那里感受到它，像是在我的胃里。

▶ **劳拉**：

是的。

▶ **艾瑞克**：

我知道我们不一样——你是女人，我是男人，还有所有这些差异……

▶ **劳拉**：

你会感觉到它在你胃里。你会觉得那是……很舒服的感觉。

▶ **艾瑞克**：

舒服。只是舒服而已。

▶ **劳拉**：

不太满。

▶ **艾瑞克**：

不太满，也不是太空。

▶ **劳拉**：

不是太满，不是太空，已经够了，并不想再吃一口。

▶ **艾瑞克**：

当我感到舒服时，我会期待什么样的事情，你能猜到吗？再说一次，你对我并不了解，但如果我没有考虑到食物——你知道，我不会透过你看到餐桌……

▶ **劳拉：**

对，就像这样：你不会想到食物，你会想，你知道的，你要离开去做一些工作。

▶ **艾瑞克：**

对我来说，我会考虑我正在写的这篇论文。

▶ **劳拉：**

而不是想着你要去吃什么。

▶ **艾瑞克：**

孩子，这是肯定的。如果是你，你会考虑做什么样的工作？

▶ **劳拉：**

我会去看看旅行的小册子。我可能会研究一下我的工作，阅读我的任务，并开始撰写论文。

▶ **艾瑞克：**

你的下一篇论文是什么，劳拉？

▶ **劳拉：**

呃。种族灭绝。

▶ **艾瑞克：**

哪一特种？

▶ **劳拉：**

发生在非洲的种族灭绝。

▶ **艾瑞克：**

哦。我发现我自己有一种无助的感觉。而且这也让我很生气，因为我想有办法来解决这些问题，尽管这些可怕的事情已经发生了。你在做这件事时怎么想？

▶ **劳拉：**

嗯。这很有趣，嗯……我不知道还能做些什么。

▶ **艾瑞克：**

这很有趣，我也有类似的感觉。我不知道可以做什么，而且我经常阅读到这些内容——

▶ **劳拉：**

而且我不确定自己怎么写论文。

▶ **艾瑞克：**

哦，是吗？

▶ **劳拉：**

嗯。是的，所以我一直在记笔记，以期待得到一些如何写论文的启发，因为我之前没有写过论文。

▶ **艾瑞克：**

我可以对你说些难以接受的话吗？（沉默）当你谈论这些事情时，我听到的是非常清晰和智慧的陈述。它开始让我思考，想知道并期待听到你说的下一个有趣的事情，即使你只是在大声说出你脑海中的想法：你并不想说什么特别的事情。像我一样，你认为写作和演讲是非常相似的活动吗？或者还是有什么不同？

▶ **劳拉：**

我不知道。我没研究过。

▶ **艾瑞克：**

是的。但是你知道如何出色地演讲。

▶ **劳拉：**

嗯。

▶ **艾瑞克：**

你不知道该怎么写。

▶ **劳拉：**

对。

▶ **艾瑞克：**

好的。当我写作的时候，只有大声对自己说话，我才能写下来。

▶ **劳拉：**

写作时你会大声说话？

▶ **艾瑞克：**

是的。我把自己的话记录下来。

▶ **劳拉：**

那么，你不是先读了什么吗？阅读一本书？在你写作之前？

▶ **艾瑞克：**

不是的，你呢？

▶ **劳拉：**

那当然。我读了所有的书，然后写论文。

▶ **艾瑞克：**

你以前也这样做过吗？

▶ **劳拉：**

就是最近的一篇论文。

▶ **艾瑞克：**

结果如何？

▶ **劳拉：**

我得到了一个"A"。

▶ **艾瑞克：**

呃。你知道，这是另一件困难的事情。我能问你一个难题吗？

▶ **劳拉：**

嗯！

▶ **艾瑞克：**

当你的论文获得了"A"时，你是否感觉到有一种令人愉快的感觉，或者没有？

▶ **劳拉：**

嗯，有的。

▶ **艾瑞克：**

我很想——再说一次，我不想占用你的时间，劳拉，但是——我很想知道那种感觉是什么感受。

▶ **劳拉：**

这很好。我很高兴。这令人愉快和兴奋。

▶ 艾瑞克：

是的。你知道吗，当你得到你一直努力尝试得到的那个"A"时，我经常发现那却是困难的时刻。这令人非常困惑。

▶ 劳拉：

但是你没有得到很多"A"吗？

▶ 艾瑞克：

你不是吗？

▶ 劳拉：

呃，我没有参加那么多课程。

▶ 艾瑞克：

但是你得到了超过1个"A"？

▶ 劳拉：

2个。

▶ 艾瑞克：

是的。好吧，我参加了很多课程，我想我在众多课程中得到过5个"A"。但是我参加了很多课程。每一次——我有点尴尬地告诉你，但我很惊……

▶ 劳拉：

可别告诉我。我不想知道。

▶ 艾瑞克：

太晚了。我很惊讶（她发出一阵愉快的声响）。但是你看起来似乎……你感到惊讶吗？关于"A"？

▶ 劳拉：

是的。

▶ 艾瑞克：

尽管你不知道如何写论文，但你却得到了"A"。

▶ 劳拉：

是的。我很惊讶。

▶ **艾瑞克：**

你如何解释——你做成了你原先并不知道怎么做的事情的能力？

▶ **劳拉：**

我不知道。

▶ **艾瑞克：**

因为我曾经有过这样的经历，例如，我如此确信我将无法通过一次重要的考试，以致当他们告诉我说，我得到最好的成绩时，我对他们对我的欺骗感到愤怒。你能想象那种情景吗？但是那就是事实，我通过了考试而且是获得了最好的成绩。

▶ **劳拉：**

不，你为什么要那样做？

▶ **艾瑞克：**

我一时发疯了。我感到非常可疑。这是个真实的故事。我参加了一个为期5天的考试，我的导师带着待发的成绩单和我一起走进房间。我的导师对我说："好吧，你得到的是荣誉级（那是最高等级）……"我说："这是在开玩笑吧！"我对房间里最诚实的人这样说——这是一个如此纯真以至于我从未听到过他说过半点虚假谎言的人。

▶ **劳拉：**

这个人是谁？

▶ **艾瑞克：**

他是一位哲学教授，名叫路易斯·明克。

▶ **劳拉：**

当你谈论你自己时，让我感到很紧张。

▶ **艾瑞克：**

哦，我明白这一点。路易斯·明克——我转向他，向这个教室里最诚实的人说："这是一个玩笑，路易斯。这是一个像你这样的人会玩的把戏。"你能想象吗？

▶ **劳拉：**

不，不能想象。

▶ 艾瑞克：

这很可怕，不是吗？这太可怕了。

▶ 劳拉：

但我让你不要谈论你自己了。

▶ 艾瑞克：

我明白了，因为我说了这么多，我必须恳求，向你道歉。因为这是一种令人伤心和不安的事情。

▶ 劳拉：

什么事？

▶ 艾瑞克：

我对此做出回应的方式。

▶ 劳拉：

嗯。那么你为什么这样做？

▶ 艾瑞克：

好，你知道，这是一个很好的问题。我不知道我为什么这样做，我只知道我是如何做到的。

▶ 劳拉：

嗯。

▶ 艾瑞克：

我做这件事的确非常忐忑，感到非常无助。

▶ 劳拉：

你担心什么？

▶ 艾瑞克：

担心考试不及格。

▶ 劳拉：

所以这就是你告诉我的原因？

▶ 艾瑞克：

我之所以告诉你，是因为我试图厘清这些不同的感受。

▶ 劳拉：

你的感受？

▶ 艾瑞克：

不，我是指这些感觉：例如得到"A"的感觉，舒服的感觉，例如让人远离不需要的食物的感觉，在一些可怕的时刻出现，并与可怕场景之间进行的对话，和可怕场景保持连接。这就是我在这次谈话中所做的。我觉得跟你说话很有意思，我喜欢和你说话，然而，有一种恐惧、困难和怀疑的气氛，就像空调的风一样环绕在周围。你注意到了吗？

▶ 劳拉：

你有很多怀疑，或者……？

▶ 艾瑞克：

是的，我们都有。

▶ 劳拉：

嗯。你有很多疑问，我也有很多疑问。

▶ 艾瑞克：

所以我们都有很多疑问。

▶ 劳拉：

那么，关于进食，你打算如何帮助我？

▶ 艾瑞克：

因为我们有很多这样的精神抚慰——

▶ 劳拉：

可是那有什么帮助？·

▶ 艾瑞克：

期待回家工作。

▶ 劳拉：

我知道，但这能怎样帮助我呢？

▶ 艾瑞克：

我也不确定，但我确实记得你向我分享了我们可以拥有的舒适感觉。而且我们可以回家，继续写论文，那种感觉非常舒适，而不是想着食物。所以我期待着从这桌边愉快地走开，然后走出那扇门，稍后回家，继续写关于我的专题研讨会的论文。当你回家时，你期待什么？

▶ **劳拉：**

嗯。我要开始为我的论文做一些阅读。

▶ **艾瑞克：**

关于那个非常困难的话题的论文？

▶ **劳拉：**

嗯。

▶ **艾瑞克：**

如果我希望你在处理这个问题中顺利好运，你觉得可以吗？

▶ **劳拉：**

当然。

▶ **艾瑞克：**

我可以那样做吗？

▶ **劳拉：**

当然。

▶ **艾瑞克：**

因为我认为你正在承担一项非常艰难而且重要的工作。我认为很少有女性能够理智地写出关于非常复杂困难议题的论文，而很少有男性有足够的情感力量来应对像种族灭绝这样的难题——这件非常困难的事情。我很佩服你，所以我不知道你会如何开展这项工作，但我知道我很欣赏你——期待马上投入这项工作的认真态度。

▶ **劳拉 / 学员 A：**

顺便说一句，我现在是以我个人的身份来的（大家的笑声）。

▶ **艾瑞克：**

这是我能想象到的最难相处的人之一，而且你很善于展现她。我希望它不会留在你身边。你能告诉我，我们的谈话给你带来什么感受吗？

▶ **学员 A：**

它给了我一些该做什么的想法，这正是我所关注的。就像我将要尝试你所做的一样：我只会坚持谈论我自己，并尝试那样做。你问我感觉如何？我正力图更多地专注在我的害怕和做我自己的那部分。但为了做到这一点，我必须忽视你。

▶ **艾瑞克：**

是的。但你做得真的很好。

▶ **学员 A：**

我也不想完全不理睬你。

▶ **艾瑞克：**

如果你成功地把我排除在外的话，情况可能会更糟糕。因为这是你，你也有兴趣参与。但是这种互动非常困难而且很累人。

▶ **学员 A：**

我开始怀疑它是否会让你感到累。

▶ **艾瑞克：**

这只是大约 10 分钟的时间。如果你做了 10 小时……我想你可以尝试以某种想象的方式描绘这个女人：她就像一扇彩绘玻璃窗，而玻璃上的嵌条已经被移掉了。你不知道你是否能获得关于这种场景的连贯图片。但是，在这种扭曲中，比如说，可能有很多感觉和想法，甚至是相关性，因为她一直在进行着尝试；她不只是一直这样（抱着双臂、交叉双腿、肢体紧锁），对此我无能为力。

▶ **学员 A：**

不，她没有这样做；她正在尝试。

▶ **艾瑞克：**

既然这样，我就假设如果我一直保持着关联——因为我们在一起，你也帮不到自己，那么我会尽可能多地投入其中，我不会被怀疑有所阻碍。如果那个人听不到的话，就像昏迷中的人一样，我会继续对他说话，因为这是我所能做的。对治疗师来说，这是一件可怕的事情，非常可怕。这可能看起来像是一个很滑稽的手势，它在说："我很害怕，我不确定。"但我说的

是实话：我不知道该怎么做。我只知道我对这些事情的感受，这是关于路
易斯·明克的真实故事。

▶ 学员A：

我会更加自在地和她谈论我自己。她实际上发布了一个公告：我不想让你
谈论你自己。因为她会担心我。

▶ 艾瑞克：

但是我想说："哦，那是相当好。"我喜欢以一种开诚布公的方式赞美一个
人，作为一种支持个体的方式，不论你对那个人的个体有什么样的看法。
我非常坦诚地欣赏这种方式。在这种互动中，你也想表现得足够有礼貌，
甚至有点刻板——没关系，因为在这个人的情感中有些非常重要的事情，
你根本没有任何线索。

那像是在说外语：她说的是保加利亚语，她的心在倾诉，我挠挠头
说："这个词要表达的是牛奶还是发动机？"我不知道那是什么。

▶ 学员A：

是的。这正是我的感觉。

▶ 艾瑞克：

所以我唯一的专长就必须是和我自己在一起。

▶ 学员A：

对。

▶ 艾瑞克：

我非常清楚地记得那个大学生和路易斯·明克的事情。如果我或者你能让
她就这件事来描述一下成功的感受……

▶ 学员A：

你说："你怎么知道你什么时候吃得适量？"她丈夫实际上对她说过这样
的话，这使她很不开心。当那个家伙又说："那么，你怎么知道你是否舒
服？"她感到他完全不可理喻。

▶ 艾瑞克：

好吧，我想如果她不能或者不愿意这样做，你可以做到这一点：你是一位

自我意识非常强的人，个性分明，就如你的优缺点那样凸显，所以如果这就是你所拥有的一切，真好。

▶ **学员 A：**

那就是我要开始做的事情。我甚至要和我的孩子谈谈。

▶ **艾瑞克：**

谈论关于你对孩子的感受。

▶ **学员 B：**

你已经解释了一些，但是你能告诉我们为什么她不愿意讲述别人的故事吗？

▶ **艾瑞克：**

她一直在谈论我，告诉我该做什么和不该做什么，所以，很奇怪，我认为这是一种非常亲密的关系。诊断上你会说这是离亲密关系最远的事情。而你几乎不知道谁是谁。所以我认为这已经非常亲密了，我想以亲密的方式表达。这就是我对这件事情的感受。我有一名这样的患者，她不允许我讲什么类比或故事。"别跟我说别人的事情，就说我。"这是她的说法。但这是非常相似的。

▶ **学员 B：**

和她在一起就只有非黑即白，她不会看到事物的中性。这真是奇怪，所以她也不会去应用它。

▶ **艾瑞克：**

是啊。你不会得到那种你在罗氏疗法（译者注：参考卡尔·罗杰斯）中想要的东西，患者认同的这种反思正在发生："哦，你明白我的意思，你清楚地看到我，你听得很清楚，我非常感激有这样一个安静的地方可以说说话。"你知道，就像上流社会的人们在治疗中会说的那样："我可以提高你的治疗费用吗？（大家的笑声）你一直在这么努力地工作。"你知道，你会很想把这些人带回家。但这是一种不同的人。

▶ **学员 A：**

对。就像是……它停止了。你开始说话，它就会离开。

▶ **艾瑞克：**

而在那种情况下，就只剩下你了。你就不能成为一名专业人士。

▶ **学员A：**

她说她就是想让我成为这个样子。

▶ **艾瑞克：**

没有机会。反正你也不是那样。

▶ **学员A：**

那不是我。

▶ **艾瑞克：**

你所能做的只是把它与你所知道的你自己的弱点相关联。你无法讲述取得巨大成功的故事。我讲了最糟糕的故事——一个真实的故事。糟透了！我的意思只是……你都无法想象。

▶ **学员A：**

这很有帮助。谢谢。

▶ **艾瑞克：**

是啊。还有一个大问题，这是个绝对无法解决的但我可以共情的问题——她试图写的关于种族灭绝问题的论文。我的意思是，究竟有谁知道……没有人知道应该做些什么。

我认为她有点像这样：她事实上知道很多，但她不知道该怎么做。她对这个大麻烦感到很无助。也许她承担了这个世界的大麻烦，但她确实不知道关于她、我、吃或不吃之间的差别……你可以看到她对界限及所有这些都感到非常困惑，但我不喜欢以这种方式看待别人。我只是认为，如果她不知道区别，那我也不必知道。我们都有感觉：我有我的感觉，她有她的感觉。我的真实看法是：房间里有着满满一屋子的感觉。如果我们谈论种族灭绝，她可能不信任我，没关系，我们都可以很无助，我们都可以与吃东西斗争。这与我瘦她胖没有关系。如果她看到我吃东西，她就会知道我是在告诉她真相：我会把看到的所有东西都吃光。

所以这种治疗方法的重要之处在于讲故事时保持真实坦诚，因此你的感觉也会相当透明。你不想为她精心编造一个故事——一个不真实的故事。你只要选出最糟糕的那一个故事并且讲述它。

▶ **学员A：**

你怎么看待这个问题：我经常以为我也在和食物斗争，但我认为她会失控，因为那样她会感到绝望，如果我还在为此做斗争，她要怎样去克服它？

▶ **艾瑞克：**

我基本就是这么做到的。

▶ **学员A：**

是的，但是你吃了餐桌上的每一样东西。

▶ **艾瑞克：**

呃，你不知道。

▶ **学员A：**

（笑）不，但如果我如实告诉她，你和我也在努力，最终还是成功了呢？

▶ **艾瑞克：**

如果你打算这么做的话，我认为它应该更具戏剧性，劳拉，要更详细一些。你想要吃一整桶冰激凌，像马龙·白兰度吃的那样。

▶ **学员A：**

那么她会不会感觉不好呢？

▶ **艾瑞克：**

不，我只是想，这样你能演示一个人是什么样的。一个真正的人，就像一个人坐在那里，拿着一整桶冰激凌，说："我的天哪！我做了什么？"这是一个真正的人。她为什么不能成为一个真正的人呢？

作为治疗师，我们被教导过，要接受患者带到我们会面中来的情绪。我们不妨也同样学会表达这些情绪，也可以同样要求他人表达自己的情绪，并学会活用这些情绪来帮助患者实现其治疗目标。把患者的内部体验当作是自己一样的体验来谈论或分享，就像谈起天气一样，这提供了一种"加入"另一个人并发展相互关系体验的手段。一位治疗师正在遭受一位在虐待关系后失去自我感觉并经历抑郁的患者无休止的批评和情感折磨。我对这位治疗师暗示说："房间里有太多的伤害，但肾上腺素使疼痛麻木，之后，我们会变得心烦、疲惫和恼火，但现在，这种愤怒是令人兴奋的！"

维克多·弗兰克（1969）曾说过："只要一个人满足了一种意义或实现了一种价值，快乐就会自动建立起来。"那些经历过由他人痛苦经历所诱发快乐体验的人，可能会被导向去体验分享快乐的新的意义，以取代原先诱发痛苦的快感。

治疗师可以作为一种替身来帮助完成当前的戏剧性任务，记忆中正如沙利文（1954）所言："……许多在其他地方适用的人际交往的技巧也继续适用（于治疗中）。"在治疗时人们的大多数交流中，我想建议，当患者说出自己的想法或情绪时，治疗师不仅要接受这种交流，而且要证明和活用它："当然，你是有这样的感觉。我对你倍加关心和专注，我们一起开心地聊天，所以你有这样的感觉（爱、性感或感动）也并不奇怪。"当一个曾经在幼儿时期受到严重虐待的成年女性问我们是否可以站在办公室外面的郁金香树下的时候，我就这样做了。她说："那里有一些非常特别的关于亲密关系安全感的事物，这是我所怀念的。"还有一次，当她想到我即将到来的假期时，她退缩回到了茫然的混乱和受伤状态中，我说："我愿意付出更多的代价来恢复到我们的关系中。"

在这些关系中，是什么在指导治疗师？我在之前暗示过，治疗性的关联是一种通过对话进行的交流，而"关联"主要是指"以一种有意义和连贯的方式，通过叙事或讲述的方式与他人互动"（莫利斯，1969）。在系统考虑的关联中，叙述可被看作是隐喻性的，而讲述者可以很容易地转换位置。

某些特定的行为，特别是性行为或暴力行为，已经被法律或治疗关系的惯例所禁止。心理治疗艺术中的一部分，就是延展彼此之间的对话范围，让参与者得以在不必碰触到交流的禁区或不必让一段关系中止的前提下实现他们的目标。达特（1995）有一句颇具内涵的叙述："我每天都赢得金牌。"这句话就表达了在治疗关系中如何站稳脚跟的清晰感觉：

两天内做了两个梦。我醒来时觉得自己得到了治疗，我恢复的感觉也随着时间的推移增强了。当我对这些梦感到惊奇时，我意识到我的内心已经发生了一些我并未注意到的变化。我感觉到了一种新的力量和自由，这似乎涉及我对关系规则的看法。

艾瑞克一直强调治疗中关系的规则，部分原因是我一直在迫近它们的界限，部分原因是出于治疗关系的独特性且似乎需要一些明确的定义，而还有部分原因是他相信"规则就是关系"。这和我的逻辑思维判断完全一致。由于没有人在完全相同的地方划定隐私和非隐私之间的界限，所以基本规则为我们避免了困惑和苦恼。

我在逻辑思维上完全同意，但从未全心投入。我为这些规范治疗关系的规则而感到不快。艾瑞克并没有过分固执：当我无家可归，并且我到他那边时真的很饿的话，如果我问他，他会给我买牛奶，在我的想象中，这个行为可能被理解为"不符合职业道德"。但是，我们遵守了规则。这让我很伤心：我觉得自己被排斥在外了，这些规则对我来说意味着我不是成年人的真实世界的一部分。我常常会在控制或争论表达方式的过程中失去对感情的尊重。最后我会觉得自己好像连气都喘不过来。

因此，有时候我在梦中呼吸，我们谈论它们时是安全的，因为知道它们只是梦，但也知道如果它们真的变成清醒的现实生活，它们是不会被接受的。在公开任何亲密的梦时，我总是对那些规则保持注意和警惕。

然而，我渐渐地了解到，有一个包括我在内的不变的规则。真实的情感总是被允许的，因为这对每个人来说都是不可避免的现实。一种情感不会由于意志力或逻辑的操控而消失，也不会逃过任何具有洞察力的眼睛。它的起因有可能会被错误地理解或表达，而别人对它也可以产生几乎任何情绪的反应，但情感本身就是事实，因此它产生了一条规则："在关系中承认它。"其他规则虽然限制了情绪表达的模式，但并未限制它的存在。

当我意识到我真的可以运用一种情绪，哪怕是一种不愉快的情绪，来使自己变得更强大、更有活力时，我就确立了自己的自主地位。不管这些规则如何支配或限制着情绪表达的方式，情绪都是我的，它们是可以被感知到的。而且没有人能否认我对它们的体验。我拥有使我的生活更美好的工具，与其他人的接触都是衍生而来的：它开始关照到我自己。艾瑞克和我可以享受我们之间的规则界限，而这些规则界限作为我们的想象力思维和实验的参与者，我甚至想出了一些属于我自己的规则。

我猜这会形成一种新类型的梦，它可以直接转移成清醒中的生活，而不需要解释或删改。我想到 T·S·艾略特的《燃毁的诺顿》："足音在记忆中回响 / 沿着那条我们从未走过的甬道……我的话就这样在你的心中回响。"在治疗中，我们用这样的一种语言方式来表达，使回声完全被情感所感染，而梦境中的体验是完整的，就好像我们一起沿着小路走下去一样……

随着我变得越来越成熟，许多规则的限制力变得微不足道，尽管它们保留了有效的限制。如果一种体验形式不可行，那么其他的体验形式也会沿着同一条路走，而我可以自由地持续前行。也许关系中的规则并不是人们出入特定的生活领域的阻碍。

他们更像是健身房里的酒吧，定义了一个可以活动的场所，围绕着这个中心可以回旋。他们是动态系统中可以握住的抓手，在动态系统中，位置相对总是在移动，我是世界的一部分，同样地，我也可以成为健身房活动的一部分：我不能改变万有引力定律或者酒吧的位置，但是我可以运用灵活性和想象力来使用它们。也就是我改变不了酒吧的位置，但是我可以改变我的位置。我曾经认为对生活有所限制的一套规则实际上是一个相互关联的接口，每个规则都有一个支撑点和一个起因的开始。

在预约今天的面对面咨询时，我告诉过艾瑞克我想谈一谈性的问题。不知怎么的，我们最终谈到了关系中的规则、最近的两个梦以及上面所表达的思想。最后，我说："你以为我们要谈论性。""是的，"他回答，"这对你有好处吗？"我的回答是一个完整的"是！"然后我笑着离开了治疗室。

迈克尔·霍伊特（个人通信，1995）曾明确地建议，在写这些与心理治疗患者有关的问题时，我试图指出这些方法的局限性，也就是说关于人们可能知道在什么情况下该说什么或做什么，以及如何评估事情是否进展顺利的这些方式。我讨论中的大多数例子都出自这些治疗的情况：在有胁迫或困难时，需要一些实验过程来优化沟通，以及在各种疗法的操作指南还不够完整的时候。这些指南守则与我想要系统地看待事物的愿望相违背，就像我的脸被挤压在窗户上一样被扭曲了。尽管如此，透过那扇窗户，我仍然可以看到快乐的食客们享受诊断的大餐，接着是丰富治疗方案的甜品。我将试着用我的呼吸哈气，在玻璃上勾勒出一些经验法则：

关于错位的源点问题，我要说的是，如果治疗师在与来访者交流时感到极度不舒服，这就是要治疗师去考虑改变沟通的源点场所或隐喻空间的迹象。此外，当治疗师发现他或她自己感觉变少而诊断变多时，或者与同事在私聊时，或者诽谤、八卦患者时，这些都是"移位"的标志，表达了那些被认为"属于"治疗性谈话的另一方的情绪。

关于交流中的松散定义的词语——"移情的"，其经验法则可能是接纳所传达的情绪，放大和赞扬它、维护它，并运用这种情绪来帮助患者实现自己的目标。不要担心这些"是谁的"感受：人际领域是很大的，在某种程度上是没有时间和空间上限制的。

我认为，心理治疗的语言应该是在同一种文化中丰富多样的共同语言：家庭中的家庭谈话，电工之间的关于电的谈话，运动员的体育谈话，并且始终运用梦、隐喻和故事的语言。这种语言的使用使来访者能够运用自己的最佳技能来解决他们的问题，并且可以让他们指导治疗师了解生命的全部。我已经敏锐地注意到，如今大多数接受治疗的患者，都会说一些弗洛伊德式精神分析的行话，甚至是类似于"依赖共生"这样的偏僻术语。他们已经从治疗师那里学到了很多。要谨慎对待这样的学习。

语言表达的形式即便看起来是正确的或有用的，我所建议的这些言论和行动的形式，只有在一个人拥有和结合真正的情感时才能适用。我认为，对于情感的洞察力，从我们听命接受培训的第一天开始就已经从专注聆听和共情练习中得到发展了。简而言之，"真实的情感"可以是治疗系统中任何一方表达的任何感受。正如上面所说的情绪一样，它们"不会由于意志力或逻辑的操控而消失，也不会逃过任何具有洞察力的眼睛"。

我们知道，无论从哪个角度而言，所有人都同意患者的目标已经实现时治疗才算奏效。这种知识就类似于我们去判断一顿饭什么时候准备好，或者是房屋圆顶什么时候修好，抑或是什么时候完成粉刷等。惊喜、满意和愉悦的特点就是这种体验的一个良好的情感向导。

来自邪恶的影响

3

邪恶是不引人注意的，总是像人类一样，并且总是霸占着我们的床，分享着我们的食物（奥登，罗森和迈纳引用，1986）。

关于邪恶的经历是非常复杂的人类事件，但要如何解决，则可以从我们在讨论源点和关系时所隐含的一些肢体语言和对话中获益。在我们之前的一系列心理治疗中，提出了邪恶的影响和共谋、隐秘和忠诚、对邪恶的诱惑以及同情与妥协的问题。美杜莎的头部被来自几个方向的光照亮了，我们听到的则是那些遭遇这种可怕经历人们的倾诉：

■ 心中的刀

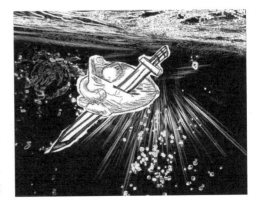

艾丽丝——一位 50 岁的妇女，为了解决她遭受了长达 8 年的严重髋关节疼痛问题而来寻求催眠治疗。医学诊断显示并非阳性，而这种疼痛会在她与家人聊天之后产生。她接受过针灸治疗，但当她被鼓励谈论她的问题时，她髋部的疼痛就加剧了。和许多现代的求助者一样，艾丽丝对她父亲有可能在她幼年学龄前时期的虐待提出了疑问。这次治疗持续了3小时。

在我们第一次见面时，艾丽丝声明她对催眠有极大的不确定性。我问她："最糟糕的事情可能会是什么。"她含着眼泪回答说："我可能还记得我儿子和他父亲的事情。"她有一个儿子在骑摩托车时出了事故并受了重伤，而现在，在她的帮助下能够独立生活了。

我问了一系列问题（E 代表艾瑞克，A 代表艾丽丝）：

▶ **E:**

你对于你儿子的事故的内疚感，它是什么颜色的？在哪个位置能感受到它？

▶ **A:**

一种青灰色。在我心里。我头也觉得痛。

▶ **E:**

你的头痛是什么颜色的？

▶ **A:**

粉红的。就像一块覆盖着我头顶和后脑的头巾。

▶ **E:**

你还注意到其他什么地方是灰色的？

▶ **A:**

在我的右脚。手术后我有残余神经损伤。

▶ **E:**

心里的灰色还有延伸到哪里吗？

▶ **A:**

它一直延伸到我的髋部：是一个锯齿状的鲜红颜色。

这个探寻建立了一幅痛苦的地图，她不必讨论痛苦感受的细节。我们就像在一

项医疗协议中一样，着手建立合适的补救的办法：

► **E:**

舒服的颜色在哪里最清晰？

► **A:**

我的手臂是强壮的、发光的、振动的白色，强烈而愉悦。我的腿是蓝色的。我是一个强壮的远足者和跑步爱好者。

我们接下来的对话步骤包含了一项实验。我们将这种补救措施应用于疼痛的区域：

► **E:**

假设你把白色放在心脏上呢？

► **A:**

好些了。感觉它不是那么灰了。我的头变轻了，就像里面有更多的空间。我的脑袋里面是黑色的。

► **E:**

设想你用充满活力的白色沐浴你的头部？假设你通过你的潜意识发出振动的白色，让这振动的白色在你整个身体内循环起来。

► **A:**

我感觉到紫色。我有一阵颤抖的呼吸，就像在我的一个梦中那样：我在教堂里看到长椅。我记得我的父亲在讲道台上。他穿着黑色长袍，雾蒙蒙的。

► **E:**

设想你吹走了雾会怎样。

► **A:**

开始感觉好点了，颤抖也变得更多了。这就是为什么我在这里：做这些！

► **E：**

当这白色的感觉传播并循环起来时，你感觉如何？

► **A：**

好多事情变得可以看得透彻了。

我们可以把这种疗法看作是将预期事件的顺序从"病史、诊断、治疗"转变为近似"治疗、病史、诊断"的治疗方法。将"舒适的颜色"应用于心脏和头部，使艾丽丝感受到一种新的颜色——"紫色"，以及表示她已经到了治疗点的颤抖的感觉。伴随着这些经历的梦境，其结果是产生于经验本身的令人惊讶的"透彻"，而不是来自说教。

第二节治疗开始时，艾丽丝在第一小时就发表了评论，并显示了另一个令人惊讶的治疗效果：

► **A：**

它很有效，真的很好。我脑子里的黑色不像以前那么黑了。不管我父亲发生了什么——他死了。没必要再看那件黑色长袍了。它再也不会让我感到那样痛苦了。

接着，艾丽丝给我讲了一个关于她儿子的神经科医生的故事——他严厉地口头批评她"强迫"她的儿子喝牛奶时使用受伤的手以便帮助他恢复。正如她所描述的那样，这个年轻男人虽然仍然有缺陷和冲动，但他的决心很强，而且自信果断。对于神经科医生的批评，她说："这些话就像一把刀插在我的心里。"我回答说："想象一下，我们可以小心翼翼地把刀拔出来。"于是她就这么做了。

治疗的最后一小时开始于艾丽丝提到在我们两次会谈之间的一周时间内遇到的另一个情绪。我就像催眠师一样说话来回答她：

▶ **A:**

我和儿子做得很好。我会带着悲伤生活，我回忆着过往可以看到他的进步。

▶ **E:**

想象一下，你（从心里）更均匀地分布这悲伤。一直保持呼吸，这些颜色会发生改变和重新排列。潜意识也在呼吸，给你带来"记忆的新鲜空气"（接着是 15 分钟的无声呼吸）。

▶ **E:**

你注意到了什么？

▶ **A:**

他事故的图像。我看着这些图像，意识到事情发生了。它不是现在发生，我并不感到害怕。

▶ **E:**

用所有你需要的时间，继续你的内心工作，直到它们完全结束。

▶ **A:**

我有一个 10 岁时在医院的记忆。我感觉真的很轻。银白色的闪光穿过我的脑袋。我觉得自己是宇宙的一部分，像是一种美好而宁静的感觉。

▶ **E:**

你可以牢牢地记住这样的感觉。

▶ **A:**

我的整个身体是开放的，感觉很好。我不必自己去承受整个负担：它可以通过我之外的空间扩散开去。感觉很棒。我有了我父亲的想法。我感到安心。我可以看着这个东西，感觉真的很白。

▶ **E:**

通过肌肉和骨骼的呼吸。

▶ **A:**

我也感到轻盈和有力量，平静，快乐，就像在沙滩上奔跑一样。

▶ **E：**

是的，也很享受。

▶ **A：**

有一种兴奋和愉悦感（她站起来，笑了）。

艾丽丝在整个体验中将自身力量带来的舒适感加以应用和扩散开来，她产生了对于感知、情绪、记忆、自我以及关系的重新定位。已知和未知的伤痛，就像那些冰冷的隐私的状态，原本缠绕得像一个结，现在从有意识和无意识的层面都解开了。浸泡在温暖的无意识的溶液中（伴随着颤抖的搅拌），才使这些清洗和梳理的过程得以发生。

■ 一个乱伦的案例

背景

伊莎贝尔从 3 岁起就得了癫痫。在菲律宾期间，当伊莎贝尔 10 岁的时候，由她的祖父照顾，祖父是家里唯一的支柱。当她和他单独在一起时，祖父向她做出暴露自己身体的行为，于是她癫痫发作，他在她无助的情况下把她强奸了，被叫来为她治疗的家庭医生发现了这个事实。但是家人警告伊莎贝尔永远不要把事情说出来，因为家里每个人都依赖祖父的经济支持。

伊莎贝尔今年 18 岁了，和她的父亲、哥哥住在加州，并且在州立大学读书。她是一个漂亮的女孩，她被学校里聚集在她周围的足球运动员的调情吓得不知所措。我问她的神经科医生，是否有会自发康复的长期癫痫发作史患者。他确认说这是有可能的。

治疗

我们做了 1 小时的催眠治疗，周围有 12 名临床工作人员在场（对话记录全文可参见附录）。伊莎贝尔以一种戏剧性的可怕姿势坐了下来。我坐在离她很远的地方，以一种友好的、实事求是的坦诚的方式说话。她告诉我，她的目标是用催眠放松，减少恐惧。她那天早上癫痫发作了。我说："让我看看当你放松的时候，你的脸会是什么样子；让我看看，这样我看到它的时候我就会知道了。"她照做了，然后表现出"有一双温暖、放松的手"。

我问道："当你放松时，你会注意到哪些你表达自己感受的方式？"我要求看到悲伤、愚蠢、快乐、愤怒和恶心的感觉。我让她各选一只手分别代表"是"和"不"，并说出这些话，教她如何表达"不！"并给她的表现评分。

伊莎贝尔问："你会要碰到我吗？"我说"不"，并谈到医生在未经允许的情况下触摸他们的患者会发生的情况和误解，以及我的儿子是多么讨厌别人"弄乱他的头发"。我谈到了他童年时期的疾病和康复，他的恐惧、被伤害和最后的胜利，如果当你长到 18～20 岁的时候，当你说出"是"或者"不"的时候，人们就必须尊重你的意志。

当他们点头表示同意时，我就告诉伊莎贝尔神经科医生、精神科医生和心理学家关于"需要多长时间才能克服某些困难"的想法。然后，在一种深深的催眠中，她看到了一个有着过去、现在、未来的屏幕——在学校取得成功，一个友善的男孩，笑声，在"这个房间、这个城市、这个国家"的人们。

当她睁开眼环顾房间时，伊莎贝尔笑着说："你是怎么做到的？"她高兴地咯咯笑着："我看到了一些奇怪的事情，很有趣的事情。"然后，她下定决心说："现在我可以面对我的父亲了！"伊莎贝尔带着感谢和我热情地握手后离开了。

随访

1 个月后，她的心理医生告诉我，伊莎贝尔对这个世界并不感到那么害怕了：她坐公共汽车四处看看。她有新衣服、新发型。现在她的哥哥称赞她："你以前是个假小子。"她注意到她计算机课上的一些好男孩。这个月癫痫没有发作过。

伊莎贝尔长大了，成为她注定要成为的女人，在保证她安全的同时，也能让她感到高兴。她富有戏剧性的生活意识和良好的幽默感，让她（虽然带着恐惧、伤害和侮辱）能够完成我们那一次催眠治疗，当时有 12 名临床工作者参与观摩。在接下来由三人分别撰写的三部分内容中，我们将同样遇到有坚强生命意志的人，即便大家都带着艰难、伤害和背叛，也会与其他人一起到约定的会谈地点见面。

■ 在心碎之前——鲁斯·达特

> 试着记住生命曾经如此温柔，那爱是即将翻腾的余烬……（琼斯和施密特，1960）。

如果我真的尝试，我有时会记得的。我能记得成为一个 12 岁女孩的感觉，她的浪漫爱情的能力在激荡，但仍然只是一种能力，一种并未被人际互动所实现的潜力，只有对夏日晚风不断吹拂着而产生的新的反应才能证明这种能力，直到她觉得自己可能会爆发，并想知道为什么。

如果我真的尝试，我能记得几年后第一次爱上一个真实的人是什么感觉。这种第一次的独特之处就在于完全必然的互相作用——在自己和爱人之间的一种共鸣。当这种共鸣必然会一致发生时，这就是对爱的非常精准的感知。它真实得就像一个被来回抛接的球一样，它是显而易见、不言自明的，另一个人看到了球也一定会再抛出来。

在记忆中，初恋的快乐事实常常被宽容地归因于缺乏经验。相反，把爱看作天生的相互关系的这种想法也不算天真：它是很精确的。一开始，还没有人混淆这个问题：没有人试图以一种弄巧成拙的方式把流动的情感强行停滞下来，成为一个并不是自己的人。在我的第一段浪漫爱情里，我完全恰如其分地成了我自己，并且很高兴对方就是他自己，而我也只是我自己。爱绕过了伪装，因此，我将它描述为爱情的内在的相互作用。不是每件事都是已知的，但没有什么是否认的。

通过这种认知和共鸣的反馈，伴随着人与人之间的许多关爱的关系、家人之爱和友谊，就像"浪漫"爱情一样，是能够产生同理心的。尽管与前者相比，回忆它们"第一次"的时候就不那么常见了。一个人持续地想象自己是另一个人，并在事件发生时感受到那个人的快乐或痛苦的程度。一个人可能会因朋友或所爱的人而产生极度痛苦的情绪，以至于希望能够代替他们承受痛苦，或者借由感受他们对某件快乐事件的喜悦感受，从而使自己能够好几天都高兴得像飘起来一样。更常见的同理心是，用自愿"试穿（衣服）"的形式去体会另一个人的观点，即使你最终不同意它，当你试图想象那个人的感受和想法时，也会暂时搁置分歧。

忠诚友谊形成的是共同的喜好和富有想象力的同理心，就像同频共振之中的初恋：它必然是相互彼此的，因为亲密的朋友在他们的想象中会不断地交换位置。我还记得在 10 岁的时候，我的目光穿过整个教室看着坐在另一边我好朋友南希的眼睛，知道她正想象在学校后院的沃什湾爬树，尽管在课堂上刚被告知不允许爬树，但我相信她知道我无论如何都打算和她一起爬一次后院的树，知道了这一点，我们都在努力忍住，不至于咯咯笑出声。现在几十年后，我们仍然可以互相凝视对方的想法，并会意地大笑出来，而且没有必要解释。这就是南希，我认识她，在我们彼此不见面的长时期内，心照不宣的能力仍然存在于我们两个人身上。这既是我们个人自我的一种品质，也是我们良好友谊中的一种亲密关系的体现。

互惠、认同、富有想象力的同理心：所有这些都是内在的能力，然而与生俱来就具有互动性。如果当一个人突然地、自相矛盾地、难以置信地发现：当自己的手想要去接近一只已经伸出的手，而那只手却突然撤回的时候，在报以微笑后仍然会感受到侮辱，把光反射到黑洞里，在这些过程中，如果自己是只身一人，那会发生什么呢？当她的忠诚不断地被唤起却引到了攻击的方向，她自己在哪里，她对自己的认同呢？在一个本性是同感和忠诚的人身上，如果唤起的共鸣情感被当作是攻击前奏的话，可能会导致可怕的自我否定和扭曲，因为自我必然会倾向于认同自己的行为。下面是一个人因为她自己特有的忠诚和同感的反应从而发生无意识地对自己背叛的故事：

> 今天早上起床的时候我知道我是谁，但我认为从起床到现在我一定变化了好几次……而一天之中变化成这么多不同（的人）真是令人困惑（卡罗尔，1946）。

对我来说，这是从混乱中开始的。生活很少给我提供一个完全可控的实验，它的创伤从未被整齐地包裹、分析和分类。作为闲聊的对象——知道得最少的人，被故意排除在圈子之外的人，我开始觉察到我在简单的困惑中作为社会替罪羊的角色所做的选择，这是一段缓慢的旅程。

我和我的爱人沃尔特在他的工作室聊天时，另一位雕塑家埃德顺道来了。埃德，一个非常自以为是的花花公子，总算还经常和我开些友善的玩笑，但这一次，他冷冷地瞥了我一眼，没有打招呼，把他的信递给沃尔特，然后扭头就走了。"婊子！"那句喃喃低语正是埃德的临别留言。我吃惊地环顾四周：他要么把我误认为是别人，要么跟一个并不在那里的人说话。"那是怎么回事？"我问沃尔特了："我对他做过什么？他会说这样的话。"沃尔特看上去很羞怯，告诉我，前一天晚上喝得非常醉，并告诉埃德说我是个"性戏弄者"，总是挑起性，然后却停下整个进程以挫败他，在那种情况下任何男人都会去一醉方休。"这不是真的，不是吗？"我质问沃尔特，沃尔特说："但我需要一个理由来喝这么多酒。"我顿时感到迷失了方向，把他的态度误认为是后悔。

这对我来说是第一次：我以前从未被改写过。我的快乐童年是在一个既热情也彼此相爱的家庭中度过的。我的父亲是一位大学物理学教授，我的母亲是一位作家和传记作者。父母曾经说过，他们四个孩子的每一个都继承了他们的一部分，但我们四个人却非常不同。我们全家会一起唱民谣、朗诵福音赞美诗和六部曲；在夏天旅行和露营，大家彼此分担家务。根据我们的兴趣，我们将各自的事情分开了。我的哥哥成了一名熟练的制琴师和歌手，我的姐姐是民族音乐学家、舞蹈家和数学老师，我的妹妹是语言学教授和园艺家，我以优异的成绩毕业于哈佛大学的数学专业和英国文学专业。学习（现在仍然继续）可能是一种生活方式，没有人觉得有必要限制其他人个性发展和爱好的探索。我们之间对彼此感兴趣的知识都保持互相尊重。没有一个人选择的路径是依靠着限制另一个人的出路或者迫使另一个人去扮演什么角色才完成的。

很多次我回顾过去，奇怪为什么我没有看到沃尔特为了他自己的方便而轻易地牺牲别人的利益。如果当时就有这种洞见，我就会立即结束我们的关系，并避免我多年来的痛苦。难道我接触到的他人的恶意还太少吗？不是！沃尔特正好给了我一个活生生的演示，我是一个快速的学习者。蒙住我眼睛的是，我不知道如何成为除我自己之外的任何人：当我用一个不属于自己的身份行事时，我不知道该如何行动，或者该去往何处。

我假设沃尔特事后向埃德澄清事情的原委，那样也许是我能恢复自己尊严的方法。我正在继续着自己的角色：对朋友的共鸣感和对沃尔特的同情，他对于他做的错事感到羞愧。在之前我的朋友们通过戏剧化谎言所创造的片刻中，我并没有从这种片刻不真实的空洞感中得到警告。他们的交流相对于认知和情感的互惠是相反的。他们就像是把一个球越过我头顶高高地来回抛掷，而并不想让我碰它：他们以一个并不是我的角色来称呼我。

我在教友会所受的养育，为这个问题提供了一个有效的回答："上帝在这种情况下在哪里？"回答是："你就是他的所有。"而在那些被虐待的时刻，上帝失去了我。没人知道我在哪里。我的自我消失了，而没有它，我也就没有了可以把握之处。

沃尔特是由本介绍给我的。本是教友会的一位朋友，10 年来一直保持着对其他人特定行为的兴趣。当我 19 岁的时候，他问我为什么要写下我的想法："这是为了你自己，还是为了别人？"当我回答："为了别人。"他似乎很惊讶，直到我说："我想清楚地表达想法，如果任何人从现在开始的 10 年后读到这些话，他们也将确切地知道我的意思。"他微笑着承认，无论观众是谁，都有一种想要通过语言的精确描述来捕捉一个瞬间的需要。

有一个晚上，在户外度过一个夏日后，本从山顶俯视着山脚下克莱蒙特的灯光，问道："为什么人们住在城市里？"我想了一会儿，说："靠近别人。"再次，他似乎很享受这种我只是我自己的状态。本和我互相讲述了我们每个人的特点。作为一位朋友，他放弃了期末考试来帮助寻找我的表妹，因为她在巴哈山区迷路了。我很信任他。我喜欢有一个人永远是我的朋友的感觉。本和我各走各的路，但仍然是朋友，不时地互相叙叙旧。我们每一次告别时的眼神交流都有一个共鸣，就像和我儿时的朋友南希的无言交流一样。我们的眼睛在说："我们是相互关心的朋友，我们互相尊重。"

直到我和沃尔特交往第一年的某个时刻之前，我与本互有情感共鸣而一直联系很密切。有一天晚上，本和他的情人艾米顺道来沃尔特的工作室拜访了我们。艾米和沃尔特一起到了另一个角落，而本走到我跟前对我说："你知道吗，把性压抑作为一种操纵手段，是不好的。""当然是不好的。"我回答。"那就别这么做。""我没有那么做，我从来没有想过要那么做。"本没有继续说下去，他的眼神平淡，面无表情。他走去和沃尔特与艾米会合。我仍呆坐在原来的地方，试图重新找回自己。这不是对话，而是一场抢劫。根本没有变成相互讨论的沟通。

当我看着他们三个人的时候，他们就像是在一个足球场，我几乎可以看到他们围在中间守卫着的一个球。在以往的情况下，我很自然地加入他们的行列，但现在我的腿没有动。我没被邀请去踢球，我没被邀请去了解他们所知道的。我再一次迷失了方向，因为我被当作一个其实并不是他们想象的那种人，使我得出一个明显的结论：沃尔特一直在说着弥天大谎。我没明白，为什么我会独自坐在那里困惑着？

尽管有人表达过教友会成员处理人际或政治冲突的方法，但我更喜欢简单的教友会措辞。解决冲突的前 2 个步骤是：① 认同你的对手。② 对权威说真话。在回顾时，我多次反问自己，为什么我不直接走到沃尔特、本和艾米身边，对社会强势力量说出真相——走过去说："让我们把这件事开诚布公地说出来，我被称为'性戏弄者'，而我并不是。看着我，相互看着，让我们澄清误解。"让每一个参与的人都坦诚对话，可能就会引出真相，从而结束这种窃窃私语的状态。或者，如果他们对反派角色的需求比他们对真相的兴趣更强烈，那至少会导致我和沃尔特分道扬镳，从而他们会选择另外一个人来扮演那个反派角色。为什么我不能把本和沃尔特的行为联系起来，并且大声说出来呢？

也许，如果不采取前面的步骤，我就无法看到真相："认同你的对手。"我至今仍然感到太过于困惑了，以至于没有把他们看作敌人，更不用说认同他们了。我根本无法做到自己去诋毁和排斥另一个人。我刚刚体验到了我和一位迄今都值得信赖的朋友之间的共鸣的消亡，最重要的是，我遇到了一个无法逾越的障碍：当我的身份被剥夺时，我无法认同任何人。他们称我为一个并不是我的人，我便不复存在了，自我否定在加强。我的腿也动不了，我的头脑也无法思考，我不可能是他们召唤的那个角色。又一次迷失，又一次感觉没有了抓手。上帝再一次失去了我。

艾丽丝：我正在找路。红桃皇后：这里一切的路都是我的路（卡罗尔，1946）。

我仍然不安地在黑暗中，因为流言蜚语逐渐增强变成了一个明显但难以理解的咆哮。我能感觉到我周围弥漫着的不怀好意，但我从来没有得到足够的信心来解决这个问题。本一再地单独接近我，命令我停止通过压抑性行为来操纵沃尔特，并且他忽视了我的反应。有一天，我接了个电话，是本的母亲珍妮特打来的，告诉我沃尔特的艺术总有一天会超越那种想要阉割他的企图，并会在全世界闻名。我竭尽全力地控制自己说："是的，他确实做了一些漂亮的事情。"我心里想："嗯？一种戏剧化的情绪，但为什么要让我突如其来地表态呢？也许她是孤独的。"我从没想过沃尔特也在骗她。我把这个突如其来的来电原因归咎于他母亲的孤独或困惑。

一天早上，沃尔特建议开车去里士满角，给我看他最喜欢的多汁汉堡连锁店。我们停下了车，行走在雾中，边说边开玩笑，一边望着这小镇。在咖啡店，我拒绝了他让我伴着汉堡一起喝杜松子酒和奎宁水的提议。这是我们之间的笑柄，因为我受不了酒精的味道，喝一点就会呛住。他坚持说："这里对客人有两杯酒的限制，所以你只要点一杯，我会把你的喝了。"两杯酒都喝完了，他让我再点，然后又把两杯都喝了。我们继续走着，聊着，他在一家售酒商店买了东西，然后我们回到了他的车里。在开车回家路上的几分钟后，沃尔特突然用手猛击方向盘，喊道："说点不一样的事吧！你为什么总是说同样的事情？！"我被这不合时宜的突然爆发所震惊，沉默了好几分钟。他又猛击方向盘，并咒骂着。我说："好吧，这里有些不同。你为什么认为我们不住在一起？"我的问题是反问的：他刚刚演示了我惧怕他的原因。砰的一声，他把油门猛踩到底急刹车后，他对我吼着："这样就行了！"我不知道我们要去哪里，我知道问了也没有用，但有一件事变得很清楚了：他以前多次都是在这种高度戏剧性的气氛中开这条路的。每一个姿势和动作的细微差别都说明他是在自动驾驶。他开上小街，开得像练过很久似的又快又准。这是每一次去里士满角吃多汁汉堡和杜松子酒的最后仪式，唯一的新元素就是我的出现。

当发现目的地原来是艾米家时，我感到很惊讶，但考虑到沃尔特开车的方式，我觉得可能开到任何地方也不会奇怪。沃尔特冲了进来，我茫然地跟着他，想我们为什么在这里？这一切关她什么事？"本和艾米在一起，"沃尔特怒气冲冲地说，"她说我们应该住在一起！明白我的意思了吗？明白我的意思了吗？瞧？"他们实际上回答说："是的，我们明白你的意思了。你怎么能这样做，鲁斯？"做什么？明白什么？除了我以外，其他人都似乎明白了些什么？

我试着说话，但没人想听。他们的注意力完全在另一个讨论中，而当我不在的时候，他们似乎已经讨论过很多次了。我们的平行独白可能是直接出自尤内斯库的《犀牛》。显然，尽管我和沃尔特在一起的时间很长，但是我觉得我连他的 10% 都不了解。而他们却了解他另外的 90%。艾米却能流利地爆发出 20 分钟充满挑剔的暗示的话语，却没有透露一点具体的信息。真是令人费解而迷惑。

我除了知道他们三个人都善于回避事实之外，其余什么东西都没学到。本和艾米设法让沃尔特暴跳如雷，却不让我听到其中的任何实质内容，我坚信我们的目的是达成沟通，而不是在宣泄情绪——那种我根本不知道的情绪。我还忽略了一点，他们每个人都非常需要一个替罪羊，他们决心创造一个这样的角色，而那就是我。没有人在乎我到底说了什么，做了什么，有什么意义，有什么感觉。他们把我影射成了一个角色，并且无视在现实中与他们的幻觉完全不相称的真正的那个我。

就在这件事发生后，我不但听到，而且我相信绝不止于这些内容，本开始对每个人说："你们只要认定鲁斯所说的一切都是谎言就行了，但请别怀疑，你们听到的别人口中关于她的任何传言都是真的。她什么都能做，什么都会否认。"当我们相遇时，他会以明显友好的谈话开始，一旦我做出友好的回应，他就会大翻脸，要求我承认这样或那样的卑劣行径。有一次，他宣称我有一段暴食症，还有一段安定（药物）成瘾的历史。他一再逼迫我承认，要求我证实他所说的谎言，然后重申："你对一切都撒谎。"他会从埃尔·塞里托打电话到我的公寓，问我伯克利的天气怎么样。如果我回答说是有雾，他会说："好吧，现在我们知道太阳出来了。"一次又一次，几周甚至几个月，他总是假装友好，直到我与生俱来的同情心反应充分活跃起来，然后他就肆意地去扑灭它。我会觉得自己卷入了一场自虐——感觉就像已故者的衣橱里挂着的衣服一样空荡荡的，人被一次次地掏空。

随着虐待的升级，它也退化到最幼稚的程度。载我回家的时候，艾米和本开始嘲笑我说话的声音。艾米模仿了我在晚餐时说过的话，讽刺我的高音调和发音。本发出了一阵刺耳的笑声，然后"嘘"地说着并把头转向后面座位上被嘲笑对象的我。本和艾米将来不会容忍他们自己的孩子有这种行为，孩子们会被教导说取笑别人是并不友好且不可接受的。他们自己也绝不会在一个满是他们想要留下好印象人的房间里说嘲笑我的话。只有我们三个人在车里时，他们会为对方示范，互相串通虐待鲁斯·达特，并且相互从对方那里得到攻击别人之后的赞赏，他们竞相实施着无耻的行为。

这个普通的议题既不是矛盾的，也不是偶然的。与一帮趣味相投的同伙在一起的情况下，同伙相互教唆并积极参与伤害他人的行为是安全的。虽然在大多数社会中，一个犯下谋杀罪的人会受到社会的惩罚，但整个团体发动战争并实施谋杀却会获得社会的认可。整个村庄都可以用石头砸死一个人，没有人会因为这样的攻击而受审。在 17 世纪英格兰的兰开夏郡的政治迫害中，以及最近在印度尼西亚的土康暴民谋杀案中，参与者们都轻易地否认了他们当时在杀害现场：他们都认识对方。他们通过在现场相互验证对方的行为，并确保他们被纳入主流的社会有机体。整个村子都犯下谋杀罪行，却没有任何报应。

如果不将社会风险（译者注：是一种导致社会冲突、危及社会稳定和社会秩序的可能性，更直接地说，社会风险意味着爆发社会危机的可能性。一旦这种可能性变成了现实，社会风险就转变成了社会危机，对社会稳定和社会秩序都会造成灾难性的影响）降到最低，这种情况就会不断发生。一个人不会走出自己的大门去杀人，而顺其自然地所有人都同时以同样的意图走出自己的大门。伤害某人的共识必须在小问题上理所应当地增长，在下午茶期间偶然地发展，直到参与者们相信他们是正常和公正的，而不是孤立的。流言蜚语越接近普遍的"共识"，就越能有效地交换彼此的许可。未来的谋杀中扮演着这样一个角色：它给不法行为者带来一种安全和理所当然的感觉，也给参与者带来一种可能会有更糟糕事情发生的预期。本和艾米的琐碎嘲讽潜伏在其中，因为这种行为不可能独立存在。如果没有一个潜在的邪恶理念存在，这就是毫无意义的。

有一天晚上，沃尔特把他的车借给我，这样我就可以在晚上到校园里学习，而且按照我们的安排，我把汽车停在校园停车场里，把钥匙放在磁盒里。第二天一早，我被珍妮特提前叫醒，她没有等我邀请就闯入我的公寓房间，找到我的钱包，并开始翻找它，愤怒且喋喋不休地在谈论轮胎、钥匙和陶器。我盯着她，不知道为什么她会觉得能在我的钱包里找到轮胎，我实在太过于震惊了，以至于类僵到没有让她停止侵犯我并要求她出去。几天来，本、艾米和埃德的言语攻击在珍妮特的敌意行动中反复出现，总是提到轮胎和钥匙。他们拒绝解释，并让我停止假装我什么都不知道。最后，本告诉我——可能只是为了让他能更直接地指控：我离开沃尔特的车去接他的那晚，他去了一个聚会，向所有人宣布，我把他车上所有轮胎都放了气，并偷了他的车钥匙。当然，没有人试图费心地问那些显而易见的荒谬问题：你真的看到鲁斯做了什么吗？如果是的话，你为什么不阻止她，如果不是，你为什么要指责她……之类的问题。他们只是囫囵吞枣地全盘听信了。

几周以来，我一直在否认这项最新罪名，而本却乐此不疲地一再重复它，就像一个 5 岁大的孩子向一只被困的动物扔石头一样。我仍清晰地记得我们四人坐在沃尔特店里的火炉旁，本向我发出要求："你为什么不能承认这一切，把钥匙还回去呢？"艾米支持他，我转身对沃尔特说："听着，我真的没做过。"沃尔特看着我们，什么也没说。

我试着在并不欢迎常识的地方使用常识。我去了史布罗广场的校园失物招领处。我在那里找到了那把钥匙，并发现他们在钥匙丢失当晚所发现情况的详细记录：当时一个路过的学生看见，钥匙是在一个大个子男人离开停车场时掉下的，这样的体貌特征描述和沃尔特很吻合。当那个学生跑过来想把钥匙还给他时，却被那个人咒骂了，于是他决定最好用书面解释连同钥匙一起交给警察。

我向北走，看见本，急切地把我找到的东西给他看。他把纸张揉成一团，塞进口袋里。在我的坚持下，他终于瞥了一眼它们说："好吧，你安排好了这一切，这样你就可以等上 3 周，然后再把这个捡起来。"他拿着钥匙说："我会把这些还给沃尔特的，我会告诉他，你终于决定把钥匙还给他了。"我还没有意识到眼泪就一下子出来了，这是我成年以后为数不多的几次。本的欺凌对于一种冲突有着解离性的影响。我原以为本是一个与虐待狂角色完全冲突的人，这两个角色不可能同时占据同一个空间。我不能接受。我仍然无法想象，本如此渴望人们继续伤害我，以致他把话强加于我，并强行夺走我努力忍痛才找到的钥匙。相对而言，如果因为麻木而失去自我，倒是更容易一些。

我接到了来自珍妮特的第一封带着仇恨的信，信的内容令人困惑，因此我再次得出她自己其实也很困惑的结论。"你这恶毒的女人，"她省略地写道，"永远别想剥夺全世界的伟大艺术。"她继续谈论"荡妇"和滥交话题，并毫不相干地告诉我：

"陶瓷碎片是有价值的历史文件。"我认为她可能喝醉了。

对我来说，视野清晰只能来自相互对立观点间的一种适时碰撞。这需要我在某个时刻把其他人看作是一个群体，而此时我既不会受到他们的影响，也无法感受到自己的力量。我在美丽湾区的一个下午正绕着霍普金斯跑道跑步。天空是明亮的蓝色，我能感觉到凉爽的微风吹拂在我的皮肤上，沉思的、梦幻的部分在我的脑海里敞开，就像平时我享受跑步时那样。我注意到有一群人在场地的一端野餐和踢足球，我想："多美好啊！"后来我意识到他们是沃尔特、本、艾米、埃德和其他几个我也认识的人。我并没有被邀请。我像是受到了一种全身性的震击。肾上腺素以一种如此强大的力量袭击我，以致我感到四肢都在震动，除了心脏怦怦在跳，我什么也听不到。

这简直让我喘不过气来，我不得不停止跑步。我尽力走到运动场的另一端，在草地上坐了下来。在我面前出现了一个反复出现的童年早期噩梦的图像，尽管我的眼睛是睁着的，图像在草地上不时地闪烁着，它变得非常绿，然后在天空中不时地闪烁着，又变得非常蓝——一闪一灭，反复来回，非常绿，非常蓝。在过去的睡梦中，关于尺寸、形状和纹理的、极端的、痛苦交替变化可能反映了一个幼儿的经历，当这个孩子被一个成年人带着快速运动时，一个视觉现实可以突然就被另一个视觉现实所取代，而没有任何的过渡。这种解释当然符合现在围绕着我的清醒梦的环境：没有过渡。这一刻，我还以为我有朋友，而下一刻，我显然没有朋友，绝对没有。

就在那一刻我放弃了。一个人可以不停地争论是谁放掉了轮胎里的气，但却不能说服人们承认和包容一个人。替罪羊的独特效果源于这样一个事实：每个参与者都有自己的动机来贬低替罪羊。共享的捕食行动使人们团结在一起，即使他们在其他任何事情上都没有达成一致，事实的真相也无法与其诱惑相抗衡，但是有这样一个目标，我们就一致对外了。本那天晚上打电话来，说我看到他们但我没有被邀请，这很不幸，因为沃尔特用了 2 天时间才醒酒，而他酗酒的原因正是我。在我介于他们其中的这几小时里，我的某些部分一定已经休眠了，因为这个平时讲究逻辑到近乎无情的我，甚至不能激起对荒谬事情的愤慨。我甚至没有指出本早已知道的事实：沃尔特，当我第一次见到他时，他已经有 15 年的酗酒史了，酒后驾驶的事故和伤疤可以证明这一点。我没有试图解释沃尔特并非醒了 2 天酒，而其实杜松子酒藏在他汽车的挡风玻璃雨刷管里。我突然觉得太累了，无法与人交流，清空了所有的同情感。这些靠着对我的幻想维生的人离我有几个光年那么远，而且变得完全不透明了。我甚至还不知道我们是对手之前他们就已经赢了。

> 这样在冬天矗立着孤独的树，
>
> 既不知道鸟儿一只接一只地消失了；
>
> 也不知道它的树枝比以前更加沉默了：
>
> 我不能说什么爱得来来去去。
>
> 我只知道夏天在我心中歌唱，
>
> 不久之后，我心中歌声荡然无存。

（圣·文森特·米莲，1992）

20 多年前被排斥的画面将永远留在我心里。就在 2 年前的圣诞节，我和父母一起去参加教友会，我现在一般不愿意参加社交活动。具有讽刺意味的是，自发的主题是社区，第一位发言者说，当他想到社区，他看到鹌鹑在暴风雪中挤在一起，用翅膀互相遮挡。随后的演讲者提供了其他图片和轶事，为社区的概念赋予活力，而我在感到震惊的同时也并没有对我内心愤怒力量的聚集感到惊讶。不感到惊讶是因为我与这种感觉一起相处了这么长时间，而震惊是因为我之前没有清晰地认识到它。当我想到社区时，我没有看到在暴风雪中的鹌鹑。我看到一群朋友在球场的一端踢球和野餐，我在另一头，做着噩梦。

经历霍普金斯球场的那个领悟的瞬间之后，我知道我必须远离他们——尤其是本，这个最直接、最顽固的谴责者。我对我的精神状态的变化没有任何临床上的描述。我只是想，如果我能设法避免接触本哪怕只有 1 个月，那我就不会感到如此疯狂。我改变了日程，避开了本经常去的地方或他所要做的事情。在成功回避他的每一天结束时，我都在墙上日历的方块上画一个"X"。我从没成功超过 8 个连续的"X"。显然，本不能超过 8 天不打电话给他的虐待对象。他会在我说"你好？"时回应"嗨"，但并不表明自己的身份，又期待我能听出他的声音。一开始，他会接着说"你好吗？"如果我说"好"，他会回答说："不，你不好。你为什么不承认你拿走了沃尔特的钥匙？"如果我说"不太好"，他会回答说："是的，你不好。你为什么不承认你拿走了沃尔特的钥匙？"

我开始拒绝回答"你好吗？"这个问题。他会用开始聊天的方式来回应我的沉默，好像我们是朋友似的。最终我会上钩：隐藏在我身上的同理心的那部分会让我对貌似比较和平的序曲做出反应，然后他就趁我不备用许多旧的指责或是新找到的指责来攻击我。如果不像我自己那样行事，我就无法为自己找到防御。有时我会挂断电话，向一间空荡的公寓尖叫："停下来！停下来！停下来！"然后，我会重新开始计算画"X"的日子。我最近在车库的纸箱里找到了这本旧日历。18 个月的时间里带着一串串"X"字纹，现在对我来说就像印第安人乔（译者注：参见《汤姆索亚历险记》）徒劳地想爬出来的那个洞穴门口的划痕一样可怕。

我不记得我是有意识地决定酗酒。我知道，我在视觉想象和拟态（译者注：指一种生物在形态、行为等特征上模拟另一种生物，从而使一方或双方受益的生态适应现象。这是动物在自然界长期演化中形成的特殊行为。拟态包括三方：模仿者、被模仿者和受骗者）感觉中把这种新的行为当作是在宇宙中的一种机动反应，这和我小时候在立体方格铁架上玩跳蛙游戏、躲避球或在栏杆上摇晃时发自本能的动作没什么两样。我会用到手边任何的动力和支点，以使自己能完好地着陆。与童年玩耍所不同的是，现在我发现自己不知怎的就已经在空中飞行了。我会用力摆脱一种被困的、无力的状态，然后突然注意到垂直的维度。

喝酒就像扮演一个空想出来的完美赢家，其实却发现我纵身跳入了污水里。虽然从动作训练角度来看这动作是正确的，但从整体来看却让人厌恶。我不喜欢喝酒，不管它是如何混合或伪装的，我在喝酒时几乎都会感到恶心。然后，有一次我强行咽下，足以感到酒精量影响的时候，我再一次对它的存在感到厌恶。但我不得不防止他们一次又一次地摧毁我。本无时无刻都会见缝插针地实施进攻。我无法改变攻击的事实，但如果我能影响它的方向，我可能就会有某种程度的控制力。如果我把本的自身动力利用起来，我只是真的去做一件被他再三指责的事情，他可能就会被转移到这个单一的主题上，这样我的某些其他部分可能就不会再受伤害。我宁愿坐在驾驶席上，也好过被随意拉扯。所以，我并未反驳最核心的指控——由我导致沃尔特喝酒，而我就开始自己喝起酒了（当没有人在意理解什么是酗酒的时候，其实劝人酗酒和自己酗酒之间就看不出什么差别了）。

回顾往事，我认为当我喝酒时，本就无法唤起我内在的共鸣情绪。靠喝酒改变自己是我摆脱他的唯一方法。如果我试图通过挂断电话或甩上门来回绝最初的"友好"前奏，我就会立刻认同他，并为伤害到我想象中他的感情而感到难过。只要我还有同感的能力，他就会从我的内心伤害我，并且我对这种侵害简直无处藏身。当我在酗酒期间，他还是骂个不停，但我不再感觉自己像个参与者了，因此我也避免了身份突然消失的不确定性，因为这会令我厌恶。我觉得自己隐身了，但有些地方还是显露着的。

我间歇性地饮酒，而不是按照任何可持续的计划，要么喝太多酒，要么几周滴酒不沾，而且这种循环是由情绪驱动的。如果要恢复那个真正的同感和忠诚的、一个可以被别人用来伤害我的那个自我，这感觉上会很危险了，因此，周期的长度也许反映了恐惧与情绪恢复时间的某种平衡。在不到一年的"问题性酗酒"之后，我和其他人的交往完全停止了：醉酒不仅让他们失望，而且使别人无法再以旧的方式操纵我。我不再是一个令人满意的受害者，人们对此感到沮丧，这也使他们更容易关注我的酗酒，然后离开。作为一种注意力的转移，它是成功的。

这个代价高得可怕。没有足够的词语来描述严重的酒精戒断反应。如果害怕和恐惧可以同时以情感的形式和被显化为躯体感受的形式共同存在，并持续地传递到身体的各个神经中枢，每天 24 小时毫无中断，这个结果可能就接近于酒精戒断了【译者注：长期酗酒者停止饮酒一般会在 12～48 小时后出现一系列症状和体征。轻度戒断综合征表现为震颤、乏力、出汗、反射亢进以及胃肠道症状。有些人还会发生癫痫大发作，但一般不会在短期内发作 2 次以上（酒精性癫痫或酒痉挛）的体验】。从戒酒的体验中存活下来需要一个人尽其所能调用每一种、每一丝的力量。在开始把喝酒作为对于迫害或是对于感到易受迫害的心态的一种逃避模式以后，我总是试图停下来，并最终成功地一再摆脱了恐惧。这意味着在 15 年里，每年大约有 5 次戒酒，其中很多时候我无家可归，躲在一座或另一座桥下，忍受着没有食物和水的戒酒痛楚。具有讽刺意味的是，正是我拒绝将酗酒作为一种持续的生活方式——我要熬过痛苦并再次尝试的决心，使我的酗酒变得周期性循环，并导致其他人因为我看起来毫无希望而拒绝接近我。

一年多来，我一直没有再遇到一个参与加害我的人。直到沃尔特来到我靠近莱夫橡树公园的公寓。他解释说，他正在参加一项匿名戒酒会（Alcoholics Anonymous）的活动，活动里需要对他伤害过的人说出实情，并做出补偿。他开始说了："你会很高兴地知道你没有把我的轮胎里的气放走。"他希望我做什么——吻他的脚？谢谢他把玫瑰花先是涂成了红色然后又涂回白色吗？我说："你似乎忘记了，你正在和这世界上极少数的几个已经知道你品行的人在对话。你到底想说什么？"

他告诉我，是他自己把车胎放了气，以及在去往聚会的路上不知怎么丢了钥匙。当他意识到自己醉得无法把钥匙插进点火装置时，他就气得大发雷霆，他不得不走路去参加派对，他需要把责任推给别人，于是他破坏了汽车，并告诉每个人是我干的。他还说，他经常把关于性操纵的谎言重述给第一个我们共同认识的人，在珍妮特每周的半天休息日里，他会和她一起喝酒，告诉她我在贬低他的雕塑作品，谎称我故意破坏了一些他最好的作品、我和伯克利的所有男性陶工都有外遇。他这样做是为了让人们相信他喝酒是我的错，是因为我而使得他痛苦地借酒消愁，他就不会失去他的朋友。他知道我会在何时何地跑步，他在霍普金斯球场组织了足球比赛，并特意把我排除在外，以便把他编的故事发挥到更高的水平。谎言的网络已经变得如此广泛，以致仅是我的出现就会威胁到它：我其实并不是个像他所说的那样的人。

我惊呆了。我从未曾想，沃尔特竟是这些谣言的源头，我哪怕做梦也从来想不到他破坏了自己的车，并且与珍妮特发起了每周一次拉仇恨的会议。我问他是否打算向他骗过的人们坦白。"我还没准备好呢。"他犹豫了很久才回答，这时他不敢与我的目光相对。他从来没有准备好，毫无疑问，他告诉我的只是那冰山一角。

当天晚些时候，我决定去匿名戒酒会上找到沃尔特，他是那里的正式成员，我试图说服他对其他人坦白。我走进门厅时，他正在给会议呈现一个关于他向我"忏悔"的自我崇拜式的描述。他们都坐在那里，眼中含着回忆往事的泪水，为沃尔特宣称的勇敢而鼓掌，而并不知道他只是向唯一一个不会被相信的人坦白了，并会让她继续为他的谎言付出代价。他在重复他以前做过的事情：以我为道具，他给周围的人一个夸张的表达情感的机会，以此来引诱周围的人。就像替罪羊一样，这个匿名戒酒会的"诚实计划"也就是个没有实际效果的假象。这是一种对我在人际关系中所珍视的所有事物的一种扭曲，我甚至没有试图和他交谈就离开了。再一次，社团只是个幌子，我被远远地抛弃了，我感到越来越恐惧。

隐私，是一个人属于他自己的道德的事实（布莱克曼，1995）。

沃尔特的爆料强化了我被侵害的感觉：我是社交侵犯的受害者。每个人都知道，那个我容许对我性抚摸的人暗地里在背后辱骂我，却没有人告诉我。他们默许了这行为。在所有的指责和中伤的过程中，没有一次说过沃尔特的名字是作为消息来源的。本来受害者应该更有权知道保护信息，可他们非但没有告诉我，反而是袖手旁观，看着一场正在进行的侵犯和伤害，鼓掌喝彩。作为一个曾被陌生人暴力强奸的幸存者，我可以毫不犹豫地说，我所谓的"朋友"的侵犯对我造成的持久伤害远比我们社会认为是犯罪行为的陌生人强奸对我造成的伤害要大得多。我的个性和我的个人历史——我真实拥有和真正经历过的，都是属于我的。这些人改写了我的性格和历史，以便在他们认为的所谓社区中挤占一席之地，这样做最终对我的隐私实施了最严重的侵犯。他们称我为一个并非真正是我的人，自作主张地认为我并不是属于我自己，而是属于他们的。

我对自己力量的恐惧在不断增长，因为正是我的同理和坦诚的能力——想象爱的能力起到了作用，而它被用作了一种侵犯行为的工具。我害怕在我不能独处时，我心中这份神圣爱意被他人利用，于是我就用酒精作为盾牌来掩护。喝酒时，我只会从理智层面知晓和留下别人的侮辱，而我的自我感却几乎完好无损地藏在某一个地方。我甚至不先喝点酒都没法打电话给家里人。比起参与一场对自我的攻击，倒不如一边拥有秘密的自我意识，一边忍受攻击，可能会更少一些空虚的感觉。

讽刺的是，结果是酒精成了遮挡我身份的选择，因为社会对一个有"酗酒问题"人的反应就是要重新改变那个人。把一个已经受到社会责难的人当作其他人坎坷的替罪羊，这似乎是人类的天性。我因为我侄女青春期的出现或者因为我表妹在摩托车事故中的死亡而受到指责，这与沃尔特酗酒而受到指责之间，并没有多大区别。此外，传统上受到赞扬的匿名戒酒会的治疗方法，并不重视一个人的独特性。在匿名戒酒会中，"恢复"一词不是指字典上的意思，即重新找到丢失的内容。相对于寻找在酗酒之前就已经存在了的个体，匿名戒酒会则鼓励每个参与者在事先的案例收集中发言，并表示这是我的罪过。正如沃尔特所展示的那样，人们完全有可能在没有发自真心并认真戒酒的情况下用嘴说出这些话。这样做，没有人会问"现在，你是谁？"的问题。大家都确信你和他们是一样的。"大书"（译者注：匿名戒酒会组织即源自此书理论）里某处写着："我们永远没办法承担生气的代价。"这是大错特错的：没有不可避免的"我们"，并且当我内心产生愤怒时，我没法不生气。我无法忘记导致酗酒问题的侵害行为，我在寻找一个以前的珍贵身份，而不是一个全新的身份。匿名戒酒会只是重写我角色的另一种方式——它用另一种方式告诉我，我不属于我自己。

试着记住，并且如果你还记得的话，然后跟随……（琼斯和施密特，1960）。

在我作为艾瑞克·格林利夫的患者的第一次治疗结束时，他说："当我们完成这些工作的时候，你会……你会……你会成为你自己！"虽然我已经太深地沉浸于最近被虐待的细节中，而没有抓住这个大问题，但他却直截了当地说了出来。人们可以把我们一起工作的过程描述为对我特征中某些部分的回忆或发现，无论是在孤独中，还是在人际关系中，并跟随它们的引导。一开始我俩都不知道，我最近的历史造成了一种内在的恐惧逆流——我自己对自己的恐惧，它会周期性地破坏我们的努力。

挫折的根源在于，过去用来伤害我的武器是我自己最深的本能反应。每当我们的谈话让我不由自主表达感情时，每当我们在一起经历情感共鸣时，我很快就会感到有一把危险的武器被拔出了鞘，我就会有一种不可抗拒的冲动想要喝酒。补救和威胁太相似了。

　　然而，它们还不算是完全相同，而且艾瑞克有一种天赋，可以通过一个人的视觉想象来揭示一个人的像指纹一样独特的身份。想到我们这一部分的工作时，我总是想起 18 世纪钟表学上的手表旋塞，当时钟表匠都是专注而热心的手艺人。手表旋塞是一种支架状的轴承连碟，一端有支撑，既是手表功能机构的一部分，也是一件艺术作品。虽然它被隐藏在视线之外，但在制表者中能使它做得尽可能漂亮也是一种荣誉，而且没有两只手表的旋塞完全一样。和艾瑞克在一起积极想象是很神奇的，就像对那隐藏的手表旋塞做一次快速的窥探。艾瑞克是个行吟诗人，在他身上满是故事、文字和图画，还有一些抒情诗，他对各种异想天开的想法和想象都能敞开心扉。我分享了一个反复出现的梦，那是一个充满了鲸鱼和海盗船的闪闪发光的海洋，鲸鱼快乐地从深海里喷射起水柱，水柱撞到一艘船，把它冲向空中，所有的东西都散落到水里。海盗船让我很高兴，而艾瑞克没有对我的高兴觉得奇怪。当他问我现在的身体疼痛是什么样子时，我有一种稍纵即逝的疑惑的想法，认为疼痛看起来并不像任何东西，然后我的脑海里突然浮现出红色和黑色线头的图像，无可救药般地纠缠在一起。我呼吸并放松，直到图像改变，然后疼痛消失了。

　　在想象中，我看着镜子，看到我的倒影，就像我们在《桃》中所称的那个女人。我觉得她是一种过程或能力，而不是一个静态的形象。她总是在海滩上，穿着乳白色、桃色和绿松石色的衣服，是风景中的一道亮色。她既静又动，感觉微风环绕着她，阳光照在她的皮肤上，她与它们合而为一。

　　我的一幅画中出现了独角兽，它全身都是由光线组成的，它无拘无束地飞驰，伴随着唐·乔凡尼的男高音咏叹调。我的梦中出现了暗黑女人，自我贬低和易被虐待，黑色的女人，身体充满活力，安德里亚——一个好奇的 5 岁孩子，还有国王，他拥有所有的信息。后来，旺达出现了，她总是像在《桃》里的女人一样在海边，但正经历着溺水，在水下挣扎着，紧紧抓住海藻，想从水中爬出来。那位穿着白色衣服的心脏外科医生，正努力清除着一层黏糊糊的黑色涂层，在涂层下面是一颗仍然粉红和健康的心脏。

　　它们都是我的某些部分，我认为它们被安排在立体空间中，在明确的相对位置上，就像一个原子的电子云模型，其中每个组件都在运动，但在一个特定的位置有着最大的密度。和艾瑞克一起，我能够称我为真正的我，并使她生活在当下。感觉很棒，有时我会从桌子上的盒子里拿出一张纸巾，把它揉成纸团扔出去，他就把它扔了回来。我不知道艾瑞克的病人是否经常向他扔东西，但他知道我扔纸巾给他是一种良好感觉的表达。我猜这是互惠作用的确认——保证我同时被认可为个体和一个参与者。我也有机会参与玩的过程。

　　但我怎么能维持这种存在感呢？有一系列内在的事件会反复地把我从享受同一性的快乐中引导到想通过喝酒来隐藏和保护它的需要上。问题不是化学物质上瘾，而是对其他人类的深层的不信任感——一些毫无希望的红色和黑色线头的纠缠，缠在里面的有恐惧、愤怒和怀疑以及其他任何可能潜藏在那里的情绪。

　　有了经验我才意识到，当我感觉到想喝酒的第一次冲动时已经太晚了，那样我是无法抗拒它的，我需要在这种冲动之前的清醒状态中得到警告去处理它。这样的恍惚状态往往是从虐待事件的闪回中产生的，而在这恍惚般的生活中似乎有一个维度缺失了。过去的事件似乎明显存在着，而此刻的现实却似乎很远。我无法判断记忆、行动和直接选择的相对重要性，就像如果没有显示出第三维度，在平面几何中是无法知道物体的相对量的。这就像我儿时的噩梦，大小、形状和质地都是不确定的，可能会在相反的极端之间跳跃。

　　通常情况下，我会感觉一种情绪在流动，就好像这种情绪是通过我身体的一种流质，直到它被消耗殆尽。在我还能说"我感觉到……"的时候，我有一种过程感。在神游状态下，有痛苦却没有过程：尽管巨大的能量正在消耗，但什么也没有移动。时间的维度似乎不见了。当我恢复拥有时间维度和评估相对价值的能力之前，我会一直喝酒，在有毒的水池里潜水。

　　虽然艾瑞克从一开始就强调承认感情的重要性，但在我的大部分生命中，我一直认为情感表达本身就有点混乱。情绪是要被控制或减轻的，因此，当情绪显现出来时会有失控的感觉。我有一个有效的观点：人们实际上往往是混乱情绪化的，误解了他们感情的起源和对象，因此表达的时机和方向是不恰当的。与这些对情感的怀疑形成鲜明对比的是，我喜欢几何的视觉精确性。在治疗中，我将人际事件与欧几里得 3 度空间或 4 度空间中的特定功能定向进行了比较。我把一个人在任一假定时间的"心境"想象成欧几里得 n 度空间中的一个向量——一个个体向量的总和，各个长度代表 n 种不同情绪各自的强度。我希望在情绪的实际体验中能有同样清晰的形式。

有一天，我和艾瑞克在电话里进行了一次具有突破性的治疗。虽然治疗师和来访者之间的关系是非常私人的，但毕竟涉及现金交易。我要求改变支付的时间，这实际上是要求他贷给我钱。我认为我想了一个很好的理由，而且我也没有什么钱，但是，当我们交谈时，我感到悲伤、内疚、受伤，感觉受到了侮辱，而艾瑞克感到受困和被利用了，也有挫败和愤怒的感觉。

我们都不想以那种心情结束谈话，所以艾瑞克活用了我对几何的热爱，建议我们每个人将情绪"正交化"，以此脱离困境和尴尬。我知道几何中的正交性的含义，但我不知道体验正交化的情绪会是什么样子。艾瑞克说我可以和之前所要求的那样选择支付的时间，但目前，为了将我的情绪正交化，我应想象我可以在两种不同决策权之间做出选择：我可以决定什么时候付款，或决定什么时候去向往已久的洛杉矶旅行，但我不能同时决定两者。现在，从实际的角度来看，一个决定可能被视为依赖于另一个决定，但完全可以想象如果我选择拥有了一个权力，同时就要放弃另一个。日常生活事件中的权力和无权力之间的分配通常毫无意义，所以这两种选择的独立对我的经验而言并不很陌生。

当人们不知道情绪正交化是怎样的感觉时，这种明显的人为划分的做法就可作为是一种实现情绪正交化的算法。我的确在体验（权力和无权力）时使用过这些感觉，而艾瑞克利用这些感觉引领我进入到一种我以前对其毫无概念的感觉状态。就像一名菜鸟体操运动员不知道旋转是什么样，他做了一个体操教练可能会做的事：你跳完后，把下巴收向胸前，膝盖抬向前额，用手抓住脚踝。按照这些指令，你很快就会知道旋转是什么感觉，你一定会懂得何时应该旋转或如何才能加减速，这只是一个时间问题。

当我想象在两个决定之间做出一个选择时——决定何时付款时间或是决定何时去洛杉矶，我感到我内心那个压力的结有点放松了。当我从这个想象变成选择的时候，我更放松了。令我吃惊的是，我选择了什么时候付款，更让我吃惊的是，我选择了按时付款，而不是事后付款。我不觉得那么沮丧了，并且我不觉得我是屈服了。我没有试图取悦任何人，事情突然变得清晰了。我完成了这两个决定的正交化。

我们可以用两个正交的时间轴将两种决定的关系画成二维空间中的一个函数。如果我选择什么时候去旅行，那么我必须接受另一个假设的关于什么时候付款决定的数值，反之亦然。假设另一个数值不受我日期选择的影响，且如果它们由一条垂直线和一条水平线表示，那么这两个决定是相互独立的。任何其他函数都表示一个决策对另一个决策的影响，即是另一个的非平凡函数。当一个人只能决定两者其一时，那么这两个决定对于数据轴和相互之间是正交化的。

与选择相关联的情绪变得独立了，也变得正交化了。如果 x 独立于 y，那么也就不可能把对 x 的情绪反应与对 y 的情绪相联系起来了。艾瑞克不愿操纵我们的合作协议，我没有将其解释为他不愿让我去洛杉矶拜访乔的原因。我不再把我对于自己经济不稳定的沮丧同对于艾瑞克的规则感到的沮丧混淆起来。也不再把我对于和艾瑞克关系的困惑同我对于和乔的关系的困惑混淆起来。我觉得每一种情绪都独立于——也就是正交化于彼此之间。当我看到了事实的原理，我的苦恼也就随着这种清晰感而自行解决了。我可以及时将事情变得更简单，而不用隔夜去烦恼。

借助第一次情绪正交化的体验，我能够在任何体验到情绪不适的时候就练习这个过程。最终我通过函数转换成正交化的视觉意象进行了一次特殊的假想：即把一种具有柔顺功能的液体倒在这些缠绕纠葛在一起的线上。这一团无可救药、乱麻缠绕的红黑相间的线代表着我的痛苦，与情绪的混乱有很多共同之处。因为每根线条不能被单独追溯或被区分，所以它失去了一些丝线的特性，真是很费解。如果你把它抛出，它不会分散开，你不能用它来缝补，也不能把粘在里面的东西梳理出来或者改变黑色和红色的图案。你不能用你的手指穿过它，也无法在穿过它和在另一边滑出时感受到它的平滑，总之就是乱成一团麻。另一方面，解开的丝线也有自己的形态：它们可以在波浪中聚集在一起，或者在风中一起摇摆，就像情绪可以同时共存而不会产生混乱一样。有许多易梳理的物质都可以润滑纤维，这样一来，它们可以滑动并且滑过对方。这让我想到我可以用这样一种超级润滑剂，把它放在一堆纠结的情绪上。理顺了的丝线是正交的，其中一个可以在不改变其他丝线的情况下进行改变：你可以在不带出红色线条的情况下拉扯黑色线条。一旦我熟悉了情绪正交化的感觉，我发现，在紧急情况下，我可以利用这种将柔顺剂倒在线团上的想象作为成功的捷径。

不管走向正交化的道路如何，其结果是我内心的痛苦压力没了，取而代之的是我对新体验的热情和有所准备的态度。在很短的时间内，酗酒就成了过去，生活再次有了无限的可能性。尽管我从未停止尝试，但我曾经感到绝望，而艾瑞克帮助我再次获得了重生。并不是每个人都会选择和运用几何来作为梳理个人情绪途径。可能要是艾瑞克自己就不会选择它。艾瑞克有着洞察并感知到他的自我外部世界的能力，也有清晰看到我的能力，对此我会一直心存感激。

在我以前的生活中，从情绪的痛苦中恢复是一种渐进的过程，而且似乎没完没了。疼痛在某个时间轴上渐近，所以从来没有明确结束。然而，伴随着正交化，疼痛后的变化对我来说是突然的、定性的和完整的。疼痛的时间函数是有限形式的。这种新方式的一个惊喜是，愉悦感觉的力度和强度最终会取代痛苦的感觉。我不需要哄骗自己感到快乐，反而觉得这种突然的快乐是无法抗拒的。我允许自己去感受每一种当前情绪的全部冲击，这样一来我获得了一种感觉的动力，让我能够强有力地进入下一种情绪。

由于情绪在某种程度上是肌肉运动，我将它们的表达形式与运动员的表现进行了比较。我处理情绪的新旧方法之间的区别在于动量的使用、精准的把握和时间的形式这些之间的差异，这是由技能的特定组合造成的。

一个运动员从一个运动方向到另一个运动方向的动量转移是最明显的，当两个方向是正交的时候就会明显看到。例如一个体操运动员正在完成一个跳马动作：当她沿着垫子向跳马器械跑去时，她的动作是水平的，而垂直的动量矢量是零。她到达了跳马器械，用力撑起，向既定的前冲运动施以足够的推力，以使她的方向改变为垂直方向。如果她只是完全停下来，然后垂直跳起来，那么垂直速度的爆发力就会小得多，也会更快消失。她的正水平速度增加了可达到高度的范围，当然我们可以展开联想——运动员起跳时的分解动作。

《巴里·邦兹趣谈联盟小球员》这篇文章，是以运动和情绪序列的良好同源性作为总结的：

过了一会儿，在击球练习中，经理贝克把球扔进了看台，以此取乐。这里没有什么奇怪的，但是贝克行动的方式是值得注意的。每一次他都把球扔向一个球迷为了接球而不得不靠过来甚至到了几乎要向前倾倒的位置。但每次球迷都抓住了球，并在这紧张的一刻大笑起来（考夫曼，1992年5月24日）。

贝克故意扩大了必要的接球距离，使其差一点就要失衡，然后才能接球回身。"在紧张的时刻大笑出来"这个短语描述了从一种情绪到另一种情绪的转变，其中一种情绪的动量被转移到第二种情绪。人们可以想象，笑是一种迸发或加速的喜悦，这种喜悦与对坠落或错过抓球的紧张是互相垂直的。当抓住了球的时候，恐惧突然消失了，它的一些能量转化为了快乐。

自从第一次注意到情绪序列中的动量转移之后，我就越来越有意识地利用情感的动力来增强享受的程度。我偶尔也会有闪回——对虐待的本能记忆，所以我经常有机会与不愉快的情绪斗争。当我意识到自己正处于痛苦感觉的挣扎之中时，我就开始"正交化"我所有的情绪，提醒自己要特别注意愤怒的情绪。随后我意识到一些愤怒的能量将会转移到一种不同的情绪上，伴随这种觉察，我开始锁定目标并计划如何使用它。当仍处在困境中时，我发现自己在想："是的！我会打赌，我肯定能从这种情绪中闯出来的！"我还记得那个跳马或者"在恐惧和紧张的时候大笑"。然后就愉悦地采取行动，无论是我喜欢的工作还是在淋浴时唱歌，都会有特别的强度和活力。我又一次得到了老天的保佑。

情绪上的清晰会给那些误解我的人一个答案。在其他事物中，正交化的情绪意味着分离和承认愤怒。20年前，我无意识地以为要试图了解另一个人，就不能生他的气，但我现在可能会允许这两种反应的同时存在。对于这样的劝告："停止通过拒绝性行为来操纵沃尔特。"适当的回应并不是争辩它的具体内容。争论其实就暗示了说话者对自己身份的看法是有效的，就像对经典问题的简单回答一样："你不再打你老婆了吗？"如果愿意去想象成为一个渴望回答的提问者，这样的同理心是不恰当的，因为这个问题本身隐含着一个谎言。事实上，这不是一个问题，而是一种攻击。正确的回答是："你敢？你怎么敢对我说那些话？"这包含了正当的愤怒，并在交流中添加了适当的维度，使可接受的信息不受提问所限。如果我能说"你怎么敢这样？"而不是"我从来没有那样做过。"我当时就能展现应有的状态，而不是失去自我。

同理心和愤怒是一对难缠的朋友。在保护自己不受别人冒犯伤害的同时，又能和他保持一致，是一项极难的任务，为此我很钦佩治疗师、学者和牧师。对我来说，这也已经成为一项必修的任务，因为我还是原来的我，虽然我现在更有经验、更谨慎，但内心还是一样。我仍然和那个有着危险之举的人产生共鸣。我瞥见了贵格会教徒所说的那个人的"内心之光"，听到他内心音乐的一些音符，听起来就像从一种有瑕疵的乐器里弹奏出来的一样。我没有别的办法，但我必须意识到这乐器的危险。一个人注意别人的受伤、困惑和表达不当的善意是没问题的，但如果别人带着枪，他最好也要注意到这一点。我不会把我所爱的人置于危险的境地，如果我有任何东西可以提供的话，我必须把自己当作一个我爱的人那样来珍惜。我仍不熟悉如何将心碎之前的同情心和警觉结合在一起。我对那些破坏并改变我生活的人感到愤怒，而这种愤怒有时会击垮我。然而，当我写下这些时，我能想象本如果读了这部分内容并且真正理解了以后会感觉多么悲伤。当我写下这些文字时，我也在对他的悲伤感同身受。

■ 注定要死的宿命——苏珊·肯尼迪·斯塔福德

我不能要求自己达到主流社会通常所承认的成就。我没有孩子，也没有结过婚。我也没有用自己名字的首字母来表示我的信誉和地位。我只粗略地上过小学和初中，且很少上完整个年级。我也没有建立起任何像样的职业生涯：我有过两三份最低工资的兼职工作，做了几年，得出的结论是，我所经历的这些屈辱太具有破坏性，我必须为自己工作。那么在过去的 40 多年里，我一直在做什么呢？在我的一生中，我有一项非凡的成就：那就是我。这么满意地说这些可能有点奇怪，但也许只是对我而言，因为不可避免地，我是对我自己而言最严厉的评论家。在这里写下这句话实际上是一种英勇的胜利，即使我是唯一可以完全领会它的人。

为了生命……而生存……我从来没有想到我会达到这一点。我敢肯定，那些认识我的人也没有想到。

我想要揭示的是，我的部分生活一直是令人困惑和隐秘的。通过将过去的经历转化为文字，我希望将虚幻变成真实，赋予幽灵、幻影和其他暗黑中的生物以生命的活力，然后将以太（译者注：是古希腊哲学家亚里士多德所设想的一种物质。是物理学史上一种假想的物质观念，其内涵随物理学发展而演变）变成实物。当我继续努力修炼魔力时，我被一种坚定信念所支持着，至少对我来说，记忆是追求完整性的关键。

我觉得自己仿佛置身于悬崖边缘，下面是一个见不到底的黑色深渊。直觉告诉我要小心地逐渐后退。在接下来的几页中，我指的是"孩子"，而不是"我"。这有助于防止我过于靠近悬崖边缘。事实上，我感觉在18岁时才开始形成我自己，而在那以前是另一个人存在于这个世界上。我确信这篇文章的写作是我不断发展中自由的重要部分。我已经向自己保证，我不会试图从这写作中逃避。

无法回忆的纯真

人们告诉我，我曾经是一个孩子，而孩子们是以一种天真的状态来到这个世上的。这深思起来是多么痛苦！有人告诉我，在某一段时间我是比较正常的，我笑着，不自觉地、自发地又很高兴地跳着舞。我经常比许多其他的孩子更大胆地走到陌生人面前，用笑脸迎着他们，拉起他们的手。我是一个真正的孩子……有血有肉的、活着的、会呼吸的孩子，大概是在那种难以置信的纯真状态，然后发生了一件事。孩子消失了，或者至少是拼命地想消失。那时她大约3岁。

孩子：被污染了

梅莫和这个孩子独自住在华盛顿特区的一间公寓里，在"非婚私生"这个词还具有非常贬义的时代里，梅莫没有结婚。在这个孩子的生命中，只有一个重要的人，一个叫埃利特的医生。那是在三四岁的时候，在这段时间之后，再没有什么事情是像以前一样的了——孩子消失了。她变成了一个幽灵，毫无血色的，麻木的，不再有孩子的抗议和孩子的眼泪。关于内在的真理、内在的明白，就是她死了。不是隐喻或象征而是真正的死。这无法得到解释或证实，它就是真的。神秘的是，身体还在继续存活。有人可能会问："如果她死了，这是因为她自己太痛苦或是被扼杀的？"我只知道她死了：我不想知道是不是谋杀，不得而知。

在大约 4 岁或 5 岁的时候，侵入的、嗜虐的幻想开始了，她无法阻止它们。这些意象是被放大了的女人们的卡通形象，她们被绑在传送带上无助地挣扎着，惊恐地尖叫着；最后被转向锯齿锯成两半。有时候不是女人，而是一头猪（因为可怕的尖叫是如此的吓人和雷同）。这种幻想提供的性满足感，是与她所能想象到的恐怖程度以及与那些无助的受害者叫声的尖厉程度成正比的。孩子知道，当这些幻想变得更强烈时，她就会非常不对劲。性被扭曲成一种黑暗而复杂的痴迷。她显然不再是天真的了。羞耻感和自我厌恶正把它们的触角伸向她的灵魂深处。

成年人：噩梦

在我的整个成年生活中，我一直被可怕的画面和不寻常的噩梦折磨着。我是一系列难以置信的身体伤害和堕落的典型受害者，在我的梦里是如此真实。它们往往是完整的故事，具有惊人的连续性，给我留下一种要传达某个紧急信息的印象。它们表现出丰富的复杂性和令人着迷的情绪强度。对我来说，被一个梦折磨得晕头晕脑已是很平常的事，我会在恐惧中挣扎好几天，甚至几周。我的梦境现实远比清醒世界的现实更强大和生动。

死亡以各种形态和形式夺走了我的生命。恶魔们把我吞噬，恶魔般的男人刺向我，灾难性的爆炸把我炸得粉碎，或者把我烧成灰烬，这都让我极度痛苦。我没有被杀害时，我目睹了阴森的恐怖，经历了可怕的悲痛。在梦中世界，就像在现实世界一样，我完全无法尖叫。我将默默地经历这些痛苦。即使我的生命依赖于它，我也无法发出一声。尽管梦境带来了不断的痛苦折磨，但我确信，它们是我在冷漠的外表下为数不多的一种活着的自我的表达方式之一，而这也是我能指望的唯一真理。艺术和创造力也是除了隐藏和沉默之外的表达方式。尽管如此，我还是感觉到，梦境给了我关键的提示：它们是给予我的神谕。

回顾过去，很明显梦境的象征就是在极力地重演生命的最初几年。奇怪的是，这种解释在多年前一直被忽略。了解梦境对于我或我的治疗师来说从来都不是件容易的事，直到我长到很大时，它们象征的本质才变得更加清晰。对我来说不幸的是，当时的解释认为梦中的一切都是做梦者，或者更糟糕的是，梦境是会如愿以偿的。这两者都倾向于支持我的感觉，就像那个小孩很久以前就开始相信的那样，我是一个怪物。这些梦是腐烂的黑色软泥，从我腐烂的邪恶核心中渗出。我被这些梦吓坏了，就像我被自己吓到了一样。想到要与如此恶心的厌恶事物共存，常常使我不寒而栗。

疼痛

尽管这些剧烈的冲突充斥着我的白天，折磨着我的夜晚，但我对他人的苦难却无法做到无动于衷。我对别人的痛苦深感同情；似乎我感受到的他们的痛苦比我感受到的我自己的痛苦还要多。由于我面对太严重的以致无法忍受的心理创伤时麻痹的自己，从别人的苦难中让我瞥见了自己痛苦的深渊。这种绝望和痛苦的深度是如此巨大，我的内心既不能忍受也无法容纳它。

我一直生活在对身体伤害、死亡和腐烂的极度恐惧中，而矛盾的是，死亡是这些折磨中唯一可能的解脱。虽然我被许多事情困扰，但最为广泛的感觉是：死亡是我的归宿。不是每个人都这样，而是活着不是我的归宿。过去的每一天都是借来的。我没有活着的权利，一点也没有。甚至我的灵魂似乎也不再是我的了。有时会有这样的想法：如果我不能将这份邪恶从我身上驱赶出去，我就会杀死它的宿主。我很少能准确地说出我的信念决定了我的命运，以及我命中注定要遭受这种黑暗折磨的这种话，但它总是出现在我的脑海里。当我直接谈到它的时候，我的治疗师倾向于将它平凡化。我一点也不想因为一个如此严肃的事情遭受嘲笑。承认我的迷信和敏感，甚至对我自己来说也很尴尬。然而，最终这个事实是不可否认的：我受到了一个强大的催眠魔咒的影响。我需要一个能意识到它的真相的人，而不是试图去说服我关于它虚假和老旧的本质。我们将一起尽我们所能去解决它，而且也许我们会找到摆脱咒语束缚的方法。

内心的邪恶

当诅咒被第一次说出来时，这并不是它的起点。这孩子可能就是在其中出生的。

然而，它却是毁灭性力量的一个里程碑，因为诅咒从本质来看，在那个不祥的时刻是不可避免会产生图像的。在整个童年和以后的岁月里，这一诅咒在与人相关的严重创伤事件中一再被强化。这个信息的核心是："当你在努力去做好正确的事情时，你也将在不知不觉中成为书写你自己的毁灭和死亡的作者。由于你内心有可怕的邪恶，这就是你的命运。因此，你不值得从这种破坏中被拯救出来。没有人会认为你值得帮助。"在我看来，即使我尽最大的努力去保持健康和对人有益，并且战胜邪恶，也无济于事，我就是无法逃脱。我也一直都知道，如果我不能清晰有力地表达出来，换言之，也就是我向邪恶投降，屈服于死亡。然后，就会有永生，透过力量的永生。

孩子，梅莫和埃利特

作为一个年幼的孩子，遍布在她与别人的一切的联系中的是这种强烈的孤独感以及她与周围世界和人类的脱离感。她发现其他孩子通常有一个家庭、一个妈妈、一个爸爸，至少有一个家。对她而言这是无法理解的，也是无法忍受的悲痛和渴望的源泉。她永远不会喊出妈妈和爸爸这两个词；她几乎每次听到这两个词都会忍不住掉下泪来。相比之下，对她来说，有一种非常紧密但却无形的缠绕，将她和梅莫以及埃利特束缚在了一起。她是他们生活的中心。他们的精神能量几乎超越了她自己。正如所料，这两个极端古怪的人不仅是她生活中最具影响力的人物，同时也是她的全世界，而她也是他们的全世界。因此，这种影响力不会因与他人的联系而被稀释。尽管她迫切需要摆脱他们获得自由，但这种不可避免的束缚和纠缠，似乎就是她的宿命。他们三人都游离在外，脱离了整个现实。这对漫不经心的观察者来说并不明显，因为梅莫和埃利特已经学会了如何表现得看起来正常。梅莫尽最大努力想成为现实的一部分。埃利特为了达到他的目标，灵巧地通过玩游戏来自我满足。而这个孩子没有在这个世界上生存的理解力或技能。对她来说，从未有过通向整个现实的一座桥梁。没有人解释过普通人的生活以及大家联系和行为的方式。她被这一切搞得晕头转向，既无法找到意义，也不能理解代表社会和正常生活的事物。他们三个被封装了起来，他们被困在令人窒息的瘴气般的现实中，没有逃脱的可能。就像身陷流沙一样，任何挣扎都只能把他们深深地吸进困境中。当梅莫或孩子与其他现实的正常人接触时，任何在偶然接触之外的东西都是命中注定的，被一只看不见的无形的手破坏了。孩子可以看到这现实世界，但不能触摸，而即使要尝试，这个世界也是无法触摸她的。

羞耻和折磨

在失去天真之前，她一直都是比较正常的，也没有什么可怕的想法。当她在 4 岁左右时思想受到了折磨，而身体也反映了这些变化……还是说正好相反？她被无数痛苦的、屈辱的苦难折磨着，这些无疑是内心冲突和苦闷的真实反映。除了常见的病症外，在她的手、腿和脚上到处都爆发出一些可怕的疣子，它们反复地消退，但一次又一次地长回来；多种过敏反应需要她每周进行一系列的过敏疫苗注射；渐进性耳聋导致痛苦的频繁治疗和几次手术；痛苦和令人尴尬的便秘和直肠问题仍然是一个谜；渐进性瘫痪使她濒于死亡的边缘；而危及生命的慢性肾脏和膀胱疾病必须进行大量的治疗和手术，导致了强烈的慢性疼痛。这些状况大部分都是共存的，并持续了 6～7 年的时间。

在这种情况下，好像非常偶然，埃利特是一名医生。为了保护孩子，他可以成为孩子的联络人和监护人。他在许多方面都是个强者：他在医学领域的成就是相当重要的。他是一名教师，也是一本关于血液、统计和生理学的标准参考书的作者和编辑，他也对申请联邦研究基金的科学家们做出审查并决定通过与否。他还在曼谷教生理学，在那里他帮助改革并提高了学术标准。除了事业上的成功之外，他个人还具有催眠性和操控性的能力，他具有不屈不挠的意志，不受任何干扰。他习惯于在生活中得到他想要的任何东西，而他也会利用人们作为达到目的的手段。

在这个孩子遭受的许多疾病中，他唯一感兴趣的是肾病。埃利特在他职业生涯的早期选择了做研究而不是开诊所，他一直后悔做出了这一决定。他喜欢拥有亲自动手的权力，而这个生病的孩子是一个满足他对这种权力渴望的机会。可能这是他最接近行医的时候。他介入她治疗的每一个方面。他在医生办公室做规划、提建议、给出指导，让他自己变得为医院所熟知，并讨论她的下一次手术。他所做的正是医疗所希望的，但很快就变得令人不安了，然后是彻头彻尾的恐惧。随着每一次手术，她的病情越来越严重，这个男人的嘴脸开始改变——露出更多"捕食者"的嘴脸。尽管他从未失控，但已沉迷其中；他迷恋她和她的病症。这是他生活的焦点。*兔子并没有看到蛇，是因为蛇缓慢地、谨慎地向它所选择的猎物移动。*

完美控制

动物的本能在她心中很强烈。它告诉她，在任何情况下，她都不应该允许她的坚忍克己的盔甲上留下哪怕最小的裂痕。在冷漠的外表下，悲伤、恐怖、痛苦和绝望的迹象一点都不能有。她不应该被人看见自己因痛苦而打滚或者因恐惧而畏缩，她甚至都不能哭。然而，毕竟她需要抑制那异常强烈的情绪，她的控制能力因此显得如此的脆弱。最终，频繁和反复的创伤丢给了她一种十分诡异的平静。她不必再极力控制自己了。也许身体和情绪的脱节已经达到了使她不再直接感受到痛苦的程度，而是让她从一定的距离开外感受到痛苦。*兔子在蛇的催眠般的凝视下呆住了。*

更多孤立的力量

她病得很重，以致无法按时上学并且还在掉队。学校是一个恐惧之源，每个上学的早上她都会胃疼。其他的孩子对她不感兴趣，她也无心学习。由于膀胱感染和由此引起的疼痛，她得经常扶着她的胯部。中上层家庭把孩子送到精英的西德威尔友谊学校，在他们看来，这种表现是完全不能接受的。她越是努力减轻痛苦，不可避免地就感到越多的羞耻感。

在她年轻的时候，头脑里大部分时间都在想着性。这些思想是丑陋的、兽性的，男性受到欲望驱使变得残酷，女性成为男性取乐的容器，她们很无助，而且受到野蛮性行为的伤害。阴茎是一种危险的武器。这是男性谋杀和残忍对待女性的器具，既可怕又莫名其妙。这些折磨人的想法的底线是，与它们的痛苦和令人厌恶的程度一样，它们也在刺激性欲。她为这种堕落的快乐而憎恨自己。在内心深处，随着岁月的流逝，她的世界和自我都在缩得更小。在白天和漫长孤单的夜晚，她都在无休止的痛苦中度过。疼痛极大地缩小了她的世界，因为她所有的注意力和精力都集中在减轻甚至是一根头发所带来的伤害上。它也有一种孤立的效果，她由此与周围的环境格格不入，和周围的人交流变得更加困难。

手术

埃利特病态地热衷于孩子的手术和疾病本身。他在她面前口无遮拦，甚至当着她的面与完全陌生的人谈论她的病情，有时甚至还谈论她的濒死状况。手术一结束，伤口还在愈合时，他就在谈论下一次手术。就好像他不愿去考虑有一个她不再需要手术或治疗的时刻会到来。他没有提到治愈。她从不知道眼前或是遥远的未来会发生什么，她会康复还是死去？也许她面临的未来是没完没了的手术和痛苦。在她面对每一次手术时，医生们都向她保证这是最后一次了。而在进行每一次痛苦的、有时是折磨人的以及侵略性的手术之前，他们都告诉她说那不会痛的。

在所有这些事情中，还有其他制造每天恐惧和害怕事件让她感到压倒一切一种的恐惧。她害怕手术，尤其是麻醉——乙醚。她唯一恳求、反抗或哭泣的时候，是他们把她按住、把可怕的乙醚面罩戴在她脸上的时候。当她挣扎着屏住呼吸时，她感到自己快要死了。然而，尽管她吓坏了，医院却还是她的避难所，因为对她一个人来说（而非对别人来说），已经没有安全的地方，从来没有过，以后也不会有。她知道医院更安全……但是与什么相比更安全呢？她不知道。究竟会是什么恐怖的东西，能让她宁愿面对可怕的乙醚呢？*蛇朝着它既定的目标优雅地挪动时，那只兔子的胡须几乎没有抖动过。*

无论你想要什么

在她最孤单时，埃利特似乎是她的盟友。他让她觉得她自己很受欢迎、很特别。她可能永远不属于别的地方，但她永远属于他。他说他是她的直布罗陀岩石，永远都在她身边。她永远不会孤单。知道了她对自然的热爱，他教她树的名字，把他的实验室里的小动物送给她。他使她为之着迷。他们一起走在墓地里，谈论着神奇的事情。其中最重要的是她对逃离人类的幻想。当她感到自己活不下去的时候，这个梦想支撑着她。她最热切的愿望和希望是，她将很快就可以在丛林深处生活，成为一只动物，再也不见人类。埃利特承诺这个梦想会变成现实——他会让这个梦想成真，这样她就连他也不用再见到了。她只想彻底地一个人待着。也许，只是也许，这样她就能活下来。

男美杜莎

大约 7 岁时，她做了一个绝望的决定，那就是不再抱有任何希望。她要是能睡着，或者永远冬眠就好了。那是她无须理解的本能。具有讽刺意味的是，放弃希望却有助于她在一个像月球一样荒凉的世界里生存。

在一个特别值得纪念的日子，这不是寻常的一天（其实对她来说并没有普通的日子），她意外地多服用了一剂（无害的）抗生素。埃利特给她做了一个小木箱让她睡在里面，小木箱下面铺着床垫。虽然它事实上看起来像一口棺材，但对她毫无影响。这使她想起了他的实验室里的橱柜，她喜欢躲在那里。那里有一个枕头，它像个兔子洞一样舒适。因为这正是他为了她而做的箱子，所以这个箱子非常吸引人，而且很特别。

埃利特不知何故发现她多服用了药丸。她觉得他知道她心里在想什么，可以窥探她内心的每个角落。他似乎也能够知道其他人所想的。埃利特的面孔对她而言很珍贵。它通常是柔软的、无害的，就像小孩一样。他的眼睛闪烁着怪诞和顽皮，让人感到放松和温柔。这次他走近她时，那个友善、熟悉的面孔消失了，变成了一副充满了憎恨、暴怒和仇视的面容。他的目光异常灼热，令人费解。那种表情所带来的令人难以忘怀的冲击简直无法形容。他从来没有如此大声喊叫或者火山喷发式地暴怒过。相反，这仅仅是一种非常集中的激光束式的仇恨，并且渴望牺牲；把一种巨大的力量完美地集中到一个非常小的点上——那就是她。

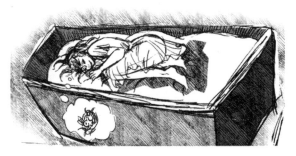

他用手牢牢钳住她，把她扭进了浴室。他把她的头几乎强压到抽水马桶里，从咬紧的牙齿里发出嘘声，让她呕吐出来，否则她会因为服用药丸而死。他命令她把手指伸进

她的喉咙。她试了试，但呕吐不出来。她从
恐怖的状态变成了震惊。一切都变得异常的
不真实，她变得麻木和平静。她觉得他是她
唯一的朋友，她呆视着他的面孔，却看到了
美杜莎的脸。它实际上是充满邪恶的。这情
景使她那孤寂的小心灵变成了石头。他反复
地把几根手指塞进她的喉咙里，如今在他手
里她只是一个软弱无能的跛足木偶。粗暴而
残忍地推进，像强奸一般。由于无法得到他
想要的结果，最后他停止了对她身体的攻
击，并放开了奄奄一息的她。他紧盯着她，
锐利的目光里充满了仇恨。他诅咒她时，无

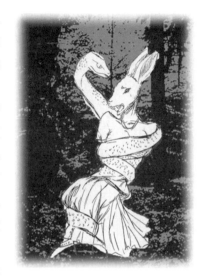

可避免地透露出一种愉悦和冷酷的语调："因为你多吃了药丸……现在你会死的！
会死的！"然后他就走开离她而去了。他没有叫救护车，也没冲去医院帮她洗胃。

很明显，她甚至不配得到拯救。她慢慢地磕磕绊绊地来到床上的木箱边，爬了
进去。她看见过躺在棺材里的埃利特死去的哥哥，她就像见到的那样，把她的双手
交叉在胸前。她觉得血液好像从她身上被吸了出来，失忆了好几小时。她犯下了不
可原谅的错误，她在等待这难以逃脱的后果时，生命力正在从她身上消失。*蛇突然
发起了袭击，默默地将毒液注入了柔软无助的兔子的身躯中。*

这一事件与泌尿道疾病的发生起源非常相似。在早期阶段，医生们对其病因感
到困惑不解。然后他们发现了瘢痕和炎症，他们认为她肯定用尖物自慰过。"什么物
体？"她很惊讶。她不明白，但他们坚持说她这么做过。也许她不记得了。医生们
告诉她，她的自慰引起了体内的损伤，导致了感染，造成了更多的损害，甚至可能
导致她的死亡。这些年她所遭受的所有痛苦，都是她所做的错误的、可恶的事情所
带来的可耻后果。*毒蛇卷起身体，给它已经瘫痪的猎物一个终极的蛇形盘绕，它
们很快就会变成一体。*

在并未意识到埃利特和孩子之间发生了什么的情况下，梅莫发现她躺在棺材似
的床上，呈现着有如死灰般苍白的恍惚状态。她几乎没有呼吸。要想带她脱离这种

变化了的状态并不容易，哪怕确信她没有濒临死亡，而且额外多服的药丸是无害的（当然，这是埃利特从一开始就知道的）。随着接连的手术、危机和创伤，她的生存意志已在逐渐消失、淡去，与世界的联系和连接正在消失。这是一个重大的打击。现在她彻底感到孤独了。

对他有求必应

埃利特和梅莫之间存在着一种爱恨交加的复杂关系。埃利特对梅莫投入了大量的心思、关心和兴趣，让梅莫感受到了爱，这种爱比她以前经历过的爱更加彻底。作为回报，他要求忠诚。梅莫违抗了他。当她拒绝他打掉这个他曾一度想要的孩子的要求后，他就一直在跟踪和恐吓她。跟踪（那时还没有被认为是危险的行为）已经升级到试图谋杀她的地步。她无处寻求帮助或逃避。如果她们谈到跟踪行为和其他令人不安的与埃利特的遭遇，大多数人都不会相信她们中的任何一人。医生会做这样的事情？真是太奇怪和太不可想象了。在那个年代，医生就是半神。当有人相信并想要帮助时，那些人自己很快也会成为目标。梅莫持续不断的恐惧、沮丧和无助让孩子感到混乱和害怕，因为这已经损害了她们的关系。梅莫曾经是一个玩伴，她们有着密切的联系，但现在她变成了一个女妖。她拒人千里，心不在焉，难以取悦，而且情绪不稳。她们关系的破裂对这个孩子来说是毁灭性的。

埃利特是一个吸引人的强大家伙，也能够出谋划策提供转移和逃避想法的出路。他似乎是朋友，可以将她从梅莫的痛苦中拯救出来。她知道自己做的事不可原谅，她似乎已经失去了梅莫。每次她透露自己想和埃利特在一起时，都会加剧她们之间的不愉快。这是一个恶性循环，使得她向埃利特寻求慰藉和逃避。但如今她无人求助。

与埃利特之间的事使她受到了极大的创伤，梅莫被迫采取了极端的措施，使她们在不被发现和跟踪的情况下得以逃脱。她们将不得不离开这个国家。这些计划在进行中，她们和梅莫的朋友暂时在纽约市得到了一个安全的避所。在她们离开之前，似乎还有一次必需的手术。手术在纽约进行。她的朋友于是提供了一笔钱，让她们可以逃到欧洲去。

不想活下去

手术后，恢复进展并不顺利。医生的解释是，孩子显然没有活下去的意愿，她需要特殊的康复和恢复护理。她们的最终目的地是夏山，这是一所存在争议的英格兰学校，但是梅莫先将她带到了苏格兰的一处休养地。缓解痛苦的奢望几乎无法兑现。几个月来，孩子尽了很大的努力不去呼吸。她是如此厌恶呼吸声，甚至几乎连她自己的呼吸声也都无法忍受。这让她毛骨悚然。同样地，她决心尽可能少地从她的环境中摄取营养，情愿什么也不要，不要求任何东西，也不渴望得到任何东西。但是苏格兰的医生指导她呼吸，她被训练谨遵医嘱。在那里，她所允许做的就只能是恢复，所以情况开始改善。她们很快就前往英格兰和这所允许孩子们向往自由的开明学校，在这里，她愿意也希望可以独处。近 2 年来她一直怀着这样的愿望。

埃利特：他的地狱

困扰她的诅咒不仅仅对她产生影响。这也是埃利特的命运。但与她不同的是，他有选择。在他生活早期的某个时刻，他肯定面对过一个十字路口，选择了屈服于恶魔，然后显露出对它的欲望。他看起来像是脆弱母子的保护者和施恩者，同时暗中破坏她们走向独立的每一个举动，并在生活中像猫捉老鼠一般折磨她们。

埃利特的生活方式说明了他与死亡和衰败之间的密切关系：他创造了他自己的地狱、他的冥府。他称女王的孩子是他的珀尔塞福涅（译者注：宙斯之女，被冥王劫持娶作冥后）。在他经常给她读的希腊神话中，有一些是具有持久象征意义的，这是其中之一。但与神话中的珀尔塞福涅不一样，他希望孩子永远待在他的地狱里，永远不去享受地面上的生活，也不要进入人类生活。

这地狱并非源于宗教背景。如果是的话，就会有希望，也会有天堂，最重要的是，会有一个上帝，能把她的灵魂从邪恶折磨的命运中拯救出来。只有一个至高无上的存在，那就是全知和全能——埃利特，他是黑暗的主宰。他断言，他不受所有道德法则的约束，并坚持认为那些与他最亲近的人（或者也许是最无助的人）会沉浸在这种超道德的"下水道"中，就好像它是圣水一样。他各种各样的自我贬低的生活并没有受到扭曲的理想主义、夸张的禁欲主义，甚至是精神错乱的影响。这是一种对所有冒犯的盲目崇拜，使人在震惊、厌恶和恐惧中退缩。

他住在一个呼吸不到新鲜空气的地方，那里从来没有阳光：这是他的地狱世界。事实上，那是一间狭小地下室——他的活坟墓。楼梯脚下大约 1/4 的地下室用水泥地面和排水管道建成。他在那里撒尿，大多是在晚上，把他的气味散发到潮湿和发霉的空气中。剩下 3/4 的地下室地面覆盖着泥土，而空间最高处不超过 3 英尺。他设法在那儿组装了一张木床。为了爬到床上，他不得不蹲下身子，设法来到既黑暗又寒冷地面的最远角落，这儿是他睡觉的地方。这种不可思议的情况使这个孩子遭受到了极大的痛苦、困惑和恐惧的折磨。她时不时地恳求他在那些空着的卧室里睡觉，但无济于事。

在买自己的住处前，他在别人家的房子里租了一个阴暗的地下室。当埃利特买下了房子后，他立即住进了那个狭小空间，这一定是在他决定买下它时就已经计划好了的，而在这个孩子一生中的大部分时间，他都住在这个房子里。这两层楼房的其余房间无人居住，只有当他出租一间房时有人短暂住过两三次。他说这是为梅莫和孩子保留的。奇怪的是，他是一个非常多愁善感的人，有时甚至容易流泪。

反常的是，所有这些自我贬低的生活并没有影响到他的职业形象。无论是住在汽车里还是在狭小空间里，他都穿着一套很好的西装，打扮得很整洁。没有人知道甚至怀疑他的其他生活状态。他可以从黑暗的世界中爬出来，在别人的眼中保持他闪闪发光的外在形象。

家人

9 岁时，她发现自己有个父亲。在英国，这种渴望的独处状态很快就结束了。尽管从医生和医院那里痛苦得到了缓解，但她仍然病得很重，而且很痛苦。她还需要接受另一场手术，而且手术时间已经被尽可能地推迟了。她彻底绝望地等待着。这段短暂的解脱和自由，让她在再次面对手术时显得极度痛苦。很快，她就几乎有了结束治疗的渴望。这种希望是危险的。希望会带来失望和绝望。

埃利特来到伦敦和她们见面了。他给了邮递员一些小恩惠，得到了她学校地址。然后，他给孩子送去了爱的礼物和信件，这样她就更加渴望再见到他。在他到达伦敦之前，他已经决定要让她知道他与她的真实身份关系。他不是像之前所暗示的那样，是她的叔叔、祖父或朋友，而是她真正的父亲。她私底下抱有这样一种想法，即她无父无母，不知怎的，她一出来就是一个大孩子了，从来没有当过婴儿。这一发现剥夺了她的部分幻想，从而引发了很多的冲突和强烈的情绪。埃利特有一个家庭：一个妻子和成年的孩子们。这意味着就像其他人一样，她有家人。她有一个同父异母的哥哥和同父异母的姐姐，他们年纪大得可以当她父母了。她能与大人更好地相处，这是幸运的事。

她每天生活在可怕的空虚中。有时这种空虚让她很受伤，她觉得这种伤痛一定会使她丧命。这种持续不断的深层渴望只能通过善良、接纳以及与他人的相处和归属感来缓和。也许这是一个机会，因为这种渴望需要通过这些刚出现的亲戚们来减轻，哪怕是一点点。她敢如此希望吗？

埃利特的诅咒

手术后，由于伦敦的一场严重雾霾，她决定返回美国疗养。尽管手术很成功，但她还是出现了术后休克，并需要定期去几个州之外的波士顿的一位专家那里接受治疗。她同父异母的哥哥是哈佛大学的教授。有一次她不得不自己过去，她觉得这是他们见面的绝佳时机。他愿意让她在他的公寓过夜，这样她就不用住旅馆了。她确信，仅仅是因为有血缘关系才会有联系。似乎其他家庭是这样的。事实上，这种联系是存在的，但根本不是她想象的那样。

在她到达他的公寓之前，他知道她没钱支付车费。他清楚地意识到她的脆弱，而且她无从逃避。在漫漫长夜里，他充分施展了叙述的才华，让这个入迷的小听众听得目瞪口呆。在原始的细节中，他的悲惨生活故事展开，他揭露了自我厌恶、性倒错、酗酒和悲惨绝望的经历。多年的治疗和努力都难以触动这副人类躯壳，也难以弥补埃利特造成的伤害。他十分坚定地认为，埃利特是如此强而有力，他的破坏能力是如此之大，以至于想要逃离的努力都是徒劳的。他带着一种似是而非的洞察力，对她的生活和未来发表了一番令人失望的见解。他描述了她内心深处的恐惧，她的极度羞愧和痛苦，她从来不敢说的事情，这些事情看起来是那么可怕。不知怎么，他都知道。然后，他揭露了她的未来，她听到后感到震惊和茫然：一种可怕的、难以忍受的充满性异常、孤立和自我憎恨的痛苦生活，并有可能以自杀告终。他的预言穿插着讥讽的笑声及偶尔的呜咽和哭泣声。仅仅告诉她他的痛苦是不够的，他必须以生动的方式来呈现。他带她去了一个酒吧，在那里他选了一个男人发生性关系。他喝醉了。他希望她像他的一生那样受苦。他想扑灭那些埃利特的黑暗可能还没有笼罩到的任何闪烁的光明和希望。她所热切盼望的只是一个朋友，只想拥有一个朋友。他告诉她，他被诅咒了。如今毋庸置疑，她也会一样。

精神疾病

当她岁数更小，也就是六七岁时，她差点死于一种神秘的神经紊乱。在短短几小时内，她的四肢就像着火了一样，她所能看见的就像万花筒一样，她无法行走，甚至无法站立。她去医院接受检查，医生们没有找到原因，所以他们愤怒地认为她一定是为了引起注意而故意撒谎。她又一次受到了诅咒，犯了错。医生对她大吼大叫，愤怒地指责她的伪装，把她从轮椅上拉出来，要求她站起来。相反，她无力地瘫倒下来，她的肌肉毫无力气，她的双脚碰触地板，她极度痛苦地哭喊着。他们进行了一系列的心理测试，以确定她如此想要操纵一切的原因。这些测试并没有给出他们想要的答案，但确实说明了一个深受困扰的孩子需要立即接受治疗。

医生们最终发现她的神经损伤和彻底瘫痪是由药物引起的，在经历漫长的恢复期后（她不得不重新学会走路），梅莫带她去看心理医生。看诊结束后，这名女医生恼怒无望地挥起双手，对孩子的处境和精神状况感到绝望。她说她帮不了忙，提不出任何建议。离开时她们俩都感到非常沮丧，梅莫想知道："孩子对医生说了什么？有可能出了什么问题？"

大约 10 岁时，从英格兰回来后，孩子想再去寻求治疗师帮助。她还能做什么呢？她能向谁寻求帮助呢？她的痛苦情绪与日俱增。接着她去一个心理医生那边看了好几次。这个女人很同情她，但她也感到无法帮到她。她向孩子建议，只有在顶级精神病院接受住院治疗才有可能提供帮助，而且这应该很快就会实现。如果她等到 20 岁，问题就会变得根深蒂固，严重到无法应对治疗。这一建议虽然令人沮丧，但却是在意料之中。一段时间以来，她有精神疾病的这个念头给她带来了沉重的负担。她仔细研读心理学书籍，从中寻找答案。

选择住院治疗

在她从糟糕至极的波士顿之旅回来时，她想起了治疗师所说的话，治疗师的话可能是让她不至于自我毁灭的唯一可能的方向了。她处于危机中。她不想方设法打算自杀时，性折磨和随机杀人的念头就会在她脑海里肆意泛滥。很明显，如果她有办法，只要有武器或药丸，她都会做一些可怕的事情。她不得不停下来。现在她无法忍受头脑中的每一刻。梅莫找到了一家最好的医院，她们立即动身前往。一个孩子自己决定住院接受治疗是极不寻常的，尤其是一个没有任何行为问题的孩子。

当心理学家问及孩子她为什么认为自己生病时，她试图总结出她最痛苦的经历。她解释说，她被难以忍受的想法折磨着，不相信自己曾经经历过爱，也知道她自己无法体会这种情绪。她深信爱和怜悯是残酷的神话，事实上，它们在人性中并不存在。她所看到的生活，无论是她自己的还是别人的，都毫无意义。在承认她所说的同时，心理学家给出了观察小结，她年龄差不多14岁，拥有的是婴儿程度的情感以及30多岁成人的智力。但这些她已经知道了。

年轻的成人：我自己

经过3年的强化治疗，以及筋疲力尽的情绪状态和无数的努力，正在撰写本文的"我"应运而生了。我拿到了我的医疗证明。我是少数有资格获得这份令人垂涎的证明的病人之一。这是我达成的第一个目标，这是我有史以来第一次完成一件事情。这是一场关乎决心、努力以及克服毫无胜算处境的胜利。

医院的标准治疗方法是获得完全控制，建立和治疗师之间的完全依赖和信任的状态，脱下病人的防御外壳并使他们回归早期童年。然后治疗师扮演着好母亲和好父亲的角色，呵护患者恢复健康，填补不称职父母没有给予的东西。虽然没有"治愈"，但我又重生了。作为一个经过适度洗脑的皈依者，我像婴儿一样焕发生机、毫无防备。

然而，我后来得知这个过程还没有完成，可能是因为我深深爱上了我的治疗师。我没有完成分离，没有个体化，也并没有界限。我像没有皮肤的身体一样毫无保护。

没有什么可以让我为前方的艰难道路做好准备，没有什么能保护我免受我将会不可避免遇到的捕食者的伤害。

我偶尔会沉思，如果某个特殊事件或某种情况从未发生过，我会有什么不同。我特别想知道出院后发生的事情。如果我的青春不是以谎言、矛盾和难以想象的背叛交织而成的，那么我的生活的设计和材质会是怎样的呢，我个性的呈现又会是如何？没有肯定的说法，也没有确定的位置。无数令人眼花缭乱的不确定因素让我不知道该相信什么，也不知道敌人是谁。似乎每个人都是敌人。医院赢得了我的一些信任，他们要求将信任作为治疗的一部分。我已经对他们建立了一定程度的信任，尽管我和我心爱的治疗师的关系最终越过了性约束的界限。我不认为这是不恰当的——为什么要认为它是呢？

家和家庭

那时我 18 岁，在感情上仍然没发展到足够成熟，我手里紧紧拿着珍贵的医疗证明离开了那个健康港湾。我觉得这份证明对我而言能象征很多事情。其中最重要的是希望。它也代表了多年来我为生存和健康而做的奋斗，引导那个 3 年前曾经的我去了那家医院。这是一种仪式，最终是我通往世界的桥梁。我想成为人类的一部分。我不再渴望退缩。梅莫和埃利特在我出院前接受了咨询。医院向我保证，他们都同意我拥有一个自己的居住空间，也有补贴，并且他们还会照顾我、支持我。

但是埃利特有他自己的其他计划。他认为我所需要的是一个家庭和一个家。我和梅莫直接搬进了他的房子。这三人试图成为一个家庭，创造一个家或许有点荒唐，但这并不重要。他对我拥有自己住所的请求表示无能为力，说是从经济上无法做到。

我们从来没有一起生活过，这是有原因的，他以前在别的地方有过一个家庭。我们到达之时，梅莫和埃利特就开始了像以前一样的争吵和相互指责。我象征性地跨过了一个门槛，回到了这个我在医院的帮助下曾经逃离的无边泥潭。我想很快我就会溺死在里面。埃利特在"家"时，就会在地下室的楼梯上偷偷摸摸地爬上爬下，在他称之为他的办公室里工作——其实是厨房。

已经腐烂的食物，它们的标准位置在柜台上和冰箱里。这些并不是因为他一直太懒而不去扔掉，而是供人吃的食物，不仅他自己吃，他还劝我们吃。要是食物腐烂太久（从烂到无法辨认的程度后又过了好久），那他就会把腐烂食物做成部分装饰物，这样他就会心满意足。腐烂的食物可能会保留好几年。如果有人企图把它扔出去，他会愤怒无比，充满敌意。他的桌子其实是由一只垃圾桶顶上放一块泥石做成的，他的椅子是一个橙色的板条箱。他把一个光秃秃的灯泡挂在离桌子上方几英尺高的天花板上。他经常坐在那里，做着他重要的工作，创造出一幅暗淡凄凉的景象。

在他那地面下的土制地下室里，他大部分时间都在热衷于挖掘工作。挖掘工作已经进行了好几年，却没有任何明显的成果。一进门，客人首先看到的是他的内裤，好多条，用均匀分布的钉子装饰着客厅里的椽条。所有这些都营造了一种阴森凶险的氛围，远远超出了古怪的程度，然而还无法解释，他长时间待在地面上感觉是否舒服，他如果不在他的桌边工作时就会退回到他的地下洞穴去。

这就是我回到的"家庭"和"家"。我只是一个小小雏鸟，如此脆弱，却有着巨大的意志。我的情感成熟度可能是 5 岁孩子的阶段，而我努力获得的那一点点心理健康的状态也在悄悄溜走。我以前的症状又折磨着我。我非常渴望得到帮助，但却四处无援。身边没有休息驿站，没有支援小组，甚至没有危机热线。医院离得太远，帮不上忙。

情况更糟糕了。埃利特指控我们偷了他的文件，藏了他的内裤，然后他在口头和身体上攻击梅莫。我也感到在劫难逃。我的每个希望都在被摧毁。我原以为我在外面的世界里，可以拥有一个属于自己的地方，我相信自己变得更加健康，并且进展很大，最重要的是，我曾经希望也许其实并没有受到过诅咒。看来是我错了。离开并不是个办法。我有情感缺陷，完全需要依赖。好像我的生活要依赖于家庭，我觉得确实如此，否则就处理不了常见问题，更不用说工作了。我痛恨自己的无助和依赖，这样我会无法逃离现在所面临的状态。

治疗

看医生似乎是唯一的答案。但我的第一次治疗成了诅咒的一部分。心理学家认定帮不到我，我会一事无成，永远不会做成任何事情。我目瞪口呆地坐在那里，思考着这 3 年以来治疗过的湿包裹疗法 [译者注: 湿包裹疗法（wet wrap treatment,

WWT）是指在外用药物及润肤的基础上，使用内层湿润外层干燥的双层管状绷带、棉布或纱布等进行封包的一种治疗模式]，穿过的绿色睡衣，经历过的所有监禁以及承受过的强烈情感斗争……难道那都是徒劳的吗？当我天真地表示我有医疗证明时，我感到麻木了。我肯定不会那么疯狂吧？他几乎笑了。但为什么我已经严重到不能帮助？没有人可以解释！这并不是我最后一次听到治疗师说的那些可怕到扎心的话。当我的生命中有一丝生命的微光时，诅咒却不断地打击着我。我受不了了。在我的这种难以忍受的生存状态里，死亡似乎是唯一的解脱。对我来说，也许下一步的结果就是必然。

逃避

梅莫了解我的绝望，并试图向我证明心理学家是错的。但是只有那些他的同行才有可能知道我的问题是什么。至少他们表现如此。梅莫和其他任何人似乎永远不会了解。我所取得的一切进步都白费了，但这次我不是要去冒险杀掉任何人，只是想要自杀。梅莫有她自己的烦心事要处理。埃利特性侵了她。我们的痛苦加起来已经到了无法忍受的地步。那天她买了一辆面包车。我们收拾了我的艺术品，带上宠物就仓皇地逃离了。

我们参加全国各地的艺术展览会时就住在面包车里。不断地挪窝就如同永无止境的逃亡，这样的方式非常适合我。我们出售艺术品的所得勉强够支付费用。评委们对我的才华赞不绝口，而且认为像我这样有能力的人将来会衣食无忧，我也收获了许多奖项和赞誉。这是我在现实世界中第一次尝到成功的滋味。虽然我认为我找到了养活自己的一技之长，但是这种信念也会让人失望。不管一个人的才华如何，艺术界不可能是一个长久谋生之地。

成人：理论和洞见

很多年过去了。我住在加利福尼亚，埃利特则在美国的另一边。我几乎每天都做可怕的噩梦，产生可怕的想法，以及经受情感上的挫败。我继续努力为我的问题寻找有效的治疗方法，并对这种精神折磨有了一定程度的认识和了解。当我阅读每一本自助新书，并留意心理学上的最新发现时，人们开始谈论一个曾经难以启齿的话题：乱伦。它将一堆混乱的想法和观念带到世人面前，但人们并没有进一步了解，直到我听说新成立了一个关于乱伦的互助小组，这个小组叫作父母联合会。一位热线顾问建议我去看一下。但我一直在想："什么是乱伦？什么是虐待？"当然，如果这件事有真相的话，医院里的治疗师们也不会偏离我的这条线索而询问其他事件。我不知道的是，医院的咨询师是否告诉梅莫，他们认为我被性骚扰了，但是我20年来都没发现这一点。没错，我觉得自己被"虐待"了，但没有证据证明这一点。没有任何证据能解释我的想法。我从来没有挨打过，没有被锁在壁橱里，也没有被香烟烫过。我从来没有受到过任何惩罚。

别人看不见我所有的问题，因为我把它们隐藏了。与大多数陷入困境的人不同的是，我没有沉溺于冒险的行为、行动、吸毒，或是随意的性行为。我紧紧地控制住自己，因为我知道如果放任自己的话，我肯定会有很多这样的行为问题，甚至更糟。没有人会来照顾我，所以我承担不了犯错所带来的巨大后果。我是一个清教徒。我必须保护自己不受任何内心邪魔行为的可能伤害。我确实有过一个痛苦的童年，但正如人们很快指出的那样，许多人也有过，他们也会克服痛苦。为什么我不能呢？如果我像别人建议的那样，我可以创造我自己的现实生活，那我为什么要选择创造痛苦呢？有人说，也许我是一个受虐狂，从痛苦中得到了某种莫名其妙的快感。也许我只有痛了才算真正感觉到活着。甚至有一位治疗师认为这是我前世今生的报应。这些说法与我内心的真实感觉没有共鸣，但我推断，这可能只是我在拒绝接受现实而已。

攻击

我仍然没有工作能力，我开不了车，没有固定的工作或任何其他常规工作。我生活拮据，付不起治疗费。但是"父母联合会"的收费比较灵活，所以我可以开始向其中的一位顾问咨询。第一次咨询下来，我似乎很清楚地了解到我的选择是正确的，但这种感觉仍然没有坚实的基础予以支撑。随着咨询的继续进行，我猜想这只是我困境的一小部分。我开始意识到，在我经历的这些痛苦和恐惧中，经由那些偶尔发生的不可思议的袭击，给我提供了一个单凭乱伦还不能充分解释的额外视角。这些攻击最初是伴随着性高潮出现的，而最终过了几年后它们的出现就与性无关了。

我断定，"攻击"不是发脾气、歇斯底里的发作、情绪的发泄，也不像是被人认为的癫痫发作。很久以后，它被识别是一种闪回，但更准确地说，我称之为一瞥。瞥见一桩如此可怕和创伤性的事件，身体就好像和思想分离了。就好像发生在别人身上一样。我只是在观察，什么也没有感觉到。直到后来，当我不知为何好几天都在深处压抑和无助时，我的情绪、思想、影像和印象都没有了。有一种似曾相识的身不在此的感觉——我或许大概在别处，但肯定不是在这里……

幽灵般的生活

在我日复一日的生活中，我时而感觉自己像个幽灵——在真实的世界里被真实的人包围着，时而又感觉我仿佛是真实的，但这个世界和它的居民没有一个是真实的。我觉得自己来错了地方和时代。我生活在朦胧地带，有着一种超现实的、卡夫卡式（译者注：弗兰兹·卡夫卡，奥匈帝国作家，主要作品有小说《审判》《城堡》和《变形记》等。卡夫卡的小说不讲求故事的明晰性、人物性格的典型性、环境描写的具体性。小说一般不交代具体的地点，没有确切的时间，也不说明具体的社会背景。所有这些特点都是由小说内容的哲理性而来。在卡夫卡的感受中，世界是荒诞的、可怖的、令人痛苦和绝望的。卡夫卡小说中那种滞重、淡漠和沉闷的气氛，和这样的一个世界正相对应——他对外在世界的无力与内在情绪的强烈反差和对比）的生活体验。然而却有一个不曾虚假的维度和现实。我知道我可以相信潜意识。

尽管潜意识的所有创造力、交流和表达可能是无法解读的，但都是完全可信的。我希望自己能在现实中生活，并保持对余生的觉醒。虽然我的梦境通常很可怕，但我知道那是我活着的地方。那种现实对我来说感觉像在家一样。我的艺术、诗歌、梦想和令人不安的攻击都是潜意识中的语言和风景。我想让自己沉浸在那个充满活力、充满表现力的世界里。

我似乎被抓起来了，被囚禁在我童年的遥远过去的某个地方。对我来说，那些劝我不再纠缠于过去的痛苦并开始活在当下的说法都是荒谬的，然而我却无法解释原因。我意识到这根本没有选择余地。我没有成年生活，完全被困在过去。继续成长的只是一个躯壳，只是一个没有人在里面的空有知识的观察者。我的躯体永久地和那些把我一直囚禁其中的过往情绪相脱离了。

瞥见真相

20 多岁时，我饥渴求知的欲望发生了一个启发性的转折。我的所有努力都只取得了一点点进展。因为精神上的努力并没有取得很大的成功，所以我尝试了身体的方法。虽然罗尔夫按摩治疗法、生物能疗法和其他方法（代价是用我的艺术品作为交换）是有些帮助，但也不比心理治疗好多少。因为我没有可以去寻求支持和同情的朋友，所以心理治疗是有帮助的。我把治疗看成是雇用了一个"朋友"，目的是为了与某个人建立联系，以便与其分享他人感觉无法忍受的东西。它并没有解释那些困住我的秘密。

我还是打算去"父母联合会"，在埃利特那里租房间的租客打电话来时，误以为我还是在那里生活。这位租客是出于对附近孩子们的关心而打的电话。他说埃利特显然是在使用性器具拿他们取乐。他总是给孩子们糖果，不仅于此。现在他正和他们谈论性，鼓励他们相互做爱。租客还说道，埃利特一五一十地告诉过他，埃利特当他女儿在 3～6 岁时和她发生了性关系。他没有和她性交，而是用了其他的物品做了这个事情。他告诉那个男人，他想等他女儿稍微大一点的时候再和她性交。然后他带着吓人的愤怒语气说，她母亲在他有机会得手之前就把女儿带走了。当然，那个女儿就是我。

我本不该对这些秘密感到特别惊讶，但租客说出这一切的时候确实令我很惊讶。埃利特自豪地在他的生理学课上讲述了这么一件事：在泰国（他所钟爱的第二个国家），父亲们在游行中以亲吻自己刚出生女儿阴户的方式来庆祝她们的诞生，这已经不是什么秘密了。不管这是不是真的，这透露了很多关于他的信息。他对性的偏爱通常是为人所禁忌的。他的阴茎很小，没什么用，在"正常"的性爱中他无能为力。

但是，我因不想经历这种痛苦而否认了事实。我惊呆了。更为震惊的是，我意识到这无疑是我受到长久指责伤害的原因。我因为这个伤害而得了肾病，以及随之而来的这些手术。我的脚下很快就有了一种坚实而真切的感觉。这是那个复杂谜题中缺失的一部分。

然而神秘的是，当我试图处理并整合这些新信息时，我开始觉得我更疯狂了。我开始抗拒它。也许是因为我脆弱的自我认同，使其太具有威胁性，让我无法把握现实。最重要的是，我想如果我真实地面对他的所作所为以及它所带来的可怕后果，那么痛苦将是难以忍受的。这样我肯定活不下去。我于是开始否认。我认为这只是为我的问题提供了一个可诉的借口，是一种逃避责任的方法，进而可以去责怪别人。我认为埃利特编造了这个故事，是为了给租客留下深刻印象或是吓唬租客。对我来说，尽可能准确地记住每件事是极其重要的。这是我对现实的把握，这是我的掌控感。它也给我一种安全感。我不记得埃利特做过这些事情。如果他做过了这些我却记不起来，那么我还能遗忘什么？如果我不能相信我的记忆，一切都可能开始瓦解。不会的，我想，埃利特不可能做过他所陈述的那些事情。

进展

当我 40 多岁时，我感觉自己非常年轻，我觉得自己连十几岁都还没到。我错过了生活的大部分内容，不知不觉就长大了。意识到我的身体年龄的感觉非常奇怪，就像 40 年后从假死中醒来一样。这是我第一次开始展示年轻人的生活乐趣。我逐步改善的进程渐渐体现在实际生活中了。我赚了一点钱。当有人说："嗨，你好吗？"我可以进行随意的对话并做出适当的回应。我感到更加轻松自在了。最后，走动和呼吸都感觉非常安全了。

……对我无害

最重要的发展是发生在我的基础关系中的。我和一个搭档在一起，他给予我情感上的支持，他为人稳重、重情义，最重要的是有安全感。我花了好几年的时间才相信这个人是真心对我好的，并希望他的存在不会对我造成伤害。这种信任感和自我价值的高度认同，对我来说是一种革新性的体验。我开始接触了一些朋友，他们理解我的艰难生活，没有像其他人一样评判和指责我。而且，我有一个才华横溢的治疗师，他有着常人少有的智慧、性格修养和洞察力。

这些品质对于一个要能够理解我复杂性的治疗师来说是至关重要的，同时也让我们之间产生真正融洽的关系成为可能。无论是我的过往，还是我所呈现的东西，都没有把他吓倒。一切都在发展，都在松绑，我的内心也在发生转变。这是进步最大的一年。我终于在这个现实中有了一个锚点，有理由进入这个世界且参与到这个世界其中。我终于可以投身于生活之中了。在我面临最困难的挑战（即诅咒）之前，这是绝对必要的。

在过去的几年里，那些攻击变得更加严重和频繁。它们似乎在往一个积极的方向发展。我多年来在被攻击时都是默不作声和瘫软无力的。这已经变成了一场短暂的疯狂逃窜，我在椅子或桌子后面紧紧蜷缩成一个球，最终真正大声地尖叫出来。但我仍然洞察不了任何东西。好像有什么东西被纱布遮住了。我看不见，但是的确有很多东西在那边。

面对诅咒

与医生、牙医或任何对我有控制权的人相接触，都会使我退行或进入一种被改变的、解离的状态。在看完牙医或医生之后，如果有任何侵入我身体的检查或治疗，我通常会好几天都感到非常沮丧。有时在那之后我感到如此无助，就好像我的身体融化成一潭死水。我反应最极端的一次，就是发生在我决心做出改变的那年，在我去看牙医之时。在预约的几天前，我躺在地板上，旁边有一把药丸，感觉自己正在面对着如此可怕的事情，我不得不逃离，唯一的逃避就是死亡。我无法向任何人解释。我自己也不明白。我在想如果我死了别人会怎么说：我因为即将要去看牙医而自杀。如果这还不够疯狂的话，我可以想象别人会说诸如此类的话："她为什么不取消预约，而是要自杀呢？"考虑到自杀的荒谬，想死的欲望也同样吸引眼球。通常来说，想要自杀的欲望只是我经常遇到的挑战之一。我通常能看得更开，但这次比平时更糟。我与自我和所有的事物太过于脱节，以至于很难克服想死的冲动。我受到一种来自异域空间的情感或记忆的折磨，没有人能看到或知晓。因此，我还有什么机会可以得到帮助呢？我再一次感到这是宿命，我被诅咒了。

乙醚

我还是没有取消那可怕的牙医预约。我不得不接受治疗。他们问了一个无关紧要的问题："你希望用气体（麻醉）吗？"在那个时候，我本会轻而易举地尖叫着离开诊疗室，但作为自我控制的典范，我没有离开。这样的场景就好像我正面临处刑。在这种熟悉的恐惧状况下，我的反应（现今仍是）不像典型的恐惧症发作。当我感到逃避无望的时候，我变得有如睡眠一般的平静；我没有手心出汗或心跳加速。一旦我坐在诊疗椅子上，恐惧就消失了。我变得平和而安详。多年来，牙医们一直称赞我是一个模范患者。要是他们真的知情就好了！没有人会猜到这种无用的或战或逃的内心冲突在如此折磨着我的身体。我自己也不知道。这次去看牙医比以往任何时候都更糟糕，随之而来的后果也好不到哪里去。

在我那周的常规心理治疗中，我感到有攻击来袭，这可能是由牙医引发的。在治疗中途，我没有按照通常的模式进行思考，而是突然有了一个启发。是我的身体而不是头脑突然苏醒了。随之而来的是深深的震惊和悲伤。这不仅仅是一种记忆、想象或想法，但我知道，我知道在我小时候，埃利特已经对我用过乙醚了。他拿着一块用乙醚浸湿了的布，把他那恶毒的脸紧紧地贴在我的脸上，在我尖叫和挣扎的时候，用布紧紧捂住我的脸，直到我失去知觉。如果加上性侵犯的话，他已经这样做了很多次了。他此举最初的动机是报复，然后又演变成了其他的动机。我在想他是如何一直随身携带着他那珍藏的乙醚罐子的，却从来不说要拿它干什么。他就是这样的人，当他怀有他典型的险恶或性侵犯动机时，他就会表现出一副鬼鬼祟祟、不可告人的样子。我回想起来，所有在手术前当乙醚面罩覆盖在我的脸上的时候，我感觉自己快死了，好像他们要杀了我。我接受了数不清的外科手术，在我看来是对我的身体侵犯，虽然他们声称做手术都是为了我好，但我一直都知道大部分都是埃利特在背后操控，掌控着整个过程。我无法逃脱，抗议也是徒劳。我从不为此争斗，也很少哭。但面对我最大的恐惧——乙醚时，我又是恳求又是哭泣。对我来说这真是完全无法忍受的。

在我 20 岁时，我发现了一件令人痛苦的事情。一位泌尿科医生向我解释说，此前的医生用了过时的方法来治疗我最初的（由埃利特引起的）问题，因此我随后患上了慢性感染。换句话说，我患了医源性肾病将近 7 年了，还做了几次不必要的手术。我的童年就这样被医疗判断的失误而毁了。

突然间，我似乎明白了，我并非如我一直相信的那样生来就带着邪恶，我并不是要以某种神秘的方式"注定死去"。我唯一的厄运就是出生于一个有埃利特伴随着的生活中。这和我以前一直以为的厄运完全不同。和我内心深信的那样，他是随之而来的恐惧的根源，而不是我。我非常缺乏情感，几乎可以为了爱做任何事。我非常想相信他。他牺牲了我的生命去满足他那阴暗的饥渴感。他牺牲了我的纯真去满足他扭曲的欲望。当我还是个孩子时，我天真地爱着那张充满仇恨、欲望和邪恶的嘴脸。尽管他已经死了，我如今还是可以看到这张脸。当我坐在治疗室里和我内心展开的所有这些不同寻常的东西对话时，我意识到我是与众不同的，有些东西发生了改变。几乎不可能发生的事情发生了，在短短几分钟内，那该死的诅咒消失了！

自从那次对话以来，我一直在思考这个启示的本质。这是事实，还是隐喻？也许它是各种真相的集合体。在多年来的治疗过程中，治疗师通过间接证据认为埃利特也许在我身上使用过乙醚。不过这纯粹是头脑的想法。我想了想，然后把这件事放在了一边。我从来不能依靠思考而直接改变什么，只能是间接的。自我弄明白的那一刻起，都几个月过去了，诅咒还没有回来过。这是我有生以来第一次脱离诅咒的桎梏。无论那天真正发现的是什么，不管是完全的还是部分真实的，在本质和结果上都是清晰的真相。

如果最终缺乏对这个世界和近年来一直缺失的现实的基本精神依托，这突如其来的解脱就永远不会出现。这种依托主要来源于被接纳感，它来源于少数富有关怀和同情心的人，他们在我马拉松式的挑战中让我振作起来，用他们的善良滋养我的灵魂。

虽然诅咒的驱散无论如何都不能消除所有的困难和障碍或解开谜底，但我可以说，今后我再也不会像以前那样一直认为邪恶是一种普遍的、无所不能的力量，这对我而言是一种大到不可估量的解脱。我意识到包括邪恶在内的所有东西，它们都有自己的一本账来平衡，会不断更正，也有相应克制物。对一个人来说，要恰当地处理邪恶对我造成的影响，需要他具有面对困难毫不退缩的精神和具备发自内心的同情心（而这两种品质在我自己身上都没有）。面对无法忍受的痛苦时，那个人必须充分拥有人性、具备完整情感，而我不可能会是这样的人。埃利特——这个我拥有其基因的人，我认为是唯一爱我的人，对我有着深远影响的人，就是这同一个埃利特，他选择对我施加生理和心理上的痛苦和伤害，而这种痛苦和伤害是巨大的，几乎是致命的……而他却乐此不疲。

这是一种根本无法感受或完全表达出来的恐惧感。这种对自我和精神的严重的恶意伤害是毁灭性的，丝毫不亚于它的对立面：对于那种精神和所忍受的无法表达的痛苦的真正的赞誉、尊重和崇敬。在我身体里，有一个小小动物像胎儿般地蜷缩在角落里，当我靠近它时，我会自然而然地表现出温柔和敏感的状态。每当我与别人进行小心又温柔的接触时，邪恶的力量就会略有减弱。我曾相信这世间的一切都是邪恶的，但是每当我目睹或亲历友善的情景时，我的这种想法都在一点点逐渐消退。

我在这给你们提供了我所写部分文字的精华。我完全公开地提供给你们，希望你们内心某处会找到一个与之共鸣和相通的地方。在写这篇文章的过程中，我感觉自己实际上是在创造自己，让自己活过来。在写每一段、每一页文字时，我内心充满了悲伤的同时，也有一种胜利和狂喜的感觉："那就是我！这就是原本的我！"我内心在哭泣。"这真的是我！"

同情

> 爱是我们拥有的一切，是彼此可以帮助对方的唯一途径（欧里皮德斯，若森和迈纳引用，1986）。

在我们的传统文化故事中，我们有许多这样的例子：爱的表达是可以战胜邪恶的。最好的例子是狄更斯的《圣诞颂歌》，其中描述史克鲁奇向小提姆和他的家人表达爱之后，也开始改变了他自己一生中冷酷无情的特质。治疗的内容包括：向酷刑受害者提供温柔的抚摸，提供动物给囚犯来照料，向患者要求"只说爱"的指令。

在这本书中所展示的是：在相当糟糕的情况下，爱的问题并不是直截了当的，而我们可以看到那个有爱的自我是复杂而又在深处挣扎中的。在这里，像往常一样，我们可以接受患者的指导，他们的生活正是围绕着这些问题。他们关于邪恶的经历和从邪恶中恢复的语言以及与之做斗争的语言，成为这篇文章的语言。

同情是当我们将注意力集中在另一个人的价值和目标上时产生的情感。这是由禅宗僧侣证明的，他们专注于长时间坐着，他们的思维聚集在中距离的"无""无念"或"无意识"之中。虽然愤怒、贪婪、欲望和其他强烈的情绪同时也能被看到，同情似乎来自注意行为的本身。从同情的情感中开始，也就有了菩萨的发愿："我愿普度众生。"

通常对那些受害者来说，完成这个心愿会遇到最大的困难，这个发愿必须在受到保护的行动中执行，因为这些人的自我构建是由这些部分组成的嵌合体。一部分是人，一部分是他们私欲的贪婪、暴力、盲目的自私、权力和愤怒。我尤其记得一位在孩提时遭受过殴打和羞辱的妇女，在骑马时给她戴头盔，口渴时给她喝水，受伤时为她求医。她做了一个惊人的梦（斯坦利，1998），在这个梦中，她穿过了一个阁楼，那个"充满了财产、记忆和孩子的房子"，在寻找吸血鬼的同时，她时刻准备着战斗。同时她也一直试图保护孩子们。

> 但我在梦里知道我不想杀它。即使我知道不行，但我还是想和吸血鬼讲道理。我知道，当我看到吸血鬼时，如果我有犹豫，我就会被咬，之后也会变成一个吸血鬼，而孩子们就不会安全了，所以我不得不想办法杀掉它。但我想找到一种爱这个家伙的方式，尽管我不认为可能会有这样好的效果。

在那些遭受亲密关系虐待的人的情绪中，有一个谜团，被折磨的女性经常在自问："为什么你不离开他？"在问这个问题时，也就戏剧性地证明了这一点。她们的答案是："因为我爱他。"从这样的形式中去理解："因为我想要爱他。"婴儿的第一种姿势是微笑和伸出手。如同成人以后一对情人也会这样做。这个梦到吸血鬼的女人是这样说她的康复经历的：

> 我记忆的重点不是为了记住创伤，而是为了记住创伤之前的我。关键是，在现在的记忆中去感受一下，原先我像水面上的灯塔一样朝向别人时，我自己是什么感觉。

正如本书中鲁斯·达特的部分内容所表明的那样，这种想要保留对爱和成为自己的渴望，由于被自己爱的人虐待而变得又残酷又复杂。另一位名叫萨拉（1998）的女性写到关于在接受和实践爱的过程中所经历的挣扎：

一个邪恶的怪物

我像往常一样在周六早晨醒来。但今天，我感觉到了内心的不舒服和不愉快。我开始了我的一天，完成了早上的例行工作。正如我所做的那样，这种不愉快的情绪在增长。它发展得很快。由最初的疼痛迹象逐渐演变到痛苦地吞噬着我的头、神经和身体。我甚至痛得跳脚。我想逃跑。我到底怎么了？我体内的这个怪物是什么？绝望中，我打电话给我的精神科医生的接听服务，并留下了一条紧急信息。我一边等着，一边试图想要控制住自己。

然后，图像开始出现了。我疯狂地写着，当图像穿过我的头脑，我哭泣着，一边在纸上写道："……我脸上都是精液……"医生回了我电话，我在电话里只会歇斯底里地哭。我得马上去个什么地方。我再也不能忍受自己了。我需要帮助。我开车到斯坦福医院急诊室，最后被送进精神病科。在那之后我没有太多的记忆。我也不记得那次我在医院待了多久了。

我相信我刚才描述的是一段从孩童时代开始就渗透到我的意识中的记忆。在我的日常生活中，我通常把这件事抛诸脑后。我当然不是那些在孩提时代就被性骚扰过的唯一女性。我是"坚强的"。然而，从我的阅读中，我知道在那些遭受性骚扰的人身上出现的所有类似症状。我是个"自割者"，用锋利的工具在我自己的身体上划出伤口。我已经做了几十次了，很多次的伤口严重到不得不去医院缝针。割伤自己，虽然听起来很奇怪，却给我带来了极大的解脱和安慰，切割是某种坚实而恒久的东西，是一种确定与东西相接触的感觉。

有一年圣诞节，我来到父母家，母亲用温柔的声音对我说："艾尔有件事要告诉你。"我并不害怕，只是好奇。我哥哥讲了一个故事，讲的是他11岁、我6岁时发生的事。他的一个朋友艾尔、我的姐姐、我和我的妹妹在客厅里玩脱衣扑克。一切都很有趣。但是有一个阴险的元素出现在背景中，有一些阴暗的人告诉他关掉灯：阿克塞尔、吉米和另外一个剃着平头的男人。然后，艾尔记得和我的姐妹及他的朋友玩性游戏，在我妹妹的肚子上蹭擦着他的阴茎。但萨拉在哪？他记得的下一件事情是我，当时我一个人站在楼梯底下，哭着。

背景中黑暗强大的男性的阴影——这就是在我印象深刻的地方。当艾尔讲述这个故事时，这就是让我的眼睛睁得大大的原因，就像汽车灯光照射下的鹿。我说我一直对割伤行为感到困惑。令我烦恼的另一件事是，有时候我会有这样的想法，比如"去干了那些小女孩"，或者从一个孩子被强奸的电视新闻中获得乐趣。我喜欢某成年男子强奸一个小女孩的想法，它会给我带来快感。我有这些想法后感到震惊，试图将它们深埋下去。但它们不断冒出来。我记得有一天，作为一个成年人，开车经过我的初中学校，看到女孩们走路上学，我对她们有各种各样的性幻想。我知道我很奇怪，这让我更疑惑，甚至更加与众不同。

但是，随着儿童期性虐待现实的逐渐成形，这些邪恶的思想开始变得有实际意义。也许我没那么邪恶。也许，正如我在心理学书籍中所读过的案例那样，我"开始"了我作恶者的身份，并正在扮演着这个角色。在一个照顾小宝宝的晚上，当时我还是个十几岁的孩子，我充满了性能量和性幻想，我猥亵了一个我正照顾的小男孩。他永远都不会知道。他坐在我的腿上，我借他来摩擦我，以获取性快感。我对这种行为感到无比羞愧，直到有一天我告诉布鲁姆博士之前，我从未告诉过任何人。也许我需要驱魔。我确实觉得自己内心有一个邪恶的怪物，我不能让它出来——一个会伤害小孩子的邪恶怪物。

想法，感觉，行动，关系

有一天，我和我的姐姐玛西在布鲁姆博士的办公室里。我们谈论到了性虐待，这震惊了家庭所有成员。玛西以一种温和的、母性的方式说道，她想到一个被性骚扰的、可怜的、无辜的 6 岁小女孩，她就不寒而栗。这让我感到惊讶。"我通常不认为孩子是无辜的生物。他们理应受到虐待和骚扰。"邪恶的怪物在黑暗处说话。我从来没有想过自己是一个无辜的小女孩。我一直都是一个有着邪恶意图的坏女孩。当玛西说到这个，它一下子击中了我。我在过去这几周里仔细思考过了。我开始考虑也许我曾经就是一个无辜的小女孩，想到她曾经被卑鄙的男孩伤害，眼泪就顺着我的脸颊流了下来。我不应该因为我的不好而遭受到强奸，相反我是一个无辜的受害者。世界正在发生着天翻地覆的变化。

我思考和感觉的另一个来源是我哥哥对阿克塞尔的愤怒和在学校里殴打他的记忆。我对我哥哥极力保护我而感到惊讶，但他再次为我辩护的事实使我认为，我是值得保护和捍卫的，而且再次让我变得柔和，我为自己的柔弱和被哥哥的保护而流泪。

这就好像两点之间存在着一种摆荡：在一个点上我曾经是一个疯狂的坏女人，欣赏着邪恶的男人去殴打和强奸全世界的小女孩，这是最顽固的一个点。另一个点又触及柔软和温柔以及一个充满爱心、无所不知的上帝。在这个点上，我是上帝无辜的孩子，既有眼泪，也有欢笑。

我在匿名戒酒会的经历和关系对我的自我观念产生了很大的影响，并且在更高力量（译者注：这是匿名戒酒会在 20 世纪 30 年代所用的名词，有时用来指高于自身的力量）的保护过程中触发了温和谦卑的性格。我姐姐和哥哥对我的看法也在重建我的认知，我可以在我的脑海中把这些话翻来覆去，以抵御邪恶的冲动。只要我像我的兄弟姐妹对待我一样地抱持自己，我就不可能有强奸小女孩的念头。

洁易女士（1998）在自传体的素描作品《作恶》中描述了她的一种类似的内心自我的较量：

对我来说，邪恶是无法言说的，我们不能容许用语言来表述它。这也是令人难以置信和人类无法理解的东西。当这件事发生在你身上时，你常常也无法谈论它，无法相信它正在发生，也无法理解原因。这种精神上的瘫痪为它对别人做坏事而铺设了完美的舞台。因为你们心里已经知道，邪恶似乎是不真实的，它永远无法被完全理解，长久的沉默和隐藏就是它最喜欢的外衣。

因此，我必须说，在被要求谈论这件事之后，我发现自己在一片充满情绪预测和禁区的海洋中跋涉。谈论不属于语言的东西而是一项奇怪而可怕的任务。我第一次试图用语言把我所做的事说出来已经离事发时间将近20年了。

当我还是个孩子的时候，被我父亲性骚扰，我当时并不知道"性骚扰"的用词。我也不知道他对我一生的成长造成了不可挽回的伤害。我失去了我关于性的隐私和正确的认知，尽管这是可怕的，但在失去对于父亲、母亲、世界的信任面前，它也同样黯然失色。

由此，我在受害者的舞台上开始了我漫长的职业生涯。我专注于研究那种特别痛苦、羞耻和殉难的感受。我把它当成一个神秘的石像鬼，喂养着它、憎恨它，同时享受它带给我的精神上的慰藉。我急于将我的所有缺点归咎于它，同时也不愿意任它而去，从而展开了下一个可怕的篇章。

为了不再成为受害者，你不得不命名、阐释和解决你身上那些邪恶肮脏的阴暗部分，那些部分就如同他人惩罚、操纵和控制你所用的一切。我永远无法完成这个过程。我觉得自己是完全善良的，因为那些邪恶对我所做的坏事，我既要这般痛苦地活着，又要同时被它拉扯着成为那个如此变态扭曲的我。我仍然无法命名对于自己父亲的那种发自内心的无名怒火，因为这种感受又开始在我的体内活跃起来了。我没有意识到这种致命复仇冲动的强烈欲望，同时也暗藏一个可怕而诡秘的想法，那就是希望永远不再是一个受害者而是一个加害者。我无法告诉自己我在做什么，而是直接让别人的婴儿在我的乳房上吸吮，同时我用手让自己得到性的满足。

现在回想起来，我可以看见我用扭曲的逻辑模式欺骗自己：我告诉自己，如果母乳喂养是一件好而自然的事情，如果自慰也是一件好而自然的事情，那么同时做这些事情当然是没有什么错的，反正如果婴儿很小也不知道发生了什么，用这样的方式，我逐层脱离了我自己行为的影响，就好像我灵巧地证明了一个数学定理一样。多年后，我为自己差点伤害了那个婴儿而感到内疚，那种记忆仍然是非常强烈和深刻的。事实上，我有意识地努力记住我所做的事情，以确保我再也不会重复那些行为。

我没有继续成为一个猥亵儿童者。我再也不允许自己对小孩子有性相关的利用行为了。而我确实变得完整了，因为我必须识别并承认我自己内心中的恶魔化身，并竭力摆脱。我不得不与我的童年愿望握手言和，希望成为一个利用他人而不是利用孩子的人。我也不得不摒弃把自己描绘和扮演成一个受害者的想法。我知道即使是非常好的、出于善意的人也可以用痛苦作为驱动力来做可怕的事情，我也曾用我的经验确保自己完全可以掌控自己的行为。

另一个女人，她总是梦见她小时候关于她父亲的可怕的情境，她说："我要在我成长的房子的书房里构想一个人。"她觉得自己正在"一个排山倒海巨大的黑暗中画画"。凝视她的画时，她说："这东西很有能量。这是与生俱来的，不是笨拙的。"当"一扇关于我父亲的门即将开启"时，她还梦见："和那个疯狂的男人没法交流，他正在飘远。"

她被问道："他会让你碰他吗？"她说，"不。""他会让你给他唱歌吗？""是的。"她被要求唱给他听，直到"他跟上了你的节奏"。她说："我觉得不舒服。"她被要求"起个头"。她说："我能感觉到我和他是不同的。我不是他，我害怕他来控制我。*我想帮助他摆脱他的痛苦*。"这个诚恳的请求，通过一个提议得到了满足。这个提议是："催眠他来倾听你的话语和感受，这样他可以一再地被触动到。他必须学会。"

一位牧师在自己的梦中表达出了想帮助压迫者的愿望：三只小鸟被遗弃在走廊里，一位理直气壮的牧师杀死了一个残疾儿童。做梦者为了鸟儿的安全，为它们建造了一个巢穴。然后他被要求听这位牧师的忏悔。"他的祈祷是什么？他既然已经做了一切，如何接受上帝的爱。孩子的灵魂也会被要求为牧师的灵魂祈祷。"

爱"吸血鬼"的欲望，可以从一个女人的信念中看出，她的仓皇逃走是因为她的丈夫想要杀了她。但当这位施虐者（她的丈夫）因病无助而寻求帮助时，她又回来照顾他。我们可以认为这个非凡的举动是对她渴望爱的一种肯定，并由此成长为一个充满爱的自我。从邪恶的影响中恢复过来的结果之一当然是对自己采取一种富有同情心的保护。伴随着这一切的是一种权威、真实性和力量的感觉，就像在洁易（1998）这封信中写到的：

> 我想告诉你的许多事情中，其中有一件就是在不久之前的某一天，当我醒来时，脑海里有一种清晰的感觉，它自发地呈现了，我（几乎大声地）宣称："我被虐待了。"我完全忘了我小时候发生的事。
>
> 我做了几个晚上的梦，伴随我一生的梦魇在睡梦里却自己解决了。在这个长期的梦中，我总是试图逃离一个在我身后追杀我的危险人物。尽管我竭尽全力地逃跑，但是我的各种计谋都失败了，我最终还是落入了他的手中。
>
> 随着时间的推移，我的梦境已经有了发展，有时我可以愤怒地面对他，甚至打他，但我感觉不到我手的冲击力，我醒来时会为这种不完整而感到悲哀，希望下次能有更多的感受。最后，我有时也能感受到这种打击的感觉了。
>
> 无论如何，这些梦境改变了。现在我一看到这个人就知道他是多么危险，我就知道他肯定会伤害我，即使他的态度没那么威胁。在这些美好的梦中，我立即采取行动保护自己，并成功地避免了所有的相互作用，简直太棒了。
>
> 有了这些梦就标志着一切结束了。我能看到和从身体上感觉到，我的生活在我面前清晰地展现。我采取措施防止我女儿在学校受到男孩性侵犯的伤害。她告诉那男孩："你再也不要那样碰我了，你没有权利这么

做。"我知道我不能保证我的孩子永远不被人伤害。但我很高兴我这么努力来重新构建自己的情感家园。我看得很清楚，我听得很明白，我完全感受得到。

为达到这个目标而奋斗是艰苦的。一名在外国监狱被关押和折磨了 5 年的女律师也患有克罗恩病（译者注：克罗恩病是一种胃肠道的慢性非特异性炎症性疾病。原因未明，其症状多样，病程多较长）。她被要求去注意希望的颜色，她感觉到那是鲜红的："强大而有权威，它让我放松。"当问及她的结肠放松时的颜色时，她说："灰色的，没有发炎；一个白色边缘的紫色球体，正在膨胀。"她尝试着告诉她的肠道："没有必要生气。"并体验一种"平和的、蠕动的、温暖的、开放的"感觉："我第一次看到我的肠道打开了。"

> 当我在监狱时，我想："我是一只老鼠。"我的思维一直待在牢房里。这是我第一次拥有自己的力量，这是我第一次感觉内在有些东西让我有能力去做这件事。我不需要为了取悦其他任何人而成为好人或者是坏人，我自己可以改变自己，成为我自己！

当这些变化发生在一个极具关怀、专注和意象丰富的治疗过程中时，他们就可以让一切的努力变得自发起来。正如一位女士在谈到她的催眠过程时说的："它从身体上就是自组织的。这就是我的感受。这就是我正在经历的。"在下一部分内容中，我们将介绍一个案例，在其中运用了意象的原理来解决紊乱的自我感和所有人都会面临的邪恶感。

潜意识的心镜

> 我们面对可怕的邪恶问题，甚至不知道摆在我们面前有什么，更不用说如何与邪恶做斗争了……一位政治家光荣而又天真地声明，他没有"关

于邪恶的想象"。这非常正确：我们无法想象邪恶，但邪恶始终掌控着我们（荣格，茨威格和艾布拉姆引用，1991）。

我将讨论积极想象的简单练习，它似乎对从事心理治疗的人的经历有着长久和持续的影响。这就是说，要求人们在做练习的时候使用相同的词汇或短语并且呈现出相似的情绪，从而来描述他们的经历。这种积极想象的方法是由唐·伍德对其进行发展的，使

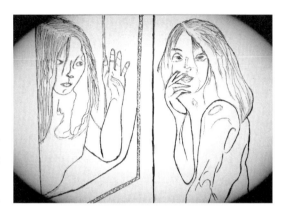

用这种方法的例子来自我在心理治疗和催眠治疗中的实践。

练习是这样的：一个人被要求想象并向治疗师描述一个全身镜，并在他或她看到自己的清晰形象时告诉治疗师。然后，此人会被描述为穿着最喜欢的衣服，有尊严和优雅地站立着，以及其他正向的积极的意象，直到他或她说这个意象被清晰地看到。积极描述的细节来自治疗师对与他一起工作的人的性格鉴别，或者，在不甚熟识的情况下，采用例如勇气等一些在文化中被广泛重视的特性。

接下来的要求是，从镜子后面退出一段距离，直到你能清楚地看到镜子中出现的一切，而在镜子里没有任何东西可以让你感到警觉、愤怒、害怕或恶心。也就是说，要站得离镜子足够近，这样你就可以清楚地看到那里可能出现的任何东西，但又要离镜子足够远，这样就没有任何东西让你害怕、警觉、愤怒或厌恶。"当你做到这样时就告诉我。"在对方回应后，他或她会被告知："现在闭上眼睛，这样你就不会再看到镜子了（无论这个人的眼睛在想象时是睁开还是闭着的，都可以这样告知）。"直到现在，你一直在观察你的意识中的自我意象，当你下一次睁开眼睛看这面镜子时，你会看到你潜意识里的自我意象。现在，当你平静自在的时候，睁开你的眼睛，告诉我在镜子里你所看到的一切。

当然，人们也看到了一些不幸的"潜意识自我的意象"：虫子、污点、怪物，这些人类恐惧、厌恶和痛苦的无尽隐喻。当他们完整地描述了这个意象时，他们会被告知："你现在问问这个意象，你能做些什么来帮助它。"有时，这个建议本身就会遇到警觉、惊吓或愤怒，然后这个人会被告知："我不想让你同意或者不同意为这个生物做任何事情，你只看看它想要什么样的帮助就好。"目前，在许多情况下，虽然有各种各样的原因反对或愿意帮助"那个恶心的事情"，但是几乎没人拒绝去问这句话："我可以帮你什么吗？"而且几乎没有人得到除了类似于"爱我"以外的回答。

在继续之前，我应该注意到，重要的是问一下这个意象：它如何才能得到帮助，而不是（将变得清晰可见地）问它需要什么帮助才能有益于人。当然，人的大量资源已经投入到与它的斗争的过程中，而当之前所建议的这个提问没有引起太大的麻烦或"阻抗"的情况下，需重新导入到这种资源上。但是，如果这个提问不是强调他可能决定给出的帮助，而是强调他所能获得的帮助的话，那么"阻抗"就会成为发生改变的严重障碍。在积极想象中，阻抗是这样呈现的：

▶ **治疗师：**

你看到了什么吗？

▶ **体验者：**

一张怪诞的脸的意象；有双下巴，胖胖的嘴唇，留着坚硬的胡茬，嘴巴总是动，生气，充满着敌意……

▶ **治疗师：**

把他摔在地上，看看他怎么来帮助你。

▶ **体验者：**

他说"死亡"，但后来我意识到我还没把他摔倒。然后我就这么做了。他说："活下去，否则我会蔑视你！"

▶ **治疗师：**

你怎么才能帮助他？

▶ **体验者：**

他说："拥抱我，爱我。"然后他看上去就不再那么古怪了。

因此，尽管在其他文化中通过争斗或欺骗来获得他们的帮助，但是在我们的文化中，合作则是推荐的第一步。当这个意象说"爱我"时，治疗师鼓励提问者这样问："我能为你做一些什么，才能够让你感受到被爱呢？"同样重要的是，在确定自己有意愿和有能力胜任这份帮助之前，不要贸然采取行动。寻求帮助会让人有拒绝帮助的权利，或者让人感到被爱的权利：

例如，一位年轻女子在"潜意识的心镜"中看到了"一个讨厌、邋遢的脏孩子"。孩子被问道："我怎样才能帮到你？"然后得到了生气和侮辱口吻的回答，说："走开！"我请那个年轻的女子想象自己是这个孩子。然后我问："我怎样才能帮到你？"回答说："爱我。"我问道："我能给你什么样的帮助才能让你感到被爱？"回答说："教我分享。"这位年轻女子被鼓励回到自己的女性特质上，并想象一下洗着热水澡。然后，在多次的辅导下，她通过忽视这个孩子而只专注于用泡泡浴香皂制造成堆的泡泡，从而获得这个"淘孩子"的信任。然后，当"孩子"变得好奇时，这个女子被问到她是否可能会"朝这个小孩吹一些泡泡"。这个游戏促使她们一起洗澡，并引导她们"学习如何分享"。

我想强调的是，在所有参与意象工作的情况下，将想象中的人物视为生活在同一困境中的人是很重要的。这不仅会给治疗师提供适时的建议和自然的情绪，而且会引导这个和你一起工作的人意识到这点，正如这个例子中的女子所说的："我真的感觉到我学到了一些东西。这是真实的，这有很深远的意义，因为所有那些部分都是我。"

下一步，引导这个人做一些帮助的行为，然后由治疗师询问是否"已经准备好改变"。教孩子分享的女子说："那个孩子还有很多要成长——童年中期和整个青春期！"然而，通常情况下，如果它不是人类，这种改变的请求就会以改进的隐喻来表达，就如下面的工作一样：

S 参加了一场 4 小时的治疗，其中 3 小时是在积极想象中度过的。当被问及她在"潜意识的心镜"中看到了什么意象时，S 说："一个讨厌的污点。"这个没有形状的"它"有一种黏液状的表面，她一想到碰它就感到悲哀和厌恶。当"它"说话时，它的要求是想被一个强大而温柔的女人所爱，并通过温柔的拥抱和抚摸来表达那份爱。经过大量的工作，S 终于鼓起勇气去触摸它，当她这样做的时候，她发现它变得很硬了，就好像它是一种令人厌恶的昆虫，它的身体周围有一个甲壳。她被要求"变成那个污点"，随着她在自己的成人状态和昆虫状态之间的切换，她能够触摸它并爱它，她激动地含泪做出拥抱它的动作，并听到它好像对着母亲一样向她哭喊。然后，她再次"成为"那个它，她张开了她的双臂，并"准备进化"成为一个人类的孩子。

再一次，这个人或"潜意识的意象"可能接受或拒绝改变，有些人选择保留镜像原来的样子。例如，M 看到在她的镜像中出现了一条蛇。她选择了"作为宠物"保留它，而不是进化成为人的形态出现。她听从了一个建议，在睡觉时也尝试把这条蛇放在自己的床上，而且她发现在她和她的丈夫发生激烈争吵时，她自发地想象着把那条银蓝色的宠物蛇放在她和她丈夫身边，这场"安全"的争论最终改变了 M 和她配偶的婚姻状态。

另一个涉及 S 和积极想象的人物的例子是与愤怒有关的。有人建议她看自己的多重意象，每一个意象都有颜色，或是根据它的感觉状态着色。这项练习与自发的梦境图像结合在一起，S 后来说道，当她和丈夫做爱时，她发现自己看到了各种各样的梦中人物，从而获得了婚后生活中的第一次性高潮。"那个用木器武装持剑的男子引诱了那个红衣女孩，这个性欲旺盛的女孩由此就可以自由地体验性行为，这样我也就可以享受和我丈夫在一起了。"

这些中间意象后来变得整合起来了，因此那种经历就更加直接，没有意识想象的参与。当她要求继续她的梦时，她首先被鼓励"看看你梦境的电影版，然后梦见你的梦境"。那时，她在梦境里坐在椅子上讲述她梦的意义：她不必自杀或变得疯狂，反而可以照顾好自己。然后她说她在"与它斗争"，但当我建议她想象那场战斗的时候，她说："这是一个巨大的木制复活节彩蛋……但我想当面告诉你这个。"于是，她睁开眼睛，直言不讳地讲述了她母亲在复活节去世的事。

这些治疗案例的要点是，当人们被允许选择使用或拒绝这些治疗技巧时，他们将会使用所提供的这些资源，并且他们也只会在他们仍需要建立信任和安全感的时间里去使用。这并不是说其他正在做治疗的不把这些作为积极信念的人，也会有同样乐观的经历，而这些经历所产生的探讨是：他们很可能不会，但重要的是这些在很大程度上已经成为我运用积极想象的经验。我也可以举例说明，如果它非常强大和令人恐惧，可以预期人们会对它感到无比警惕，而通过强调一个人有权拒绝处理"潜意识的心镜"的意象，那么这种拒绝可能有什么用处：A 的意象是一个阴暗的男性意象，有时看起来像个法官。A 被鼓励向他走去，她发现有一面玻璃墙挡在路上，当她被鼓励去打破这面墙时，她发现"事情变得不真实，就像一幅漫画"。我说："转过身去，朝另一个方向走，直到你遇上什么东西。"只要一点建议，有时就可以把体验者带回到她开始的地方。

A 想象着这件事，然后说，她来到了森林里的一所房子这儿，房子里有一位老人躬身坐着，下面是根横木，四周都是酷刑工具。A 并不想进去，我建议她深吸一口气，然后每次只走一步，而且"我会和你一起进去"。这时 A 想要和这个老人说话，当时我"拿一把斧头，把折磨人的酷刑工具砸碎，用这些碎物来生火，泡点茶，清理一下"。A 说："他不是一个会补偿的人。"我回答说："我会把他绑在这根横梁上，这样在你决定如何处理房子的时候，他就可以把事情想清楚了。"

▶ **A：**

我想把它烧了，让森林生长……我不知道该怎么办。

▶ **E（艾瑞克，下同）：**

好吧，你听他的生平故事时，我再收拾一下。

▶ **A（透过泪水）：**

他是我的哥哥。他对我太坏了，我为此感到很痛苦，我恨他，害怕他……
我现在让他失望了。

▶ **E：**

也许你们俩都会想喝一些正在煮的茶。

　　再者，除了这些交互的关系结构之外，人的拒绝或服从的权利以及在有需要的情况下让双方都能利用治疗中所有可用资源的心态，预示着我们可以将当事人所表述的想象体验灵活运用起来。这可能就是一个很好的案例，在案例中，即使当一个人害怕、害羞或反感到拒绝与"潜意识的意象"交谈或直接帮助它时，我们仍然可以灵活应对。

　　在下一专题中，我们将注意力从治疗关系中意象的交流转向关于意象的理念，以及它们在我们彼此讲述的以及我们生活在其中的故事里的位置。

意象叙事

4

走向户外的心理学

> 一切文化都依赖于表象（格尔茨，1983）。

表象本身就构成了这一部分的主题和内容。这一中心主题与一组现代观念相一致，这些观念构建了一种人际关系和心理治疗思想的基础。为了沟通，我们必须形成世界的表象。记忆、语言、心理意象、梦和手势及肢体动作是进行这种表现和交流的方式。由于我们的心理学是建立在人与人之间的关系上，而不是建立在"内在心灵事件"上，所以我们必须要考虑把人与人之间通过语言和社会形态的相互作用视为我们所要评论和心理治疗的内容。

> 如何精确地完成这一任务，如何将符号运用作为社会行为来进行分析，从而写出一种户外心理学，是一项极其困难的工作，以至于每个人，从肯尼斯·伯克、J·L·奥斯汀、罗兰·巴特到格雷戈里·贝特森、尤尔根·哈贝马斯和欧文·高夫曼，都在某种程度上涉及（格尔茨，1983）。

现代情感，以口头或哲学的方式来表达（"摇尾狗"或维特根斯坦）（译者注：

维特根斯坦是 20 世纪最有影响力的哲学家之一，其研究领域主要在数学哲学、精神哲学和语言哲学等方面，曾经师从英国著名作家、哲学家罗素，中学和鲁道夫·希特勒是同班同学），可以觉察到语言在共同建构社会现实中的作用。艾泼斯坦（1998）把现代主义描述为："现实主义就像是浪漫主义观念的演变，正如（王尔德）所称的那样，客观世界是'虚构的'，而现实世界是被多样艺术风格的'批判的'想象力所创造出来的。"他描述了"意识上的深刻革命，它继续塑造着……现代情感：转变或解构，或……从个人视角对普通文化的批判"。个体的这一重要功能对叙述性心理治疗方法带来的影响，就像它对艾瑞克森的工作和荣格的个体化理论一样。通过梦境、催眠和社会关系的传播媒介来整合个人的和社会的理解，一直是我所描述过的这些治疗方法的中心支柱。正如格尔茨（1983）所说："这个程序，是把思想看成是社会行动。"

语言和意象

模仿是一种关于现实的隐喻。它指向现实，不是为了复制它，而是为了给它一个新的解读（布鲁纳，里科引用，1990）。

我一直困惑于将意象的"自然而然"的运用和给予人们生活中的实际帮助这两者的巧妙组合，这种组合看来就能概括积极想象的技术。现在，这样的意象应该如何用这样的组合方式来影响生活呢？我已经走到了这一步——英语在很大程度上缺乏用来表达人际关系（"人与人之间"的空间）的术语，也缺乏精确地表示"体验"或"意识状态"的术语。就像以前一样，通过隐喻、视觉或行动，从记忆中的经验得到这些全部信息，将使治疗师和与他工作的人都能理解他们共同的困境，以及可能解决那些困难而采取的方法。

正是通过这样的方式，我们用"理解一个词"这个短语来指代，不一定是我们在说或听到它时发生的事情，而是说出这个词、这件事情发生时的整个环境（维特根斯坦，1933）。

因此，人们在贫瘠的英语语言领域中想用词语表达痛苦，从而翻译成为积极想象的场景，这种尝试的努力会带来更强烈的体验。在某种程度上，生动的梦是强烈而有意义的体验，当我们试图将它们挤成文字时，这些体验就会溜走。沃尔夫（1956）的一篇文章"习惯性思维和行为与语言的关系"阐明了这一领域，我将广泛引用它，特别是因为其中固有的解释使得我们在人类经验领域进行治疗性工作时，采用积极想象的技术便成为一种必然，而不是什么取巧拼凑或临时组合的方法。沃尔夫的中心论点是：

> 概念……并不是以基本相同的形式通过经验给予所有人，而是取决于语言的性质或通过使用而形成的语言，它们不那么依赖于语法中的任何一个系统（例如时态或名词），而更多地依赖于分析和报告经验的方式，这些方式在语言中已经固化下来，成为综合的说话方式。

在英语中，我们报告经验的最主要方式是将它"客观化"。例如，关于持久或时间的经验：

> 如果没有客观化，这将是一种实时的主观体验，也就是说，意识到"变得越来越晚"——只是一个在更晚时候形成的类似于一个更早阶段的循环阶段。只有通过想象，这种循环阶段才能以空间构型（即视觉感知）的方式与一个和另一个的循环阶段相比。但这就是语言类比的力量，我们这样做可以让周期性阶段变得客观化。
>
> 这种条件如何"适合"是很明显的。这是我们整个客观化计划的一部分——非空间的部分（就任何空间感知觉所能告诉我们的），将它们在想象中空间化。将品质和潜力予以客观化……有形的形状在感知的空间中移动、停止、上升、下沉、接近等，为什么这些其他的参照物在他们想象的空间里？这已经跳开如此之远以至于如果不经常使用物理的隐喻，我们几乎无法参考最简单的非空间情形。
>
> 我"抓住"了别人论点的"主线"，但如果它的"水平"在"我的之

上"，我的注意力可能会因它的"漂移"而"徘徊"和"失联"。因此，当他"（说）到"他的"（观）点"时，我们意见相差"甚远"，我们的观点实在是"割据一方"，以至于他所说的"事物"看起来"显得"太"武断"，甚至是"一堆"胡说八道！

说着英语和"体验"着英语，我们用空间术语来参考非空间的体验：

> 非空间体验只有一种清晰的感觉——听觉，因为嗅觉和味觉几乎没有清晰的结构条理。非空间意识是一个主要由思想、感觉和声音组成的领域。
> 空间意识是一个光、色、视、触的领域，并呈现形状和维度。我们的隐喻系统，通过以空间体验命名的非空间体验，将其归因于声音、气味、味觉、情感和思维品质，如空间体验中的色彩、亮度、形状、角度、纹理和运动。

换句话说，正如我们通常使用的，语言本身就是这样构成的，如果我们谈到我们根本的"内在体验"、情感和思想，我们必须从英语对通过视觉、动觉、触觉所理解的物理世界的丰富描述来谈起。寻求生活帮助的人会自然而持续地使用这些隐喻来形容他们的"感受"。在英语中，积极想象提供了一个极好的方式来表达人类体验。

梦境材料的广泛使用，实际上与心理治疗实践和某些宗教等一些古老疗法相吻合，这也与沃尔夫工作中提出的整体观点相一致。同样，治疗师对"身体疗法"的使用，甚至对联觉（译者注：是一种通道的刺激能引起该通道的感觉，同样还是这种刺激却同时引起了另一种通道的感觉，这种现象叫联觉）体验的运用也是如此，像前文所引用的 S 的例子一样，因为，如同沃尔夫所主张的，联觉或由属于另一种感觉特性的某些感官的感受体给出暗示，如声音表达的光和色，反之亦然，应该通过语言隐喻体系使之更为意识化，该体系指的是通过空间体验的术语来参考的非空间体验。

因此，在基于积极想象的治疗中，我们可以运用视觉隐喻所提供的对内在体验的现成和自然的理解。我们不需要"解释"这个隐喻，尽管我们可以做到，而且确实能够将模糊的表达或理解了的人类情境翻译成视觉意象、触觉和运动的语言；英语语言表达的是一种内在体验。然后，就像在任何对话中，我们说服、安抚和帮助对方，以及与对方争论，并且在我们的关系中，存在着"空间意识"的语言，如果可以的话，也是为了对方的幸福。作为治疗师，我们探索隐喻化的结构用以交流情感、经验和关系，并用同样的语言媒介来让这些体验产生有效的变化。因为，正如沃尔夫所指出的："人们在情境中的行为方式和他们的谈论方式是一样的。"

然而，当我们谈到内在体验、感受、情感等时，其中积极想象的"谈话"和"意识状态"或"自我"的"体验"是绝非完全一致的。我所说的"绝非完全"是为了提醒读者，这些疗法会产生"真实生活"的效应。例如"潜意识的心镜"中所讨论的：S 案例的性满足和 M 案例的相关行为。同样明显的是，与"部分的自我"和与外在的人相见，有意识的"人"也会一致地表现出同等的未知或害怕。但这一切都可以说明，在治疗的过程中，运用积极想象的原因是有理由的。人物的对话本身、他们自己构建的故事，是这些方法中最重要的方面，他们的生动隐喻引领着人们走向新的生活。

故事的隐喻

在心理学中，我们只能借助相互对比来描述。这没什么特别，在其他地方也是一样。但我们不得不一次又一次地改变这些对比，因为它们都不能为我们服务一段时间（弗洛伊德，伯利恒引用，1983）。

一种隐喻式关系的变化是，从治疗师作为"医生"角色开始，用影响"精神器官"及其"力比多能量"（译者注："力比多"一词由弗洛伊德于 1894 年提出，泛指欲力、性力和心力）的措施来治疗"精神疾病"，治疗师为了一场"戏剧"而在"排练"中作为"明星"的"替身"，已经有过这样的暗示。在心理治疗的发展中，它更具协作性和灵活性，并鼓励人文价值的互动，这一隐喻性的转变意味着价值观念的重新梳理。埃兹拉希（1995）在讨论政治变革时声称：

进入 20 世纪末期，在大众传播时代……这是对社会和政治戏剧中隐喻的一种彻底修改的版本回归，它似乎使之错位和削弱了机械隐喻的掌控能力，以适应社会和政治生活的领域。

当我们开始讨论关于想象力本身的概念的时候，语言的概念作为便于科学想象的对我们世界的描述者，也发生了巨大的变化。这种思维品质"将未知事物的形式具体化呈现"，并赋予它们"居处和名字"（译者注：莎士比亚的作品《仲夏夜之梦》奥修斯所说：诗人的眼睛在神奇狂放的一转中，便能从天上看到地下，从地下看到天上。想象会把不知名的事物用一种形式呈现出来，诗人的笔再使它们具有如实的形象，空虚的无物也会有了居处和名字）（莱亚里引用，1995）。安置好在这个世界中的经验并做上标签，这对于我们的思维是很基本的，而正是对于经验的重新安置和重贴标签，能够在交谈中引起痛苦或者舒适的感觉。

莱亚里（1995）对科学思维和隐喻的讨论，引用了从亚里士多德到托马斯·库恩等作家的一致意见，以支持"思维根本就是隐喻"的论点。库恩（莱亚里引用，1995）将科学革命描述为"模式、隐喻或类比的中心变化——一个人对于什么与什么是相似的、什么是不同的感觉的改变"。他甚至认为："对词汇和自然的知识……是语言提供的两面。"他呼应了艾布拉姆斯（莱亚里引用，1995）的观察："事实就是事实，事物的制造与事物的发现一样多，并且部分是由我们通过镜头看世界得到的类比制造而成的。"在本部分内容中，我们将把隐喻视为一种思维方式，一种理论和研究的模式，以及一种治疗性的沟通交流的风格。

库恩的评论（莱亚里，1995）表明了隐喻的语用学［译者注：语言学、哲学和心理学的一个分支学科，研究脉络如何影响人运用和理解语言。语用学分析研究影响语言行为（如招呼、回答、应酬、劝说）的标准和支配轮流发言的规则。语用学还研究语言用于成事的方式。例如，"我允诺"用于特定语境中就是允诺］及其在学习和人类变化问题上的普遍用途：

因此，亚里士多德学派的教育，将飞行的箭与落下的石头联系在一起（译者注：根据亚里士多德《物理学》记载，有 4 个著名的悖论将无限性概念所遭遇的困难揭示无遗。这 4 个悖论是：① 两分法。② 阿基里斯。③ 飞箭。④ 运动场），并且把这两者与橡树的生长和健康的恢复联系在一起（译者注：亚里士多德学派认为，任何运动着的事物都必然有推动者）。学生了解到世界上事物有哪些分类，它们的主要特征是什么，以及关于它们所允许和不允许的一些行为。

学生的在校生活或他们自己的社会生活，同样依赖隐喻来学习他们在世界上的地位，并决定"允许他们做什么"。正如莱亚里（1995）所说，所有隐喻都具有"构成了指导性功能和修辞功能"的特点。在个人生活的故事中，这些功能显得非常明显：

一位高级电工来接受催眠治疗，以戒除终生吸烟的习惯。他在催眠中"重新接通了系统电源"，之后他就不再吸烟了。他的新目标是通过承包商的执照考试。他有在职 30 多年的工作经验，教会了他所有关于电工工艺技术的知识，然而他看着大量的学习材料——合同、规章制度、法律条文，却感到束手无策。他回忆起在他整个童年期间，他常被母亲野蛮地毒打，他被反复地骂道："你永远都是个一事无成的东西！"然而，他第一次就通过了考试。

电工的下一个目标是在妻子的帮助下，离开一个打压、贬低自己的老板，而开创自己的事业。他很害怕。我告诉他，我曾读到莱茵霍尔德·梅斯纳的一次采访，他在氧气稀薄的情况下独自攀登了世界上的每一座主要山峰。梅斯纳说："你必须知道的第一件事是，你总是会害怕的。"电工回应了一个他自己的真实故事，那是一个在 10 万伏高压电线还通着电的时候做施工清理的故事。一名拿着焊接棒的男子在空中作业，他乘着直升机接近电线飞行。他在电线上接了个电弧，但没有接地，所以不带电流。"大多数人认为正电荷流向负电荷，但实际上是负电荷流向正电荷。"他将这一事实与头脑中他妈妈关于"肯定"的录音中那些无用的正面信息做了对比，自豪地说："我是一名科学家。"几周后，他庆祝了一年不吸烟的成功，并通过了考试，开始了自己的创业生涯，他说："自从见到你，我就一直泪流满面，更加敏感。但这很好，因为对我而言很有好处！"

隐喻的"建构性和指导性功能"对于我们对生命的探索与对生活的研究同样重要。虽然我们被教导实证模型当作是研究社会科学的方法，为了衡量理论应用于变量的预测和控制中的价值，有另一种理论方法近来更引起心理学家的注意。物理学家理查德·费曼（1965）以这种方式描述了这种情境：

> 这些牛顿学派的定律是错误的。那里没有力，很多都是胡扯，粒子没有轨道等。然而有个类似的关于面积和角动量守恒的这个原理的精确变换是正确的。

正如人类学家格尔茨（1983）所说："是类比说明了……理论观点建立有效类比的能力决定了它们的价值。"费曼（1965）以物理学为例：

> 从数学上讲，牛顿定律有三个不同的定律，局域场方法和极小原理给出了完全相同的结果……它们在科学上是等价的。但从心理角度讲，它们在两个方面有很大不同。首先，在哲学上你可以喜欢它们，或者不喜欢它们……其次，从心理上来说它们又是不同的，因为当你试图推测新的定律时，它们又是完全不等效的……我们必须始终保留可以替代的角度来观察脑海中的事物。
>
> 把这个理论放在一个特定的框架里，你就可以知道要改变什么……因此，从心理上讲，我们必须把所有的理论都放在头脑中，任何一位理论物理学家都知道六七种完全相同的物理现象的不同理论表述。

埃普斯顿和怀特（1990）在用来描述人类经验的系统类比的有用汇编中，讨论了取自自然科学、生物学和社会科学中提取的修辞手法。实证主义的科学类比把社会组织描述成机器的组织。当机械或液压发生故障时，问题就会被构造出来，而解决办法在于精确的因果分析、修复和重建。对于生物科学来说，人类社会组织就像一个活生生的有机体，其问题作为潜在功能的症状而存在。解决方案需要鉴别病理、正确诊断和病理切除。

社会科学类比系统包括：博弈论、戏剧、仪式过程和书面文本。博弈论者将社会建构为一套具有策略、有规则和行动的严肃博弈。解决方案包括反制措施和战略制定。戏剧提供了一个类比，其中人类社会建构角色、剧本、表演、解决方案需要修改角色和再现戏剧形式。"通过仪式"（译者注：用来庆祝进入另一阶段）则是社会的一个强有力的人类学类比，被认为是仪式过程。在过渡时期出现了问题，通过映射每个状态位置之间的差异可以帮助解决问题。

文本类比为叙事治疗师提供了最有利的设置。在这里，社会组织被建构为一种行为文本，其问题被看作是压抑的主导故事或知识的表现。解决方案是由问题构成的，这些问题为创作替代故事开辟了空间。

在本书中所描述的工作中，类比是从美学，特别是视觉形象中提炼出来的。社会组织被建构为关系形式的交换，问题被建构为形式的滥用，解决方案被建构为可修正生活的创造性形式。正如艾瑞克森（1980）所说："当处理困难问题时，要从中做一些有趣的设计。"

所有的类比都应该被半开玩笑地采纳、被启发式地看待，并被灵活地运用，就像费曼早先的例子所显示的那样。维特根斯坦在"哲学调查"（格尔茨引用，1983）中谈到使用语言来描述生活时说："在实际使用表达方式时，我们绕道而行。我们看到前面有一条笔直的公路，但当然我们不能使用它，因为它是永久封闭的，"格尔茨补充道，"人们必须换而行走一条特殊的迂回曲折的道路，唤起人们普遍认同的语气和特征，这是一条未经开发的辅路，通过构造隐喻性的预测……提醒人们他们已经知道了什么。"

在接下来的内容中，我们将广泛地深入探讨文本类比和图像类比，当它们流向人类生活经验的海洋时，展示它们的一些来源和支流。将心理学中使用的研究性和理论性隐喻，从科学的角度转移到故事隐喻的角度，从作为客体的事实转变为作为意义建构的事实，是当代实践的正在进行的主题。布鲁纳（1986）描述了这两种思考方法：

> 有两种认知功能模式，两种思维模式……用来建构现实……一个好故事和一个结构完整的论证是不同的自然种类……论证说服了他们的真相、他们的生活故事。一种是通过最终诉诸建立正式和经验真理的程序来证实。另一种不是建立真相，而是建立逼真性。

为了突出这些方法的不同，我们可以考虑一个经典的临床报告——弗洛伊德的（1911）"一个关于妄想症案例的自传体描述的精神分析笔记"的史瑞伯案例（译者注：弗洛伊德从未见过史瑞伯本人，这个案例是他通过史瑞伯描述而进行的分析推理）。

解读人类行为

> 因此，我所建议的是非常简单的：思考我们正在做的是什么，除此无他（阿伦特，1959）。

我将把社会科学的特定概念分析应用到弗洛伊德对"史瑞伯案例"的调查中。利用这个概念，我希望解释一下在做精神分析解释时，"弗洛伊德在做什么"，以及在某种意义上，当我们根据这些标准来审视人类活动时，做些什么是正当的。

注意，我说的是"人类活动"，而非"人类行为"。这意味着对社会科学具有重要意义的材料并不完全由运动——甚至是非常复杂的运动构成，它们可以用机械术语描述，并以时空坐标加以阐述。更确切地说，人类活动是一种具有机械行为所无法实现的意义的行为。很明显，要问日落这个自然现象的含义，这是毫无意义的，我们可以满足于用物理和光学定律来解释它的功能。另一方面，这也是有意义的，甚至我坚决主张有必要去理解这个问题，比如问一个晃动他手和脚的人："这是什么意思？"在这里，我们不能满足于一个物理的解释，但可能会高兴地得知，这名男子正在跳舞。这就是他晃动的意义，尽管"舞蹈"和一些时空坐标的陈述都是"描述"，但一种陈述不能取代另一种。

自然科学数据与社会科学数据之间的这种区别，对于适合于每项研究的调查模式有着重要的影响。如果我们想解释人类活动的含义，或者想弄清楚其所包含的言语或其他形式的话语方式，我们就必须遵循一定的标准，因为"解释一个词的含义就是描述它的用法；描述它是如何使用的，它是如何用来描述它所进入的社交礼仪的"（温奇，1958）。这是因为，正如温奇遵循维特根斯坦所澄清的那样："要让一个词具有意义是什么意思"相当于"要某人遵循一条规则是什么意思"。

除非至少大体上有人能发现这条规则，否则我不能说我遵循了一条行为规则。因此，意义需要一个社会情景，包括某种在人类任何场景的事态变化中人们的一致性意见。这就需要用参与观察者代替单个观察者的独断权威的标准。"对他而言，他不可以随意地把自己的标准强加给别人。只要他这样做，他所研究的事件就完全失去了作为社会事件的性质。"

在这个意义上，"这里发生了什么？"的这类问题，也就是我们关于构成社会科学材料的语言和非语言的话语的这个问题，是通过理解特定人类活动的规则来回答的。我们谈到人们跳舞、打架、投选票，甚至是"保持防御"。有个问题是："他们为什么这么做？"除非我们再回到人们在时空坐标中移动、在纸片上写字、每分钟用 n 个形容词来说话等，否则无法用原因来回答这个问题。但我们已经说过，我们在问意义的问题，不能用因果关系来回答。与人类的身体行为相反，人类活动的"为什么"这个问题的另一个替代答案，就是潜藏在诸如"理性""动机"和"意图"等术语中的。

正如弗卢（1954）提出的，动机是非实体的、无形的，并且要接受规范性评估，而原因则在原始意义上是实质性的和有形的，并且只是描述性的："从因果语言翻译成动机语言是不可能的。如果是这样的话，我们可以从逻辑学家那里学习生理学，他们会从了解我们行为的动机中推断出导致我们行为的有效原因。"此外，发现一个人的动机，就相当于发现他在人际社会生活中遵循的规则。这些可能像跳舞的规则一样简单，或者像精神病的规则一样复杂。在所有情况下，我们都关注以人类活动的特定语言表达的人际交往的形式，我们通过和参与者、知情者或患者一起检查表达和告之他们"生命形式"的概念，以确定活动的意义。

对言语混淆的阐述，如我们在精神分析解释中所做的那样，也应阐明人类在社会中的相互关系的本质。正如我将在后面展示的那样，对于精神分析的感知，人类活动的意义恰恰在于发现支配人类活动的基本原理或规则——也就是说，驱动它的是参与者能够公开声明的能力。在某些人的互动中，动机或规则本身就有它的起源，而不管它有多模糊。这从人类活动研究的性质来看，得到这个结果很自然。而它既不是，其实也不能，从对神经传递的描述和因果解释得出来。除了这种情况外，在遥远的未来，那时科学家可以准确地解释思想，就像艾略特说的："不可能说清我究竟是什么意思。但就会像一盏幻灯把神经的图案投射在屏幕上。"（译者注：此句选自《普鲁弗洛克的情歌》——艾略特早期诗歌的代表作，由于早期受到玄学派影响较深，诗中运用了大量的奇思妙喻，使诗歌言之有物而不失幽默感，同时也达到了他所提倡的非个人化的效果，并且增加了诗歌的新颖性，从而给读者留下了深刻的印象）。弗洛伊德（1959）以及无数的社会"科学家们"试图想在这些科学——生物学、神经学和诸如此类的学科，以及在此构想的心理学之间，将科学与心理学的奇妙混合体引入其中："我们从精神分析研究中所期望的……恰恰是它们将促使我们在涉及本能理论的问题上得出一些结论。"我的论点是，我们不能指望这样的调查得出这样的结论，不是像弗洛伊德所指是因为"科学的雏形"，而仅仅因为是社会研究并不是科学。

这种观点并不排除有效预测和一般化的可能性。当然，规则支配的行为是可预测的行为，我们可以带着某些肯定的成分说，一个棒球运动员在一个漂亮的击球之后，他会跑到第一垒的位置，这个行为不需诉诸科学的因果解释，而是要去探寻"这个游戏的规则"。同样，我们可以说我们的球员对教练也会有异议，因为他在遵循"权威人物"的某些行动规则。我们甚至可以说，他跑到第一垒是因为他有"棒球规则意识"，或者因为他有一个"恋父情结"，所以对教练有某种方式的回应。这种用法是无来由的，只是轻微的误解。然而，在这个观点上，类似"棒比多"这样的概念被用来解释运动员行为所谓的因果关系，或者用"力比多"解释"动机的原因"，如果不是常识本身，可以说，就会产生破坏性的过度解释。

考察社会研究的方式，无论是历史、社会学还是心理学这些被持续研究的学科，都应该表明这一观点的有用性，即使这一论点没能使读者理解它的实质。

史瑞伯案例

> 我告诉你，你永远不知道别人是什么意思，也不知道你的话对他们意味着什么，直到你弄明白为止（沙利文，1954）。

弗洛伊德（1911）说，研究史瑞伯的目的是为了展示"即使是非同寻常的精神结构，与我们的普通思维模式相距如此遥远，也仍然是源自最普遍和最能理解的人性冲动"。他建议通过检查史瑞伯体系的历史和细节来做到这一点，希望通过这种方法"至少成功地追溯到妄想结构的核心……直到熟悉的人类动机……"。

　　现在，弗洛伊德似乎在这里提到了性冲动，用这个词和"动机"相替换。我想表明，尽管弗洛伊德谈到了在患者的本能生活中发现这种紊乱的根源，但他实际上依靠人类家庭排列和社会人际生活的形式来解释史瑞伯的动机。我会说，这个尝试是成功的，而试图用"力比多"来阐述这个解释却没有成功。

　　弗洛伊德首先试图通过阐述真实的历史和材料的来源从而解释动机。随后对材料进行内部分析，以确认性迫害是"原发性妄想"和妄想结构的核心。他这样做是为了表明迫害的概念在历史上充分发展的体系之前就存在，而在回归社会的进程开始之后仍然存在。然后，他开始解决材料中的内部矛盾，试图"更精确地理解（史瑞伯的）神学-心理学的系统"。后来证实的假设是，这种澄清也将阐明史瑞伯现实的本质，通过这一假设，也阐明了人际关系的模型导致了他特定的行动规则和思想体系。

　　这是怎么做的？弗洛伊德说："如果患者自己没有背叛，精神分析对偏执症的调查是完全不可能的……正是那些其他神经症患者当作秘密隐藏的东西。"

　　如果基于观察和概括的因果分析足以解释人类的行为，情况就不会如此。"事实上，"弗洛伊德说，"我们唯一关心的是（概念的）意义和起源。"这是确定的，不是通过单独观察某些"行为"，而是通过某种参与观察。弗洛伊德对"鸟＝女孩"的方程式的解释其实是，正如大多数精神分析解释在临床实践中所描绘的那样。它对应于翻译；在这种情况下，将偏执狂模式翻译成"正常"模式。

　　然而，这仅仅是弗洛伊德试图洞察历史意义的开端，"揭露熟悉的情结和精神生活的驱动力"。在这里，他从患者自己的妄想话语开始，并运用常规的精神分析翻译规则：去掉句子的否定形式，把举例当作是真实的，把引用和注释作为初始的来源。这是因为，正如弗洛伊德所表明的，特别是在他关于梦和日常生活的精神病学工作中："一些妄想理论中的一个偶然注释，常常能告诉我们妄想的*起源*及其意义（斜体补充说明）。"

　　弗洛伊德认为，人的行为的意义可以在人际关系起源中寻求，因此寻求其"令人兴奋的致病原因"，在史瑞伯身上找到一种女性的幻想愿望的表现，也就是把弗莱克西格博士当作它的客体。换句话说，弗洛伊德首先将妄想中的两个主要元素——史瑞伯转变为女性，以及他与上帝的受惠关系，并将它们翻译成他与其他人一起生活的人类语言。他展示了史瑞伯的妄想如何被解释为反映了史瑞伯和弗莱克西格之间的情感态度的变化的反应："由患者的妄想所构成的迫害，其主要目的是成为改变的理由。"注：不是妄想的"原因"，而是"目的"。弗洛伊德是在讨论动机，而不是原因，而且验证关于动机的假设方式与那些因果关系完全不同。

弗洛伊德确实写得好像他也在试图从科学的意义上去发现原因："妄想症分解了……再一次将潜意识中被影响的凝缩和认同的产物溶解成它们的元素。"但要做到这一点，他需要一种无法用精神分析方法获得的证据，那是关于在"潜意识中"可以合法地"分解"的"元素"。明智的是，弗洛伊德没有尝试任何实验，没有用到数学，没有观察任何实体，因为他真正感兴趣的是意义和动机。这就是他的方法所能得到的全部。他在结束这篇文章时指出："它们都将成为与人同样重要的关系的复制品。"

为了找到史瑞伯妄想的根源，弗洛伊德研究了史瑞伯的关系史，以及他特有逻辑的语法、他的规则、他的现实："我们不认为把史瑞伯的父亲引入他的妄想是有道理的，直到新的假设对于我们理解这个案例（并在其中）*阐明一些难以理解的细节时，可以有所作用（斜体补充说明）*。"

假设的有效性是建立在理解意义的过程中所给予的帮助基础上的。请注意："它们都将成为与人同样重要的关系的复制品。"这个预测可以与社会研究的方法以及科学的方法共存。然而，这些方法是不同的。在这里，弗洛伊德的方法包括：详细说明偏执症思维的规则，并从这些规则中推导出系统，这些规则适用于史瑞伯与其他人的幻想和真实的人际关系的模型。因此，"如果迫害者弗莱克西格最初是史瑞伯所爱的人，那么上帝一定也是以他所爱的另一个人的样子再现，也许是一个更重要的人。"

弗洛伊德最后确定，这里所展示的生命形式是人们所熟悉的"恋父情结"。

就患者而言，他与弗莱克西格的斗争被揭示为与上帝的冲突，所以我

们必须将后者解释为婴儿期的他与所爱的父亲的冲突；这个（我们一无所知的）冲突的细节决定了他妄想的内容。

正是人类的动机决定了妄想的内容——与父亲冲突的细节和史瑞伯没有孩子的事实。

这样，一方面我们需要历史材料和参与观察的合作，无论是通过手稿或其他形式的公开声明。这就是史瑞伯与弗莱克西格的关系，他对这种关系的幻想等。另一方面是偏执妄想系统及其相伴的症状和行为。在它们之间，弗洛伊德被认为是提出了基于人类话语规则的一系列翻译象征、防御、潜意识的"谬论"。他出色地利用了"众所周知的妄想症的主要常见形式都可以被表现为一个独立主题的矛盾。"弗洛伊德为《我（一个男人）爱他》这份声明提出的转化规则，在我看来，是对人类动机的充分解释，就像这里所设想的那样。

弗洛伊德在以这种方式解释之后，插入了一种不同的理论来解释这种转变。这就是"正常性心理发展理论"，包括性本能、宣泄、固着和升华等概念。根据这一陈述，如果"力比多"有增加却没有可用的出口，升华可能会在固着点被解除。因此，挫折产生了退行（以及一个更原始的概念化规则的世界）。

这一理论当然值得考虑，但其验证手段并不像是弗洛伊德希望采用的精神分析方法。事实上，精神分析不能产生因果关系理论。它可以绘制人类行为规则的地图；而这通常是在科学理论的幌子下完成的。但我想问，如果通过说："患者已经将他的一直指向周围环境的人和外部世界中的'力比多'投注普遍地撤离出来了，然后我们能得到什么？"难道我们不能像后来弗洛伊德那样轻易地说出："……因为他的主观世界已经结束了，因为他已经从其中撤回了他的爱。"

现在还没有一个先天的理由表明，基于神经生理学的心理历程的因果性解释，不能说明为什么我们思考我们所思考的问题以及我们遵循我们所遵循的规则。但还没有人提供过这样的神经生理学。"我们是否可以假设，从外部世界中普遍分离出性欲，就足以解释'世界末日'的概念？"我们也许会这样认为，但是目前还没有办法像检验科学假设那样检验这种说法，也不能用精神分析方法进行测试。

"有问题我们仍然不习惯处理，在它们面前我们束手无策。如果我们能从一些有牢固基础的本能理论开始，那就另当别论了；但事实上，我们根本没有这类理论可供参照。"简而言之，我们并没有"位于身体和精神之间的边界线上的名词"。如果我们能以某种方式解决这些问题，我们仍然需要处理意义的问题，例如，对喉头的研究还没有把语言学排除在外。

叙事的转向

> 表明婴儿即将成为人类而不再是吵闹的宠物的第一个迹象是：他开始探索命名他接触的世界，并需要将世界的各个部分联系在一起的故事。一旦他知道了其中的第一个，他就会命令他的泰迪熊，对空地里的受害者推行他的世界观，告诉自己关于他正在做什么的故事，并预测他长大后会做些什么。他将跟踪其他人的行为，并向负责人报告差异。他睡前会想听一个故事（卡尔文，莫顿引用，1994）。

在行为主义和精神分析共同存在的漫长而黑暗的夜晚之后，现代化的心理学被称为"认知革命"。这场"革命"也有两个头，一头由计算隐喻所表征，另一头由叙事或故事的隐喻所表征。杰罗姆·布鲁纳（1990）是从行为主义中脱离出来的认知独立宣言的签名者之一，他坚信："人类心理学的中心概念是意义，意义建构中涉及了过程和交易。"他提出了两个相关论点："要理解（人们）的话，你必须理解（他们的）经验和行为是如何被有意识的状态所塑造的。""这些有意识状态的形式是在文化的象征系统中实现的。"

在这里，布鲁纳在准备心理学中的"叙事的转向"时，也触碰到了人类学的范围，并提出了一种对心理学有着重大影响的文化观：

> 但文化也是精神的组成部分。通过这种文化上的实现，意义实现了一种公共和共同的形式，而不是私人和自闭的……行动需要解释它所处的位置，它被认为是与一个文化世界相延续的。人们建构的现实是社会现实，

与他人协商，散布在他们之间。

生活经验的交往，甚至那些代表和交流的自我表征，都可以从人际关系的角度中看到。布鲁纳赞同地引用了大卫·帕金斯的观点："参与群体作为总和者被认为是恰当的人，而不是作为纯粹而持久的核心。"人类学家对这种自我的概念很满意，在其他文化中也很容易看到，而且，格尔茨（1983）有点高兴地说道：

> 如果（社会科学家）要开发分析系统，在这些系统中，遵循一种规则、构建一种表现、表达一种态度并形成一个意图等概念将发挥核心作用，而不是像隔离一个原因、测定一个变量、衡量一种力或定义一个功能，他们将需要从那些比他们更熟悉那些观念的人那里得到所有的帮助。

由情境理论家（格里诺和中学数学应用项目小组，1998）为代表的在心理学中的现代社会科学家提出了一种观点："将分析的焦点从个体行为和认知转移到更大的系统里，包括行为认知主体之间和与环境中的其他子系统的相互作用。"

格里诺指出，认知心理学模型是构建、存储和修改信息表示的过程。基于人种学和语篇分析的互动研究，聚焦于*活动体系*。活动被认为是"人与人之间以及与环境资源间的持续的交涉"。个人参与这些系统是为了实现*有意义*的目标，这些目标与他们在*实践社团*中所构建的*身份*有关。在情境理论中，意义是指对心理表征的分析，这些分析"包括关于它们在活动中所参考的东西的假设，而不仅仅是它们的属性以及它们是如何通过被象征操纵所修改的过程"。

这个讨论中的斜体字将再次出现在我们对叙事治疗师的作品的描述和布鲁纳的话语中，以及我对心理治疗中的实践和行动的讨论。30年前（格林利夫，1969），我提出了关于心理学研究和信息的情境观：

在心理学研究中，人们可能会说，用来界定现象领域的术语与其所存在的社会环境相当直接地联系在一起，而不是与某些社会结构中"内嵌"的现象联系在一起，然后在实验室中对这些结构进行简化，以揭示这一现象。萨宾和其他人已经开始这样的问法，比如："一个人是如何被贴上'精神分裂症'的标签的？"而不是更传统的问法："精神分裂症的特征是什么？"或者"是什么导致了精神分裂症？"

在通用语言提供诸如"犯罪的"或"疯狂的"等词语的情况下，这一策略是明确的。某些形式的社会交往在特定情况下会产生标签，而社会标签与社会科学家的标签相反，在应用术语之前几乎无一例外地需要考虑社会背景和适宜性，也通常需要考虑到内部状态。在众多的例子中，可以比较一下"疯狂"和"大智若愚"的规则。

对于社会科学的技术术语，如"退行"或"催眠"，心理学家群体根据实验室或其他"人为"情境中形成的社会互动形式建构了一种语言。奥恩（1962）写过心理学实验中的社会心理学。在心理学研究的因果模型中，这种启示具有一些类似于物理学中"不确定性原理"的地位，这限制了对电子的观测。我认为社会研究的材料不仅是有限的，而且有一种不确定性的定义。也就是说，我们的观察行为和观察所在的条件不仅是改变，而且也定义了我们希望研究的现象。从根本上讲，我们可能会建议通过实验指导产生而不是简单地"控制"社会科学的现象，而那些看似不方便、有时会阻碍研究的东西——主观报告、言语行为、实验的"需求特征"——实际上是心理学的核心内容。

格里诺（1998）是如此表达这个观点的：

> 如果不深入分析更大的系统，我们就有可能贸然得出结论，这些结论取决于在我们安排的特殊环境下出现的活动具体特征，而这些具体特征将阻碍我们将其扩展到希望理解的普遍化活动领域。

在心理治疗中，从信息的内在心理结构向实践社团的解释性观点的转变，改变了我们对生活中问题空间的理解，也改变了我们对解决问题的可能性的理解。艾瑞克森开创了将社会环境作为治疗性运用的先河，用以对个人设想的问题产生改变。贝特森把他对个人的看法称为社会环境的一个方面，即"自然史"。家庭治疗的发展建立在这样一种观念的基础上："症状行为，通过隐喻地将社会背景的各个方面转化成自我，从而验证了系统基础的不协调（施瓦茨曼，1982）。"

正如格里诺（1998）所说，观念转变的必然结果是："做出参照是联合行动的成果，而不是象征本身的属性。"而且，引申开来，个人认同、其范围、意义和价值也是共同行动的成果。约瑟夫·戈恩（1998）———一位印第安人，描述了"一个真正印第安人的身份认同"的概念，他对心理学家的线性模型表示不满：

> 当然，他们的问题在于，他们把印第安人的身份认同描绘为个体印第安人相对稳定的品质，而这实际上是将复杂的生活经验按照社会科学家们认为重要的既定标准和类别做了过多简化的结果。
>
> 这些观点将印第安人的身份认同首先置于尚在讨论中的人的心理或思想之中。因此，他们假定了一个印第安人特质的核心或本质，通常是一个人具备或不具备的某些品质的清单，而独立于那些经常宣扬和辩论印第安人身份认同的社会过程之外。

民族志学（人种论）的理解为这一领域提供了一个有趣的指南。考虑怀特对巴布亚新几内亚人的概念的描述（埃林顿和吉沃茨引用，1995）：

> 在紧密交织的村落和不断开放的乡村生活场所中，人们被陷入各种相互依存关系的概念化中，社会和道德思想往往不再强调个人是经验的主要来源。

埃林顿和吉沃茨（1990）注意到"昌布里的男女……将自己定位为社会网络的成员"，用了类似我们在"源点，结构和意义"内容中所讨论的有关心理治疗的短语，描述了通过仪式表现重新形成社会权力和地位：

> 这两种表现的目的都是为了吸引演员和观众到这些行动中，让他们忘记自己习惯性的互动模式。换句话说，目标是重置现存的分裂、破碎和区分界线……（埃林顿和吉沃茨，1995）。

吉沃茨（1983）研究摩洛哥文化时，也把自我看作是社会性的：

> 事实上，社会模式似乎无形地创造了这种自我的概念，因为它产生了一种情景，即人们按照分类而相互交流，他们的意义几乎完全是单纯按照位置的，一般都是镶嵌在各自的位置上，留下分类中的实质性内容，以及那些他们主观地认为是经验丰富的生活方式，除此之外有些东西被适当地隐藏在公寓、寺庙和帐篷中。

心理学家们也把这种观点看作是社会性的，甚至就这一角度上也看到了痛苦和情感的体验。梅尔扎克——疼痛的闸门控制理论的创始人之一，评论道：

> 疼痛是一首交响乐——一种复杂的反应，不仅包括一种独特的感觉，而且还包括肌肉活动、情绪的改变、注意力的集中和全新的记忆。
>
> 事实上，某些形式的慢性疼痛与社会流行病惊人地相似……研究表明，社会条件在许多慢性疼痛综合征中起了主导作用，仅举几个例子：如慢性盆腔疼痛、颞下颌关节紊乱和慢性紧张性头痛……因此，要对慢性疼痛采取富有同情心的方法就意味着要观察其社交协调状况，而不仅仅是生理上的调整。因为解决慢性疼痛的方法可能更多地隐藏在我们周围发生的事情中，而不只是在我们体内发生的事情（葛文德引用，1998）。

戈尔曼（1991年10月）引用荣格的《情绪具有传染性》的观察报告，讨论了卡乔波、迪纳、哈特菲尔德和贝尔涅里的研究，讨论证明："当一个人模仿……另一个人的面部表情时……情绪在人与人之间的传递似乎就会发生。"有如密切的情感关系中的非语言记号，点头、姿势转换、呼吸变化、标注和编排情绪。自主神经系统快速而无意识地对这种"情绪舞蹈"做出反应。

甚至个人对自己身体的感觉也可能被建构为一系列人际事件。一名30多岁的注册护士10年来一直患有焦虑、偏头痛、面部疱疹。她有严重的考试焦虑。要成为一名麻醉护士，她必须通过有机化学、数学和 GRE 考试。然而，一位三年级的老师告诉她说："你永远上不了大学。"她还为自己"未能结婚，生孩子"感到羞愧。

在我们第一次面谈的时候，我请她描述她的工作。她说，她喜欢帮助术后患者达到"逐渐平稳的状态……然后迅速恢复"。于是，通过邀请她借由身体内部的平静从而达到这种状态，完成了对她催眠的导入。

她被鼓励把她对婚姻的感觉告诉她的母亲和继父。第 2 周她和他们进行了交谈，并在下一次面谈时告诉我结果。令人惊讶的是，她母亲对她说："你做得对。可不要最终变成我这个样子。"关于考试，护士说："我要像对待一块馅饼一样吃掉它！"我们讨论了如何在情感上与他人保持亲密，并与他们保持不同。在谈论她的已婚身份的男朋友时，她注意到脖子上有个扭结。她想象着她自己的薰衣草花，惊叫道："哇，这真是太酷了。扭结正在消失！"在我们的第三次也是最后一次会谈时，她反馈说："我能够，也已经在很好地对自己说话了。我能听到你的声音。我睡着了，睡得很香。我把我的男朋友从我的生活中赶了出去。"

人们为了表达和参与社会实践，以及为了得到自我意识感而讲的故事，形成了进入治疗讨论和解决生活问题的大门。现代叙事疗法构建了进入这些讨论的有力途径。

叙事疗法

巴特利特在他的 1932 年的书《回忆》中写道：

> 每个社会群体都提供了社会兴趣的生活风格、欢乐和情感的环境，有利于具体图像的发展和构建记忆图解基础的体系及习俗的持久框架（布鲁纳引用，1990）。

当然，具体意象的治疗性活用是我们讨论的方式和事件。在现代女权主义者和叙事思想者的工作中，对共同建构这些意象、告知权力关系、判断、自我认同和行动模式的体系和习俗的框架进行了审查。他们对权力、自由和独创性的体验的思考，为原本的社会政治（家庭治疗师除外）增添了一种内化的心理动力斗争和解释的心理学。埃普斯顿和怀特（1990）从布鲁纳（1986）、社会学家戈夫曼（1967）、哲学家福柯（1980）以及埃普斯顿自身作为人类学家和催眠治疗师的训练中总结出了一种具有传奇色彩的、有趣的和有效的心理疗法，即"叙事疗法"。

艾瑞克森的催眠疗法和现代叙事疗法之间的联系在大卫·埃普斯顿（怀特和埃普斯顿，1992）早期的、有趣的作品《海登·巴洛重获食欲》中有所体现。11 岁的海登"完全丧失食欲"，3 岁时被诊断出患有恶性肿瘤，随后接受了几轮手术、化疗和放疗。

埃普斯顿鼓励海登呈现他具有的"强烈情感"，作为测试他的父母的力量"经得起他的忧虑"。对一个严肃主题的有趣测试来源于每个人与孩子们一起工作的方式，并且在艾瑞克森积极的"指令"、挑战、谜语和游戏中被一遍又一遍地作为例证。在本书前面的内容"一个乱伦的案例"中，就描写了对于一个稚嫩的年轻女子怎样使用这种"测试"的治疗。

海登讲了几个可怕的噩梦，在梦里人们对他大吼大叫，"这是你的错！"他告诉埃普斯顿，在照顾一个残疾叔叔时，他和叔叔穿过马路时叔叔被一辆迎面而来的卡车撞倒。入院后医生没有能够挽救他的生命，他还是死了。海登被内疚痛苦地折磨着。埃普斯顿继续他的叙事：

> 然后我请求他的父母……允许我催眠海登……我让海登闭上眼睛，然后问他是否能看到他心目中的电视机，我引导大家进入催眠恍惚状态。"是黑白的还是彩色的？是大的还是小的？"

当海登想象一个气球绑在他的手腕上而让手漂浮起来的时候，埃普斯顿告诉他一个故事：

> 很久以前，在另一个遥远的地方，我正在做此时需要做的工作。有一个人来看我。他告诉我他不能再吃了，而他以前真的很喜欢他吃的那些美食。"为什么不呢？"我问。

埃普斯顿的故事涉及的是一个卡车司机，他不小心杀死了一个人，然后就无法进食了。有一个小男孩穿过他面前，然后一只蜜蜂刺痛了他的脸。正在驾驶的他失控了，而这男孩后面一直跟着一个男人。然后，带着一个细微的转折，埃普斯顿说，司机"十分担心这个小男孩"，他一定在责怪自己，虽然这不是他的过错。

> 现在我知道我要去什么地方了。我告诉他："听着，我做这个工作已经 9 年了，我知道我在说什么。我想让你知道，没有一个男孩会相信这样一个疯狂的想法……你知道，他那天又回家了，重新开始吃东西。"后来他让我知道，他的生活在其他方面都有许多改善，尽管到今天他也不太喜欢蜜蜂。但我想这很容易理解。

海登确实恢复了食欲，他用"自我催眠"成功地解决了易暴的情绪、偷窃、学习和化疗之后的恶心等问题。在这个男孩去世的几年后，他的母亲写道："海登给我们留下了爱、耐心、如何忍受痛苦和理解体谅别人的珍贵礼物。"

在他们的治疗实践中，埃普斯顿和怀特试图从"内化"转向"外化"的对话。这些是相反的想法，内化的特点是：

> 那些与"自我"和其他人互动的对话：抹除语境，把个人经历从关系的格局中分离出来，通过在被认为是认同中心的地方，或在被认为是在关系的"中心"的点上解决问题，从而把人的生活客观化，这其实是通过制造"紊乱""精神病理学""障碍"，以及通过制造关系"动力"来揭示一个人的身份和他们关系的"本质"的"真相"，从而累加和病态化人们的生活和他们的关系（怀特，1998）。

怀特以这些内部化实践为基础，继续描述"支配人的技术"，并将它们与叙事疗法的外化对话进行比较。

从我的实践例子中可以看到这种非常理性方法的一个简单形式：一个极度聪明的女人，对人际生活的道德进行了相当透彻的分析，从别人对她的谎言中遭受痛苦。

就像跟在鹿后的一群狗一样，他们让她非常疲劳并让她累倒了。她自力更生，对她的工作感到自豪，而她被"低下的工作效率"困扰着。在一次"外化的谈话"中她熟悉了问题的所在之后，她发现：

> 我到家了，小睡一下，让我们的会话内容进入内心，醒来突然能够发挥作用。当我想到一项未完成的任务时，我既不感到受阻也不退缩。我玩得很开心，我今天下午做得比整周都要多——这是一个很好的开端。我只是告诉自己，问题不在于我，然后我就克制自己不再进一步分析了。谢谢你！

外化对话可以被看作是整个问题所在地点的转移。埃普斯顿和怀特（1990）在他们关于问题生命的询问中扩展了这个概念：

> 与一些家庭治疗理论相反，我不是把问题看成由人或"系统"所需要的，我一直对这个问题得以继续存在的需求以及这些需求对生活和人的关系的影响而感兴趣。
>
> 这些需求包括：个人的具体安排，以及自己与他人的特定关系，可以通过探索看上去在迫使人们对待自己和他人的问题的处理方式来确定。这就提供了人所遭受的权力实施的细节，使他们自己和别人都受制于这些权力。

问题往往是无形的、内在的经验，源于无意识的冲突和一个人的道德负担所构成的。当怀特和埃普斯顿（1990）说我们"介绍强调语境的生活方式"时，问题被认为是在人际领域的，责任是共享的，问题变得显而易见了。通常，在他们的工作中，如同我们一样，一个问题是被人格化的，比如他们说孩子的大便失禁是"卑鄙的大便"一样，并制订家庭策略来阻挠"他"。使问题重新人格化，使他们能在麻烦的恢复过程中采取行动和做出决定，并混淆起来。

在情感、动作或责任的场所中通过移动的人际间完成的转变，是通过解离策略在催眠疗法中起作用的。在艾瑞克森的一个案例中（海利，1981），他说服一个女人把她的妄想锁在办公室的壁橱里，在那里他们将是安全的，而不会干涉她的生活。后来，当她搬到另一个城市时，她说她不知道该怎么办。艾瑞克森对她说："如果你有间歇性的精神病发作，何不把它放在马尼拉纸的信封里寄给我。"她照做了，艾瑞克森就留着信封等她回来。

艾瑞克森对这个问题的态度，就像催眠疗法中的许多人一样，是活用自然的社会形式和普通语言来同时对两者产生影响的，一是让问题的源点产生改变，另一个是怀特和埃普斯顿（1990）所称的"对客观化人们生活的身份'真相'和关系的解构"。"解构主义"和"客观化"的思想具有重要的哲学和政治关联性。在怀特（1992）的定义中：

> 解构主义指的是颠覆习以为常的现实和做法的程序；那些所谓的"真理"，它们脱离了产生的条件和环境，那些脱离了现实的说话方式……以及那些熟悉的自我和关系的实践，它们正在征服人们的生活。

在人们的生活中对这些词语的描写是感人的、有趣的和戏剧性的，就像一个女子在社会保险办公室（以下简称社工）访谈时的这个谈话记录一样。她把自己表示为"我"（达特，1995）：

▶ 我：

我真正想知道的是，如何逐步停止支付补充社会保障收入款，现在我已经控制了饮酒，并且在做兼职工作。我什么时候在法律上有义务拿刀切割自己，医疗可以与现金支付分开吗？

▶ 社工：

我什么都不知道。我作为你的社工，我的工作是让你去治疗酗酒。

▶ 我：

我已经开始而且还在继续治疗中。我需要知道的是如何逐步停止支付补充社会保障收入款。

▶ **社工：**

你在哪里治疗？

▶ **我：**

我在看一位伯克利的心理治疗师。

▶ **社工：**

那不是治疗。你参加匿名戒酒会吗？

▶ **我：**

不。但作为治疗的效果，我已经有 1 年 8 个月没有并且也不想喝酒了。

▶ **社工：**

那不可能，除非你参加匿名戒酒会，或我列给你的包括匿名戒酒会在内的这些项目之一。你确定你没有参加匿名戒酒会？

▶ **我：**

非常确定。

▶ **社工：**

（看着他的笔记）那么你所说的节制时期在这里并不能作数。

▶ **我：**

但我确实没喝。

▶ **社工：**

你这不能作数。

▶ **我：**

我已经找到了一种解决强烈情绪的方法，在我想要喝酒的情绪变得过于压倒性之前就可以解决好。

▶ **社工：**

那么显然你没参加匿名戒酒会，因为匿名戒酒会成员报告说经常想要饮酒。你需要接受治疗，我会向你推荐一个项目。现在，我要问你一系列问题，我希望你能根据这里列出的答案范围回答（手放在一张包含清单的纸上："完全不 / 略微 / 有些 / 相当 / 非常"）。这是第一个问题：在过去的 30 天里，你在多大程度上被饮酒所困扰？

▶ 我：

一点也不。

▶ 社工：

你在多大程度上被饮酒的愿望所困扰？

▶ 我：

一点也不。

▶ 社工：

你在多大程度上因身体不适而烦恼？

▶ 我：

一点也不。

▶ 社工：

你在多大程度上被自杀的念头所困扰？

▶ 我：

一点也不。

▶ 社工：

你会在多大程度上形容自己是抑郁的？

▶ 我：

一点也不。

▶ 社工：

你会在多大程度上形容你自己是不快乐的？

▶ 我：

一点也不。

▶ 社工：

等一下。你在看这个心理治疗师。所以你一定是有不高兴的事。如果你还说你在看一个治疗师，你就不能说"一点也不"。

▶ 我：

那很有趣。我好久没看过我的心理治疗师了。这更像是一个逐渐完善的过程。我可以从一次治疗会谈中走出来，感觉比我想象的更快乐、更有力量，而没有不快乐的感觉。在成长、探索和享受之前，我不需要感到不快乐。这种疗法更像是培育花朵，以确保开花的过程。

► **社工：**

那么你从来不感到不开心或紧张？

► **我：**

好的，我们在这里填下"略微"。

► **社工：**

好的。现在，继续治疗对你来说有多重要？

► **我：**

相当重要。现在我们的答案有些不同了吧。

正如埃普斯顿和怀特（1990）所说："我们构造的叙事结构不是关于资料的次要叙述，而是确定什么是资料的主要叙述。""专家知识"，社工说出的这些话，与"我"的关于她自己生活经验的叙述相互较量。叙事疗法"重视人的生活经验，鼓励使用平常的、诗意的和图画般的语言，鼓励一个变化的世界的看法，并鼓励一个人体会作为生活和人际关系的作者的感觉，讲述和复述自己的故事"。重要的是，在坚持"个人故事或用自我叙事构建我们的经验"的同时，他们强调："个人故事或自我叙事并不是在我们的头脑中被凭空发明出来的。相反，它是某些在不同人们的社区和文化体系中协商和分布出来的东西（怀特，1998）。"

共同建构生命故事的例子一直贯穿在这本书中，生命认同故事的重新整理是这些故事的一个共同主题，这在"无知治疗"以及其后的"行动得真知""通过意象发展替代性知识"等内容中，我们还会讨论到。

叙事治疗师与艾瑞克森一起，注意到"讲故事只是一件普通的事情，是他们生活中每天都在做的事情"。利用询问来发展关于生活中阻抗、知识和技能的"秘密"或"虚拟"的故事，和这些故事的历史，都让人联想到艾瑞克森的工作和家庭主妇天生的勇气，在集中营背诵她们喜欢的食谱来彼此记住她们是谁。埃普斯顿和怀特

（1990）通过鼓励证人团体的做法、网络对话以及在社区中讲述和复述故事，把人们新开发的故事与社会团体、家庭、学校和工作场所联系起来。他们说：

> 通过外化一个人的生活及其关系的故事或主要"问题饱和"的描述，可以促进对独特结果的识别……当发现独特的结果时，人们可以被邀请将其意义归于（通过将其标绘成）另一个故事或叙述……在这个过程中……"想象"起着非常重要的作用。

布鲁纳（1986）用"虚拟语气"的字典含义"来表达什么是想象或希望，或可能的动词"的意思，美丽地渲染了在一个案例中故事的使用情况的变化：

> 我试着证明文学作为艺术的作用是让我们坦然面对困境，面对假设，面对文字可能涉及的世界范围。我用"虚拟化"这个词来使世界变得不那么固定，不那么平庸，更容易娱乐。文学可以变得虚拟化，变得奇怪，让明显的东西变得不那么明显，让不可知的东西不那么不可知，价值问题更开放于理性和直觉。

无知治疗

> 我不知道她的问题在哪里。她不知道她的问题是什么。我不知道我在做什么样的心理治疗。我只是一个天气或美丽花园的源泉，她的思想可以在里面长大和成熟，而不需要她的知识（艾瑞克森，黑文斯引用，1996）。

另一种在治疗中使用的是我称作"无知治疗"的疗法。叙事疗法中，围绕着问题，将之作为一种探索工具，为原始故事重述"闪亮事件"而共同建构（怀特，1998）。埃普斯顿和怀特（1990）运用非凡的独创性和关怀来构想有趣的和原创的问题。然而，有时，即使是最民主的方式，只有休闲外套而不靠专业的外衣，也可能会遇到人际权力关系的一个事实：她对一个人用暗含权威的方式在问这个问题。

当我们在用意象语言工作时，我们会传播和交流"接近经验的描述"并以自然的态度进行"外化对话"，基本上避免了技术主义的语言，因为甚至叙事治疗师们也会因此弄错他们的工作和它的假定。

催眠师们在包括提问的所有陈述中，都设定了引导元素。他们的目的是构建完成患者目标的沟通。在这种形式的隐喻沟通中，将专家式的假设和用催眠控制对方的观念都排除在外，可能对治疗是非常重要的。要真正能够完全理解对方的说法，在这样的情况下是有益处的。这个方法的一个例子是在一个工作坊的体验中发展出来的，其中的治疗师们，同时也是健身工作者，他们面对了由人体美的断言所构成的困境。

■ 美丽的棕色眼睛

► **玛丽琳**：

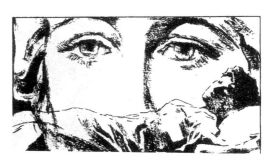

我能感觉到当某些东西被呈现为一个故事，或一个好奇的问题，或作为一个直接的观察时，某些东西就是真的了，真的实际就在那里，可观察，我没有反感。即使我甚至不知道故事的内容在哪里，或者它与我有什么关系，我也能接受。它只要来了，我都不阻止它。

我是执业医师，而罗伯特是我的客户，昨天他来的时候，我学到了一些东西。我说："只是体验一下你有感觉多么放松。"后来他说他讨厌被告知他的感受。就像那些专制的催眠学校，你懂的："现在你很放松。"他建议我可以说："只是体验一下你现在的感受，也许你觉得放松，也许……"
或者"当我坐在沙滩上时，我总是觉得如此放松。"当我开始把没有证据
而只是在想或思考的某些东西强加上去时，我就发现有阻抗了。

▶ 艾瑞克：

而你可以想到在治疗中所谓的"阻抗"的自然模型。考虑一下当你还是个
孩子的时候，你在玩。你玩啊玩啊玩，然后你被打断。自然的事情就是一
直玩到你放手，直到你饿了。所以我认为在治疗中，如果有人在你正在做
事情时来评论你，它就会有同样的效果：它可以打断一些你不知道的事
情，因为你正准备要去做。这差不多就是很巧合的。

▶ 玛弗：

这对我很有帮助。我一直在与一些非常非常低自尊的人进行治疗，她们是
非常漂亮的女人，我赞美她们是很自然的事情，夸赞她们有多么的美丽，
她们看起来是多么美妙等这些。而我意识到这似乎行不通。我是说她们不
明白，她们自己也不相信。我的意思是这绝对就是"阻抗"。

▶ 艾瑞克：

你可以直接和这个女人谈谈她接受她美貌的困难，或间接交谈并讲一个故
事。但请记住，这种经历是人际间的，不是完全在女人之间：美在旁观
者眼里，但更在于旁观者和这种注视之间。一般来说，谈论事物不是间接
的：它指向了人际的空间，如果你在想这些女人们的烦恼，你将会被误导
去考虑女人们是如何互相讨论的，如何互相看对方，如何互相感觉，如何
展示自己的，妇女在文化中的地位，以及人们一般会怎样说话。反之，你
会与这个美丽的女人开始一段讨论，她会告诉你，她的嘴的一侧有点歪。
你可能坐在那里想：多么美丽的女人，坐在房间里看她的眼睛是一件很愉
快的事。在过程中这样说话很好。

▶ 玛弗：

那么，你是说不要把它看成是间接的？

▶ 艾瑞克：

这不是间接的。它直接指向了一件不能被谈论的事情：当她12岁时，开

始成长为一个女人，她父亲看着她，他带她在街上散步，所有这些男孩都跟着她，她觉得非常奇怪，但是没有人和她谈论这个，没有人用语言来表达。她甚至可能不记得了，从那以后，她可能已经以其他方式经历过几千次了。然后她开始接受治疗，治疗师什么也不说，只是盯着她看。她又有了同样的感觉，她无法表达，除了说："我一定有什么问题。一定是这个，一定是那个。"你经历了所有你能想到的可能会影响你的消极事情，把责任归咎于你自己，等等。

在治疗师面对这些问题时，我想建议一下能做些什么。我会考虑身体上的、身体表达的问题，或者是那些你不知道该做些什么但你想要帮忙的，或是那些无法估量的事情，比如关于死亡的问题。你可以帮助别人呼吸更轻松，人们知道如何做到这一点，但是在世界上如何才能解决一个亲人或一个孩子或爱人的死亡问题？这是不可能的，但人们希望得到安慰和去安慰他人的能力。同样，作为一个欣赏美丽女人的男人，我怎么能以一种对她有意义的方式和这个美丽的女人说话呢？对我来说不容易。因此，我想建议用一个以无知作为催眠诱导的方式与患者交谈。我就是这么想的，我会说："我真的不知道做一个美丽的女人是什么感觉。我只知道这样、这样的，但我不是真正地知道。我不知道你怎么想。"

▶ **贝蒂·爱丽丝：**

当他说"我不知道做一个美丽的女人是什么感觉"时，为了让聆听者听到这一点，她不得不接受在某一个层次上她是一个美丽的女人。他只会说出绝对的真相，而当她只是听到这个真相被说出的时候，就不得不承认她自己也是一个美丽女人的事实。它为门打开了一个小小裂缝。如果我说我不知道拥有美丽的棕色眼睛是什么感觉，你可能不会认为你的眼睛是美丽的棕色，但门已经打开了，因为你已经接受了一半的句子，而我们的语言倾向是，当你接受一半的句子，你会接受另一半。

▶ **艾瑞克：**

至少在现在的谈话中，没有任何负面的附加信息。我可以说："我很好奇，因为我也有棕色的眼睛，我真的不知道有这样美丽的棕色眼睛是什么感

觉。"你可以离开它然后再次回到这种感觉，因为我们不久之后即将了解
如何有美丽的棕色眼睛。人们能对此说些什么呢？我很好奇，我真的不知
道。对于一个不知道她自己之美的美丽女人，你可以说些什么，其实这对
许多美丽的女人来说真是这样的……

▶ **玛弗：**

我想起了有许多本关于孩子的书——你知道，像《丑小鸭》、大耳朵的《小
飞象》《象人》，以及关于美的不同方面，以及我们认为是内在美的东西。

▶ **艾瑞克：**

我怎么才能开始体验以前从未感受过的东西呢？这是一件如此奇怪的事
情，更别说谈论它了。

▶ **海伦：**

我可能会说……我会用……也许我可以编个故事，并问这个人，当我谈到
这个故事时他的感受，并使用它。

▶ **艾瑞克：**

什么故事——我很好奇——你能告诉我吗？

▶ **海伦：**

我不知道。我只是想我会编一个。

▶ **艾瑞克：**

你能编一个关于拥有棕色眼睛的、发现她们有多漂亮的女人的故事吗？

▶ **海伦：**

哦，天哪，我们还有多少时间？好吧：从前有个女人。这个女人不喜欢看
自己和在镜子里的反射，因为当她看着镜子、看着她的棕色的大眼睛时，
她不喜欢她所看到的，她在恐惧中转身离开，并告诉自己，她不会再看镜
子（我要哭了）。有一天，她穿过树林，她来到一个正在玩耍的小孩子跟
前。她悄悄地走到小孩面前，小心不要吓到这个小宝宝，当她走近时，她
注意到这个孩子是瞎的。因此，她非常小心，让孩子知道她向他走来，她
选择唱一首小曲，这样孩子就能听到她的到来。当她唱这首美丽的小曲
时，她看到孩子抬起他的小脑袋侧到一边，她知道，他知道她在那里。他

脸上有一种好奇的表情，所以她感到很安全，继续靠近。当她靠近孩子时，孩子说："你唱的是什么歌？"她说："这是一首关于美丽和好奇的歌。这是一首关于快乐的歌。"当女人继续唱这首歌时，孩子开始容光焕发。然后，她们两人共同协作完成了一个非常完美的美丽舞蹈，女人唱着歌，孩子在迈步和跳舞，风在吹，树木和树上的树叶在飘扬。在这里，时间好像都暂停下来，这是优雅的时刻。

过了一段时间，是她们告别的时候了。于是她们说再见，便分道扬镳了。当那个女人回到她家时，她有了一种感觉——她内心的转变，促使她去看镜子，尽管这是她曾经决定永远不会再做的事情。当她瞥了一眼镜子里的影像时，她从眼睛里看到了她曾经转身离去的身影，而她感受到的却是她的灵魂的感觉。这一天，她感受到了她内心深处的一份接纳，这是她从来不知道的。从这一天起，她知道，她总是可以去看看在镜子里的自己，如果她留在那里足够长的时间，保持停留和呼吸，并且只是继续看着她在镜子里的眼睛，她可以超越恐惧，来寻找内心接纳与平和之地。

▶ **艾瑞克：**

太美了，美极了。治疗的目的是帮助病人解决一些困难，无论你是否知道这个困难。正如在所有的合作类型的对话中，你朝着那个目标前进，你不必刻意去思考它，它就会发生。那些对于承认自己是一个美丽女人并且谈论它都感到有困难的人，这个故事将是一种与正在经历这些困难的人建立联系的好方法，即使你并不知道解决问题的方法。

还有一件事是你可以用来展示这是如此美丽的。当你开始说话，你不知道你要说什么，或者当你开始移动，你不知道你要进行什么步骤，或者当你开始触摸，你不知道会发生什么，所有这些情况中，某种情感都会从我不知道的地方流露出来并来到这里。这个故事对许多人有许多不同的影响：那是它的另一种美丽。你不知道明天这个美丽的故事将会发生什么。我不知道我今晚照镜子时会发生什么。如果我说我的一些特点，我总是会觉得很可笑，因为看起来与我不一样——我就是不知道。非常感谢你的美丽故事。

行动得真知

> 你在生活中看到的一些问题的解决方法是以一种使问题消失的方式进行的（维特根斯坦，菲利普斯引用，1993）。

每天晚饭后，我的父亲会离开我们大大的旧厨房，在他日以继夜工作的间隙，会躺在客厅的沙发上打个盹。我妈妈会清洗和擦干碗盘，抱怨说他从不帮忙。有一次我父亲离开了餐桌，朝水槽走去，顺便拿起一块洗碗布。我母亲拦住了他，抢走了洗碗布，说："你以为你在做什么？"把他推到客厅。

第二天晚上，父亲对我母亲说："你为什么不坐下休息呢。艾瑞克和我会洗碗的。"她同意了，我的父亲来到水槽旁站着，示意我站在 10 英尺外的敞开的碗柜旁边。然后，他把每个碗碟都洗净擦干，接着把它抛到房间的另一头让我接住并摆放起来，而我母亲则看得目瞪口呆。我一只碗都没有砸掉。

也许这次经历帮助我理解了一位研究催眠的医生德尔菲的反应，当时她被问及关于午餐问题的谈话是否已经解决了时，她说："不是讨论。方案就是解决这顿午餐。"这可能会提醒我们，如同罗杰斯和分析治疗师所例证的，苏格拉底式的"了解自己"的指令，伴随着一种同样古老的传统，即理想就是美德———一种演绎中的美德。总的来说，我认为可以公平地说，现代形式的心理治疗关注于新故事的演绎，而不是对已有故事的深思。

海利（1981）描述了艾瑞克森的治疗方法，即关注现实世界中解决实际问题所需的实用技能，并放弃那些不起作用的方法。"这些观点被认为是美国实用主义的特征，就像艾瑞克森强调的采取行动而不是作为一个观察者并等待改变。"艾瑞克森（1980）的许多治疗都是从他推动病人在行动中做出微小改变开始的，例如倒退进房间，或者走上山路。催眠师期待的态度和专注的注意力的效果本身就表明了参与和行动的准备。

一位电脑程序员要求我使用催眠疗法，以便帮助他更有效地达到他的编程目标。我对他进行了冗长的催眠描述，然后询问了他对我讲话时的感受。他说："你刚刚做的时候我飘走了。当你在说的时候，我正在做我自己的这件事。我没听到你说的话。我只是把它翻译成了行动。"这段经历正描述了威廉·詹姆斯（1975）在他的美国实用主义中所勾勒的内容："简而言之，信仰成为行动的真正规则；思维的整体功能只是生成动作习惯的一个步骤。"詹姆斯在同一部作品中表达了实用主义的认识论以及关于真理、行动和价值的关系：

> 实用主义对真理有一个总体的概念，即真理本质上与我们经历的某一时刻可能引领我们走向其他值得引导的时刻的方式相关。首先，在常识性的层面上，一种精神状态的真实性意味着一种有价值的引导作用。令我惊讶的是，这种真相概念允许价值——那些值得的价值，由我们将要得到的东西所决定。

我认为，这不是一个我们认为自己要去什么地方的功能，也不是我们决定在哪里反思的功能。维特根斯坦（布兰德引用，1979）用一种俏皮的语言压缩，表达了这一概念，并将其与故事或文本的隐喻联系起来：

> 给予了什么，要接受什么，这些引导着我们。"让我们通过研究'阅读'一词的使用来研究'被引导'这一表达的用法。"首先，我们可以说……我们阅读了现实，我们阅读了世界。其次，当我们重复它自身并用语言表示它时，既定事实就会引导我们。

维特根斯坦（1958）的解释理念与语用学转向相呼应：

> 给出一个人做某事或说某事的理由意味着展示一种导致这种行为的方式。在某些情况下，它意味着告诉自己走了哪条路；在另一些情况下，它意味着描述一条通往那里的、符合某些规则的道路。

布鲁纳将他的观点与实用主义和理查德·罗蒂（布鲁纳引用，1990）联系在一起，罗蒂认为，实用主义是"深刻而缓慢的运动"的一部分，以剥夺哲学的"基础"地位。"真相"之类的想法，"知识""语言"被视为"反本质主义"。我们希望真理具有本质，是绝对真实的，"但是说一些关于真理的有用的东西是探索实践而不是理论，是行动而不是沉思。"

在物理空间中适应了身体反应之后，对人类最重要的行动类型是社会互动。如果没有人在社会环境中提供照顾、喂养和情感，无人能够从婴儿期存活下来。布鲁纳（1990）认为，这些至关重要的社会互动形成了对生活的叙事表现形式，幼儿的语言兴趣集中在"人类行为及其结果，尤其是人类互动"，以及"在实现语言表达之前，叙事结构甚至是社会互动实践中固有的内容"：

> 那么，对于选择性的意义而言，这种前语言准备是什么呢？我们将其描述为一种心理表征形式。但它代表了什么？我认为这是一种高度可延展的但又是与生俱来的表现，是由他人的行为和表达以及人类互动的某些基本社会背景所触发的。

布鲁纳（1990）对叙事的讨论强调了故事所要求的一揽子"语法成分"。该系列既有趣又不寻常，为人类生活中的讲述和治疗中的重组讲述提供了一个方法。叙事要求：代理、顺序、对不寻常事件的敏感和一位叙述者。人类行为被视为按照行动的连续顺序指向目标，其中主角对不寻常而非规范事件需要很敏感。叙事可以是"真实的"或"虚构的"，而不会失去作为一个故事的力量。叙事的这种特征，它允许并强调"主观状态、弱化环境、可选择的可能性"，以及"使一个故事变好……你必须使它有点不确定，以某种方式开放不同的阅读……待定"，通过故事、梦想、想象和有意义的行动的交替，提供了一种社会和个人改变和创造的方法。

■ 我想要那张桌子

> 关于行动的争论汇总了我们的经验（布鲁纳，1990）。

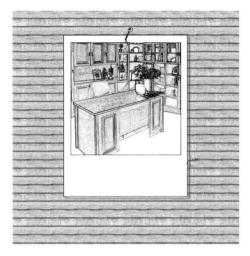

在这些讨论中，我强调了梦境图像和从中编织的故事在人们恢复生活中的定位。我还指出这些治疗方式的古代起源和这个疗法的社会或人际本质。正如弗洛伊德（贝特海姆引用，1983）在"铺设分析的问题"中所说："我们基于常识。"在他最初的方法中，在"开始治疗"（弗洛伊德，1913）中所描述的，他让患者想象自己舒适地坐在火车车厢里，报告他们在移动的车厢窗外可能看到的任何东西。这种方法既通用又富有想象力。弗洛伊德很快将注意力集中在儿童时期，在相当程度上，可作为一个人生活方式的起源。

以解决方案为中心，具有前瞻性或重构性的疗法（例如我们如今所实践的），也可以着眼于童年。这里重要的是戏剧性表现、探索性游戏、隐喻性语言以及快速假设不同的社会和原型角色的结合，这些角色是儿童想象力的特征。这些实践构成了许多自我概念。心理治疗可以基于这些相同的方法，通过嬉戏的动作来重构图像、故事和自我，就像奥兹玛那样：奥兹玛是一位 60 多岁的女性，小时候因为母亲的取乐而受到折磨，与其他孩子隔绝。成长后，她与虐待狂的医生结了婚。在长期和丈夫的关系挣扎中，她一直被"视为"精神分裂倾向、精神分裂症和边缘型人格障碍。她来接受治疗是因为她终于与一个虐待狂丈夫分开了，之后她害怕晚上独自待在家里，她在第二次治疗结束后反馈道："自从我们交谈以后，我再也没有这些恐惧了。我没有在害怕中吓醒。我很惊讶这个竟然会有用。"

我想寻找并询问的一件事："什么让你感到惊讶？""你注意到了什么？"与其寻找理解上的恒久性、信仰上的熟悉性，或逐步进入治疗师的思维模式，我更愿意考虑的是：什么是令人惊讶或新奇的。就像叙事治疗师一样，我正在寻找令人惊讶或新颖的结果，从中构建出一个人的替代性历史——它是真实的历史，虽基于真实事件却被遗忘或忽视了。2 个月后（我每个月见她 1 次），她说："夜晚很美好，治疗中有些事情正在发生。我独自一人住了 3 个晚上。我做到了。"3 个月后，她说：
"我心情很好。"上个月，她做了一个梦，有人闯入她的房子。在梦醒之后，她马上
就报警了。他们过来检查了她的房子，一切都很安全。"没关系，女士。无论它是
谁，都已经不在这儿了。"她说："我没有感到被困。我有信心。我自己有一些值得
专注的事情。对于我的空间，我感到在使用上有些不同。在真正意义上，我正面对
着我的问题。"1 个月之后，她兴奋地说："我们一起完成了这个过程。"这是治疗工
作的另一个特点。这是一种协作的感觉：

> 我们一起完成了。我随时都可以醒来。那里有一种安静的感觉，一种
> 满足感和秩序感，第一次感觉世界上的事物都是正确的。现在世界就在那
> 里，我没有任何混沌的困惑。

这些是治疗中从未讨论过的问题。没有关于界限的讨论，也没有谈论内部和外
部，也没有类似的讨论："你知道，如果你能面对你的问题，那将会是一件好事。"

9 月，我们确实谈到了她生命中因为父亲酗酒而感到内疚的感觉。我对她说：
"不可能是因为婴儿导致了父亲的酗酒。"我们谈到了婴儿，婴儿是什么，他们知道
什么，他们能做什么，他们多么无助，那么的幼小。1 个月后，她说：

> 我想我正在以各种方式进步。我有了一席之地。我更自信了，晚上更
> 舒服，更像我在你这里的感觉，与外面的其他人一起。良性友善的对话在
> 我内心继续。我完全摆脱了认为孩子做了坏事的负罪感。我再也没有咬牙
> 切齿的苦痛。

请记住，手势是一种无意识的谈话交流的方式，但行动也是如此。在我对语言
的许多成见中，我不喜欢"付诸行动"一词。"行动起来和演戏"，这些词我喜欢。
这是行动，你可以通过行动来治疗。你深情地拥抱你的朋友，接受与其他人一起工
作而换一个班——这很有治疗意义。如果有人去世，人们常做的事情就是从家里带
上食物，并打电话去帮助他们去世者的家人。人们会说："你希望我能做点什么。告

诉我该怎么做。"

有一天，奥兹玛向我展示了一块木头，这是她木工班的废料。她说："我偷了这个。我偷东西了。我不知道为什么要这样做。当哈利离开时我去垃圾箱，我拿了他的工作垃圾。我甚至不知道他是否需要它们，但我把它们拿走并带回了家。"然后，她看起来显得很糟糕，内疚、担心和委屈，她说："我喜欢你的桌子。我想偷那张桌子。"

在桌子的抽屉里我放了一个宝丽来（一次成像）相机。我伸手拿相机拍了一张桌子的照片。我把照片给了她。我说："嗯，这是给你的。"那就是治疗：我给了她照片。1 个月之后的那一次咨询面谈，她说："你把桌子给了我……而那次偷窃的经历却还有如此幽默的另一面。'内疚的'锁链并没有沉重地压在我身上。带着这张桌子的照片对于我而言这意味着很多。我的偷窃欲望已经渐渐平息了。"又 1 个月后，她说：

> 上次治疗会谈仍在那里，但我对此根本没有异议。这些天来，情况正在发生着变化。它们离我更近，可以吸收了。我们在治疗中做的事情是属于我的。它们不仅难以言语，它们是能被感受到的，它们在其他看不见的地方。它们是我惯用语言之外的东西。那是哪里："超越语言？"盗窃事件已经从我的冲动中自动消失了。这就是你给我的照片：有趣又神奇。它进入了我冲动所在的空间。

另一个月过去了：

> 我觉得更人性化了。感觉真的很新鲜。这次"盗窃"这个怪物的行为，通过与您分享而变得有社交意味了。当其他东西不起作用时，是什么让这个起效的？一路开放的都是绿灯，开阔而宽敞。我厌倦了年复一年又复一年的治疗。我喜欢你给我的照片，还有它的故事。我把它一直带在钱包里。

这个故事成了奥兹玛不断努力了解自己生活的故事，以及讲述和把它写下来的整个过程的开端，我们也将在"通过意象发展替代性知识"内容中再次回到这个故事。

解决未知的问题

本书中描述的疗法可以被认为是梦的意象语言中的公共对话，即无意识的语言。随着问题的解决，谈话就结束了。"催眠传递"是在反思团队或咨询中获得的讨论催眠式比喻。催眠，作为不可预见的解决方案和活用潜意识的一种主要隐喻，可以应用于一个"未知的问题"。从外科手术中的催眠麻醉和在弗洛伊德早期工作中的疼痛控制，催眠治疗的实践一直是用"问题解决导向"的方式。

在我的催眠治疗课程中，我们练习将恍惚状态传递给对方，这是大多数人第一次催眠另一个人。恍惚的形式是将注意力集中在切面水晶上，舒适地闭上眼睛，让催眠师轻轻抬起被催眠者的手。然后，被催眠者以类似的方式再催眠下一位被催眠者。

在第一次练习之后，我们对下面的课堂讨论提出了挑战：考虑解决一直干扰生活的未知问题。我们在解决人类问题时讨论了"未知"的一些隐喻表达：工程师的"黑匣子"和摄影师的暗室。前者中，可以描述输入和输出，但它们之间连接的工作仍然模糊不清。后者中，在暗室中将负片置于一系列溶液中。在经过这些溶液发展和修复后，它就会呈现为一个正面的图像。

希望在工作中发挥这些主题的治疗师应该聆听图像的音乐，并通过合作式对话来练习发展它们。第一本优秀的实践图书是弗曼和阿霍拉（1992）的《解决式谈话》。贝多芬这一类型的四重奏是由米尔顿·艾瑞克森的作品所表征的。

在接下来的课堂上，我们首先讨论了女性和权力以及在引发恍惚状态过程中产生的"作为催眠师"的感受。然后我们回到了未知问题。1990 年 12 月 7 日即兴创作的作品标题为：

■ 湖心女神

▶ 艾瑞克：

我想回顾一下上周大家的经历，然后从那里继续探索这个未知问题。你还记得哪些有趣的东西吗？

▶ **海伦：**

我非常紧张，因为我排在第一个，要转向克莱姆并催眠他，而且要将恍惚状态传递下去，我想知道我是否能做到这一点。这是一次奇妙的经历，因为我以为我处于恍惚状态，但我仍然可以感受到焦虑。我确实变得更加平静了一些，更加相信我可以完成作为催眠师的任务，当我转向克莱姆时，我觉得我带来了一些催眠恍惚状态，而不是那么担心或难为情了……我觉得我分享了在房间里的催眠导入，我注意到的是一种更强烈的好奇心和注意力，因为人们做了导入并进入恍惚状态。我有这种更自由、更开放地看待人们的感觉，真正地看着并接受它……然后我真的在倾听——这种安静、开放的非侵入式的倾听，真正有知觉的感受，我真的很喜欢这种状态。这对我来说似乎有点意外。这一周我注意到的另一件事——我只是想知道那天是否与那个未知问题有关，是我处理了许多悬而未决的个人小细节。即使在今天，我还记得把那磁带带回这里。我会想到一些小事情，但觉得我没有时间去做。但我就是做到了。

当我们上周离开这里时，凯茜、玛丽琳和安走在我面前，我说："嘿，伙伴们！我们做到了。我们催眠了他们！"

▶ **玛丽琳：**

我们互相保证和确认，我们没有假装被催眠，而是真的被催眠了。

▶ **艾瑞克：**

真的吗？

▶ **海伦：**

所以这对我也真的很有帮助。我认为这真的让我进入了相信我能做到的领域。

▶ **艾瑞克：**

你呢，安？你觉得怎么样？

▶ **安：**

嗯，我觉得这种经历是需要重复和累积的（大家的笑声）。我看得不是很清楚。从我们传递的第一刻起，我就觉得我不得不停止去听，否则轮到凯茜跟我做这件事时，我会非常紧张。我也非常担心把它传递下去：我不知道会发生什么——真正会发生什么。我有很多疑惑。但我记得在体验期间我实际上回到了夏威夷的海滩，真正地就在那里。这一切非常非常清晰，那就是我所在的地方。我认为这是一个累积的体验，每个人都在谈论它，它变得越来越晶莹和精致，直到它正好成为一个绝对清晰的画面。

本周我在想的是解决一个未知问题的方法，而不知道图片将在哪里弥合这个未知问题。它会在哪里与问题相遇？那张照片在哪里——我脑海里在海滩时的那张水晶般清晰的画面？未知问题：它会在哪里相遇？它几乎每天都会突然出现在我脑海中。我发现它很有趣——这个未知的问题。

我一直在谈论我的所有这些问题，也想知道我是否不应该谈论它们，并希望一个解决方案会以某种方式浮现出来。也许我不应该对问题如此感兴趣，因为如果我不是，也许我会忘记它们是问题，也许它们会成为未知的问题并得到适当解决。真的很疯狂。

▶ **艾瑞克：**

我非常喜欢这个关于未知问题的想法，部分原因在于它是另一种谈论无意识或无意识思维的隐喻的方式。记得精神分析有个说法就是，你之所以遇到问题，是因为某些东西落入了你的无意识中。你压抑信息、情感、欲望或记忆，或者你对整个童年一无所知。这样你就得到了一个未知的问题。但是如果你想到我们一直用的催眠方式，将无意识作为一种资源，你可以把你的问题之类的东西放到无意识中，并以同样的方式解决它们。你可以说："嗯，这不是太糟糕，我就是把它放了进去。"这就像一锅汤："这看起来像是剩菜，但我不想扔掉它。""很快它就会炖出自己的味道，你可以用它来制作酱汁。"

▶ **海伦：**

在 12 步计划中，他们称之为"放手"。

▶ **艾瑞克：**

是的。你要么把它交给更高的力量，要么把它丢进潜意识里。这就是安正在采用的方法；我认为这是一个非常有趣的方法。现在，"无意识"通常被认为是以个人的方式出现，但这里有另一种思考方式：无意识的事物也是非个人的、社会的和人际关系的事物。当你还是孩子时，你对家庭的感觉可能是无意识的：你知道它是什么感觉；如果你再次在那里，你会发现它；但这很难用言语表达出来。因此，这个未知问题可以是一个明喻或者类似于你来自整个背景的想法。我喜欢无意识解决方案的概念，甚至比未知问题的概念还要喜欢。

▶ **安：**

嗯，找到一个解决未知问题的无意识解决方案。

▶ **艾瑞克：**

凯茜，上周你感觉怎么样？

▶ **凯茜：**

很有意思，安，当你说它似乎是累积的时候，因为当它到达克莱姆时，我已经飘走了。我觉得我甚至不记得约翰对我说过什么了。当艾瑞克第一次说"这就是我们要做的事情"时让我感到紧张，因为就像你一样，我觉得："我的天啊！我得表演了……我必须成为那个承担某种责任的人，而不是那个正在学习的人。"所以我感到紧张，但是当我们继续时我就放手不管了，当我坐在那里时我只是觉得我走得更深更深更深，我只是感到那个柔和的目光，我虽然在这里，但没有任何具体的方式，当约翰到我这里时，感觉很奇怪。

这就像我陷入这种冥想的恍惚状态，我不想从这状态中出来。感觉好像在睡觉，但是却醒着。我想起了很多身体力量，他一定是在说关于我手的什么东西，因为我的手感觉充满了能量，而且很沉重。我不记得我跟你说的话。我觉得我只需要说话。我完全忘记了有一个目的，直到你刚才说，我才记得有个未定义的问题。突然间："哦，是的，没错。"我忘了那里有一个海滩。我只是飘出来了。我不能告诉你约翰对我说的是什么，除了我记得我的手。有一些焦点将我的能量带到我的手和水晶上。这是一次非常强烈的体验，我真的不知道如何描述。

▶ **艾瑞克：**

你做得很好。柔软的凝视就像海伦谈到的那样：能够观察而不用那么专注，然后那种走得更深更深更深的感觉——就是做那一件安所说的在这周一直在与之周旋的事情——意识和无意识之间的边界。"海滩在哪里可以应用于未知的东西？"是一个关于进入更深的故事，在某种程度上，它就像：在哪里你闭上眼睛，在哪里你正在拍打着水面，然后是在哪里你进入了更深；接着你沉浸了。它可以有这种感觉，也可以有接近边界的感觉，或者让某个东西"进入"边界。这些都是相似的经历。

▶ **凯茜：**

那柔和的目光……这几乎就像是柔软的目光转向了内心。我觉得我离开了我的身体，除了我的手——就像剩下的唯一能量在我手中……

▶ **海伦：**

不过，我注意到你的话是很流畅的。你说得很清晰。我非常感动并且印象深刻。我以为你可能已经在恍惚状态了……

▶ **凯茜：**

这很有意思。这真让我感到惊讶，因为我觉得我只是放手罢了。我真的不知道我说了什么；我真的不知道。

▶ **海伦：**

看到录像回放的时候你会喜欢的。

▶ **凯茜：**

我觉得这是一件非常深刻的事情。我检查了一下。这是一次不同的体验。而且这真的很有趣，因为我来体验这门课的时候不确定我是否能体验到这些东西，就我的体验而言似乎每一次它都变得越来越深刻。还记得你和我在一次催眠引导中有类似的经历，我们以为我们睡着了吗？嗯，在某些方面，我认为我会陷入很深，但我保持清醒——我的一部分保持清醒，而是在我完全无意识之前。现在，就像是脚踩两个世界。

▶ **艾瑞克：**

是的，这就是它的样子。它非常令人愉悦，它是一种非常强大的感觉，而这正是你的目标。然后在你体内发展起来的就是属于你个人的。玛丽琳，你怎么样了？

▶ **玛丽琳：**

我排在最后一个，我也觉得这是个累积效应，我参加了各种各样的旅行——我刚做了各种玛丽琳的事情。我也很紧张；我一直都很紧张（大家的笑声）。我也有这种感觉——恍惚逐渐累积而又有紧张的双重感受。这对我来说非常奇怪：感觉到同时处于恍惚和紧张的体验是很新奇的。我也在观察和观看着。在我看来，当他们这样做时，每个人都添加了自己的一点小小趣味：他们如何做事，他们的思想如何运作，我们每个人的话语是如何表达的。我试图对自己说："别观察这么多了。别担心了。"所有这些喋喋不休，所有那些委员会成员都在那里喋喋不休，我的后背当时真的很疼。

还有这种意识，在某个时刻我将不得不转向你，而且我也将不得不继续执行并催眠老师（大家的笑声）。但你带着如此纯粹的意图接近我——你就是你，与我在这里，其他的一切好像都消失了。而且我对着水晶球的不同切面非常入迷，就看着这些斑斓的颜色。我真的想透过它们看房间里的所有物品。这就是我最关注的。

▶ **艾瑞克：**

你刚才所描述的，就是催眠中的"活用"。在你催眠之前坐在那里，以各种不同的方式看待事物，就像玛丽琳。你的大脑就是这样运作的。你观察不同可能的情况和感觉，之前发生了什么，接下来会发生什么，你从不同的角度看待事情。

安给你进行了一次催眠诱导，允许你将这种风格当作技能来使用，而不是将其当作一种症状，因为这样你就会开始关注每件事情的不同方面，以帮助你实现目标（在这种情况下，它们是某种未知的目标）。这使你可以利用那个困扰你的东西，而不必改变——你不必变得思维单一。相反，你可以使用这种能力来看待所有不同的角度和方面，并享受它。这是一种伟大的天赋。

▶ **玛丽琳：**

是的，非常愉快。我不太记得了，一切都被提升了（译者注：手臂悬浮的隐喻），但没有什么比这更重要的了。我仍然有一种幸福感，这是非常愉快的，然后轮到我传递给你了。我只是意识到了恐惧（表情丰富的姿势，大家的笑声），当我那一次去提起你的手腕时，我的手相比之下是那么冰冷。

▶ **海伦：**

……这是一种很好的二重奏，他放下手，你伸出手，把水晶球放进去。

▶ **艾瑞克：**

每个人都做得非常出色。哦，那个未知问题呢？

▶ **玛丽琳：**

我不知道。另一部分的我意识到我经常在伴侣治疗后来到这个班级，我们有一些很明显的问题在我的生活中占据了大量空间。当我们在房间里走动的时候，我又在想："我怎么能做这种自相矛盾的事情，让这个已知的问题变成一个未知的问题，就因为我想找到解决办法？"

▶ **安：**

你可以让我进入这个梦。

▶ **凯茜：**

当我和艾瑞克一起学习时，我写了一本梦的日记。我从来没有这样做过，但非常有趣的是，所有的梦都以某种方式联系在一起，成为一个包罗万象的长篇故事，这是我完全没有预料到的。有点像你说到海伦的那个意象：漩涡。不知何故，它们都联系在一起，因为它们都在同一个漏斗里，围绕着中心问题。这是一种很强大的方式，可以用隐喻来表达，也可以直接和一个人的个人形象联系在一起，而不必知道它意味着什么。

▶ **海伦：**

你不必知道它是什么意思？

▶ **凯茜：**

是的，我一直在想："好吧，好吧，那很好，但是这意味着什么？"而我直到最后，才得到这种无须语言理解的感觉，以及一种体验，这是关于确知、解答和放手的体验，在这种放手的过程中，我不再有想要理性化、合理化，或将其分门别类放进盒子并将其归档的想法。这是一种非常不同的体验。

▶ **海伦：**

这让我想到：我说我不记得梦，但我醒来时，我不是非常清醒，我知道这个梦，我又回去睡觉了。但第二天我就不记得了。我只依稀记得有这个梦。我再也不记得我知道的是什么了。

▶ **艾瑞克：**

你不记得你所知道的，但你记得知道它。这就是你们两人正在描述的。这就是我用"解决未知问题"这些词语所指的体验。你觉得某些问题得到了解决，但你不知道它是什么。

▶ **海伦：**

这就像一个新的知识或惊喜？看来是对的。我回去睡觉了。

▶ **艾瑞克：**

没错，你可能会说，你是在无意识地重组。你不知道自己做错了什么，但现在你不再犯错了。用物理来类比的话，球在你扔去的地方，或者你在击鼓时保持节拍。你不知道出了什么问题。因此，你必须在不用语言的情况下弄清楚它，通常是通过反复试错，直到感觉正确。我认为这是许许多多重要问题得以解决的方式。

▶ **玛丽琳：**

我有一位用隐喻方式教学的舞蹈老师，我们有一些共同的隐喻，但当我回顾这种语言时，这种语言似乎是如此不精确。"抬起"或"变轻"是什么意思，或者去想象这种情况发生在前面，那种情况发生在后面，是什么意思……

▶ **海伦：**

我有过那样的经历，那时我和我的一个帮我训练的朋友在我曾经失败的高尔夫球比赛中，他一直告诉我，我正在捡球棒，直到我在视频中看到，我才知道他的意思；然后"哦！"我立刻就能看出来。

▶ **艾瑞克：**

有什么区别？它是不精确的，它是暗示性的：它指向但它没有定义。所以在这个意义上，我们当作技术来使用的许多词语都是隐喻性的。"催眠"是一个听起来很专业的词，意思只是"与睡眠有关的"，仅此而已。

▶ **安：**

在你说话的时候，我也想到你刚才所说的话：如果你能谈论它，它会变得更意识化。但如果言语如此不精确，那么你真的是无意识的。我想的是那些坚持谈论他们对某一次经验的理解的来访者，他们将会极力回避。我想，好吧，也许他们需要更清楚地理解它，但是当你谈论言语不精确时，我们知之甚少。

▶ **艾瑞克：**

有趣的是，人们对解释很有信心，好像给出某些东西的理由了，就是问题的解决方案，我总是对此感到非常困惑，好像如果你能给出一些什么词语就可以把问题解决了一样。我认为你可以重新解决它——你可以感觉良好，不再质疑它。现在，你的这个已知问题：我可以说："问题的已知部分与两个人相处的方式有关吗？"（暂停）。也许它没有。

▶ **玛丽琳：**

不，不是。它与两个人选择在一起时有关，然后呢？这是我的想法。

▶ **艾瑞克：**

好的，让我们假设这就是表达问题的方式，让我们说我们有一种奇怪的信念，即解决方案就在问题中的某处。假设有一种方式可以完成这种舞蹈，那么在舞者身体的某个地方，有着可以解决她正确放好双脚问题的答案。我们假设我们有一个可解决的问题、一个可分解的问题，到目前为止还好吗？

我们不太知道问题看起来是什么样的。我们四个人根本不太了解这个问题，第五个人可能会或可能不会对此有太多了解。所以，让我们说有这个问题，但我们并不完全知道它是什么样的。如果你梦见一个问题并且你不知道它是什么，它会是什么样子？什么是一个未知问题的图像？你可以看到它在那里，但你看不到它里面有什么。

▶ 海伦：

一个湖。我想象到一个湖泊，一个贮水池。我看不到鱼或岩石。

▶ 玛丽琳：

我有一个雾的形象，也在一个贮水池上。所以它既是水也是雾，又有些模糊不清，但我无法弄清楚它们是什么；云背后有一些看得见摸不着的东西。

▶ 安：

我有一片像黑火一样的云，在冒烟。我看不透。它被白色框住，但它是黑色的。

▶ 凯茜：

我看到的是，你不知道哪一个是黑色的一面，哪一个是白色的一面。这是女人吗？它是花瓶吗？没法说。这是我关于这个问题的图像。

▶ 艾瑞克：

非常好。我想，因为这是玛丽琳的图像，让我们来设想它是一个湖……就是一个湖泊。现在假设这个问题的解决方案就来自湖泊，并会在雾气散去时出现。如果你能看一眼，看看它是什么样的。

▶ 海伦：

嗯，当你说"解决方案"时，有一个形象瞬间出现。这是一个女人的形象——一个女人的身体，这个非常古典、雕像般的高大的女人的身体从湖里出来。我不知道这是雕像还是个女人。有裸露的感觉，但她披着一件薄纱，她周围有些东西。你看不到她的特征。长发，黑色还是浅色？我实在说不出来。我真的看不到。它有点朦胧，有点苍白，轻盈。

▶ 艾瑞克：

她带着什么东西，或是她没有装饰，没有受到任何束缚？

▶ 海伦：

她没有带任何东西。她没有受到任何限制，也没有受到任何阻碍。这是一个非常强大的人物，非常强大……可怕的女人。她转过身来直视前方。

▶ **艾瑞克：**

关于她的情绪和她的力量：你还有另一种感觉吗？

▶ **海伦：**

光明。她有一种轻盈的光感，来自她身上散发出来的光。

▶ **艾瑞克：**

现在假设你将她的图像传递给安，看看它会发生什么。如果你愿意，你可以把它交给她。并且假设你在看这个女人时说出你所看到或感受到的，以及她做了什么。

▶ **安：**

我也看见湖中有一把剑，还有这颗宝石。一切都在闪闪发光，仿佛背后有一道明亮的光芒。她沉浸在湖中，仿佛她只是站在那里。

▶ **艾瑞克：**

她现在传达给你的感觉是什么？

▶ **安：**

这有点儿……一种舒适的感觉。

▶ **艾瑞克：**

所以这其中也有力量、才华和舒适……继续。

▶ **安：**

是的，好像所有的答案都被包含了。我感到被这图像安慰到了。

▶ **艾瑞克：**

你看到她的脸、头发或是她的手势了吗？

▶ **安：**

明亮的黄色头发，有点波浪状；有点宁静；没有任何明显的特征；没有强烈的感觉、情感或类似的东西。那更多是……存在。她的眼睛是睁开的。她的特点都很精致。她的皮肤非常光滑……漂亮，非常漂亮。

▶ **艾瑞克：**

她用剑做了什么？她是抱着它还是看着它，或者……

▶ 安：

不，她没有做任何事情。剑就在她旁边。光芒四射。这是她的一部分，与她融为一体。

▶ 艾瑞克：

现在假设你把图像交给凯茜，看看她说什么。

▶ 凯茜：

我可以看到这个女人的雕像般的身影正从这个湖中走出来。实际上，我看不到湖的边界，所以感觉就像一个膨胀的水体。我看不见它的边界。我看到剑在她伸手可及的水面上。我看到天空中的闪闪发光的光线照射在它上面。我看不清楚她的黄头发。这很有意思，因为当她向外望去时，远处有美丽的金色灯光。它们不一定是来自城市或任何东西的灯光，但远处只有一些美丽的光线。来自地平线的光线在水面上投射出光芒。

当我仔细看她时，女人的形象很奇怪。她是用这种非常坚硬的物质制成的，就像水泥一样，但并不觉得她很僵硬。它只是坚固的，它的温度几乎是冷的，但在情感意义上不冷，并不是超然的。在这个地平线或这个区域，我感觉非常强烈。它实际上就像一座雕像，但却有运动。你在这里感到柔软。有感恩，有宁静，有不可思议的智慧和非常强烈的关怀感。

▶ 艾瑞克：

假设你再把它传达给玛丽琳呢。

▶ 玛丽琳：

我在这方面遇到了一点麻烦，因为你一开始说话我就也得到了"湖和女子"的图像，而我有我自己的意象，所以让这个意象去适应你的图像会有点难。

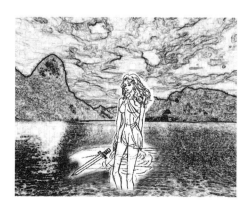

▶ 艾瑞克：

你可以两个都有。

▶ **玛丽琳：**

我也看到她身上闪烁着许多闪闪发光的光芒；还有那种雕像的感觉，如此理想化，几乎不是人界的。我不觉得滋养部分和真相部分一样多。所以有水从她身上流出。她拥有所有的力量，水从她身上流了下来，一切都在闪闪发光，就像珠宝和剑一样。其实我看到了一个圣杯；她拿出了这个圣杯。

▶ **艾瑞克：**

你会游泳吗？

▶ **玛丽琳：**

我呢？一般。是的，有点。

▶ **艾瑞克：**

假设你游到水面中间。

▶ **玛丽琳：**

朝着她所在的方向游吗？

▶ **艾瑞克：**

是的，除非她向你游来。

▶ **玛丽琳：**

不，她出发了。她就像是在一个小车上或者什么东西上然后又下来（停顿）。好吧，我在那儿……好吧……接近她有点吓人。她是个非常威严的人物，所以我想保持距离。我想亲近体验她，但不要太近——只是稍微远一点。

▶ **艾瑞克：**

假设你比你想象的更接近一点点，只是一点点，如果没关系的话，你可以稍微靠近一点。这就像做运动，有点像去打破平衡，但你知道你可以维持它——有点像是足尖舞。

▶ **玛丽琳：**

我开始有一种分享她力量的感觉。这很可怕，但这对她来说就像一场运动，或者是我正在参与的运动。我被她吓得不敢靠近。她一手拿着圣杯，另一手拿着剑。这些都是沉重的物体，她不是个好欺负的人。她忍受着，我不知道这个词是什么意思，她忍受着，她允许，没有优柔寡断，没有犹豫不决。

▶ **艾瑞克：**

这就像一个真值函数项（译者注：值域只有真或假），因此如果你直接移动的话，和她在一起会更安全。

▶ **玛丽琳：**

如果我直接移动，那么我就只能要么移向她，要么远离她。

▶ **艾瑞克：**

移向她是一个好主意。深呼吸，并充分利用你所知道的一切。

▶ **玛丽琳：**

（哭了一会儿，然后大笑）我真想要离开这里。

▶ **艾瑞克：**

我欣赏你的诚实。那是事实，不是吗？

▶ **玛丽琳：**

这是事实。

▶ **艾瑞克：**

但是事实是你已经走得离岸边这么远……

▶ **玛丽琳：**

我之前会说，因为她不允许谎言：这是事实（停顿）。我已经完成了。

▶ **艾瑞克：**

哦不，我不这么认为。远还没有。你必须记住：你还在湖中央，要游回来是一个漫长的过程。你需要用尽所有的力量才能回来，所以这样说来你就不得不更靠近一点儿。

▶ **玛丽琳：**

从那个强大的入口处，仍有涟漪从她身边移开，涟漪正在一点点推开我，我必须向前冲去才能靠近；我必须用自己的能量来靠近（长时间的停顿）。所以我离她很近，离她只有几英尺远。她只是在等待。我应该做点什么，但我不知道做什么。而她将会消失；我只有很短的一段时间。

▶ **艾瑞克：**

你想做什么？

▶ **玛丽琳：**

我什么都想不出。

▶ **艾瑞克：**

假设你靠得足够近，可以从水里爬起来。你可以把手放在剑上并将自己拉起来，或者抓住圣杯并将自己拉起来。

▶ **玛丽琳：**

好的，我站在水里。一切都非常晶莹剔透。

▶ **艾瑞克：**

你能看到圣杯吗？它是什么样子的？

▶ **玛丽琳：**

它是釉面的……红色……底部有些金子。它可以永远持续下去。我感到敬畏又好奇，并且渴望找到一些东西。

▶ **艾瑞克：**

你把手放在剑上的时候呢？

▶ **玛丽琳：**

感觉就像凯茜所说的所有能量——巨大的能量。很难用所有这些珠宝和其他东西抓住它，这些东西小而锋利，它们会伤人。与此同时，能量如此之多，几乎太多了。

▶ **艾瑞克：**

当你另一只手拿着圣杯时，感觉如何？

▶ **玛丽琳：**

（长时间的停顿）这就像我的难题：这是智慧和爱，如何把握两者。

▶ **艾瑞克：**

将它们都拿好。只需轻松缓慢地呼吸，保持平静。缓慢而舒适地呼吸，同时等待着。

▶ **玛丽琳：**

（长时间停顿）。

▶ **艾瑞克：**

你注意到了什么？

▶ **玛丽琳：**

有一些电子线路似的感觉。我连接了这两个不同的部分。我感到平静而有力。

▶ **艾瑞克：**

你的身体感觉如何？

▶ **玛丽琳：**

稳固，也有点不安，但大部分时间都很平静。我刚刚有了个想法。有人在谈论我与团队合作的困难之一是：我是如此的绝对论者，我谈的是合作，但却绝对而且总是以批判的眼光看待别人。我似乎能够将这些想法应用于这种关系中正在发生的事情中：我是个绝对论者，因为在我概念中所有事物都必须是我想的那样。

▶ **艾瑞克：**

你现在想做什么？

▶ **玛丽琳：**

想要睁开眼睛，把注意力从我身上移开。

▶ **艾瑞克：**

你想游回来还是留在那里？

▶ **玛丽琳：**

我想以某种方式承认这位女士。她就是湖心女神。

▶ **艾瑞克：**

只要你知道联系她的方式。

▶ **玛丽琳：**

谢谢你。我现在不知道该怎么做。

▶ **海伦：**

我觉得很兴奋，也有很多感觉。对我来说最令人惊讶的是，我们对这个女人的印象是相似的，因为正如你所描述的那样，这也是我所看到的。我没有看到一把剑和一只圣杯，但是我看到她的右手像这样伸出来（握着伸出），还有她的左臂（在她身边握住），具有剑和圣杯的功能。

▶ **艾瑞克：**

真是一只手在指向那里？

▶ **海伦：**

同时有光线出来了。

▶ **艾瑞克：**

另一只手在她身边？

▶ **海伦：**

是的。当我游泳时，我并不害怕。我很好奇，就游到了前面。我觉得有一种强大的指向我的感觉，所以我转向了比较滋养的那一面。有一个小平台，我爬上去坐在那里，感觉很好。

另一件不断出现在我面前的事情是我大约20年前的一个强大而有力的梦：我站在山脉或山顶上，看着这巨大的黄色月亮。我伸出双臂向月亮和亮光伸展开来，我感觉充满了月亮之光。这是最精彩的……我无法形容这种完全充满了光的感觉。然后我转身看着像沙漠一样的广阔黑暗景观。我看不到任何东西，但我只是在发光。我能听到那里的声音，人们说："看着她！她在那儿！"然后朝我走来。在我的梦里，我非常害怕，我跑了，这有点像隐藏在蒲式耳（译者注：一种计量用的可盛放东西的竹木筐）下的光。我感到如此非常悲伤，才会从那边逃跑，但是要成为灯塔、发出光亮对我来说真是太可怕了。然而，其实我还是有一种想要更有能力、更愿意充满光明或成为力量的愿望。

▶ **艾瑞克：**

你可以看到在水中移动那么一点点需要多大的勇气，因为当你接近它是如此可怕。这需要巨大的勇气。你虽然只是坐在客厅里，但那个梦的内部是如此强大，有一种令人敬畏的感觉，每个人都描述过，在那里你被她的力量震惊到了。

► **凯茜：**

玛丽琳，分享这体验让我非常感动。我和你一起参与其中，并感到了挣扎，感受非常强烈、非常私密、非常亲切，我觉得我和你一起去那里了，我与你分享了一些东西。当你小心翼翼、犹豫不决的时候，你愿意参与其中，你有能力接受挑战，这让我感到敬畏。你允许自己被艾瑞克哄着，鼓励你走近一点，过去察看，能见证这一切真是一段美妙的经历。虽然那只是在我的脑海里见证了你的经历，即使你只是坐在一个房间里，而我只是坐在你对面，但是你正在进行、正在经历的是一段非常真实的旅程，并且感觉很强大。

► **艾瑞克：**

一起体验这些过程的时候，你也有一些关于你自己的体验。那是什么？

► **凯茜：**

很有力量，很个人化，这是我。事实上：它就是我。当我想象雕像时，我就是雕像。感觉就像这样（摸到墙壁），像这样凉爽，并不寒冷。

我感觉非常有力量；我觉得自己很聪明。我感到自己很有见识，非常宽容，也很滋养，但是这宽容，就好像是我可以看到任何东西，即使我觉得发生的事情不是我认为最优的，也知道它会自行解决。有一些明智、宽容、平和、沉思但不强烈的东西。就是那种柔焦但无所不包的感觉，就像我在观察世界一样。

► **艾瑞克：**

就像你们描述的在地平线上那种亮光一样。雾很明亮。安你呢？

► **安：**

我非常喜欢这个意象，当你开始流泪时，我也是。就好像我们共享了这个经历。这真的很不可思议。当艾瑞克因为她不会散步来见你而要你接近她时，我也在水上行走，去见她。你是游泳去的，我是走在水上去见她的，这让我很惊讶。当你走近她时，有一种害怕强烈情绪的恐惧感。我对你有一种强烈的情感，我真的哭了。

当你试图找到一种接近她的方法，为了更接近她、感受她时，我的体验逐渐集中在剑上，因为当你说到剑和珠宝的时候，你会发现爬出来是多么困难，因为带着珠宝，很难从这崎岖表面着力抓住，我看到了。对我来说，剑是最引人注目的，而不是女人。当你谈到圣杯，看着圣杯时，圣杯非常沉重，所以我拿起剑，把它带到我体内，我看到它在里面。当我想到它时，更有象征意义的是智慧。是的，她的脸很漂亮，它很完美，但这对我来说并不真实，所以我无法接受。但我可以接受剑，也许这对我来说是一个解决方案；我对未知问题的解决方案……不管它是什么意思。

当我是个有能力与人连接沟通的女人时，那就是因为剑。我不知道它是否有名字，但我可以看到宝石和锥形。这就是所谓的解决方案的体验，不管是什么，非常强大。我感到了这份分享，与你同行，和你一起害怕、一起兴奋，我感到敬畏，但对于我自己来说，我被这个意象所淹没了。我可以把注意力集中在剑上并随身携带。圣杯太花哨、太华丽、太沉重，但这把剑摸上去感觉很好。真是有趣。

▶ **凯茜**：

我忘记了我们又遇到了一个未知问题（大家的笑声）。

▶ **艾瑞克**：

我不知道它是什么。

▶ **安**：

我们现在都有解决方案；我们要怎么做呢？

▶ **玛丽琳**：

我们找不到问题。

▶ **凯茜**：

最后，我的一部分想要谈谈这件事，弄清楚这件事，然后做出某种决定或结论，但有一件事刚刚发生，我需要耐心等待。你可以在不需要识别问题的情况下，以一种非常强大的、个人的有影响力的方式来处理问题；这就是我的感觉，而且这似乎是我可以在自己的工作中使用的东西。

▶ **艾瑞克**：

对我来说有趣的是，遇到麻烦的人在这里的地位被提升得很高。每个人都能感受到困扰者的勇气和那个人的情感创造力及美感。

（对玛丽琳）你在很短的时间里有很多不同的情绪，每个人都以自己独特的方式和你在一起。这是我们之间非常平等的经历，所以你不是一个被确诊的病人，你是一个追求极难之事的英雄。这是一个完全不同的意义。所以每个人都要记住这场英雄之旅（环顾房间）：你已拿起了剑。你成了这个女人。你记得那奇妙的梦境和勇气，让你可以站在满月中，被大家看见做这些事。

我们今天一开始就谈到了这个问题：尤其是作为一名女性，被看作是强大的、果断的，或说出内心的真相，或提供一个深不可测的秘密，这样是会感到很困难。这些是非常强大的体验，如果你们一起在梦中，或者一起传递水晶球，你们很自然地就会相互分享，这些是非常强大的体验。

通过你的情感表达，和共同更进一步探索，你对每个人都产生了强大而积极的影响。每个人都平等地、优雅地被感动到了。然而，每个人在体验上都是独立的。你显然是海伦的风格，而你显然是玛丽琳的风格。

▶ **玛丽琳：**

我想要记住你（艾瑞克）的建议或问题，当你（海伦）第一次想出这位女士和女性形象时。你还记得吗？

▶ **海伦：**

你看到了什么？你在看湖，你看到了什么？

▶ **艾瑞克：**

是的，你看到了什么？你会看到解决方案。

▶ **海伦：**

你认为女人是解决方案吗？

▶ **玛丽琳：**

是的。

▶ **安：**

我看到我的云彩像一束强光分开，然后把女人放在上面。

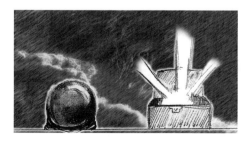

▶ 海伦：

当你说"会有什么东西从湖里出来"的时候，我没有闭上眼睛。它就在那里。

▶ 艾瑞克：

这种方式真的令人信服和有趣。在这种心理治疗中，我们都被教育说，你可能要花费数周的时间来确定问题及其起源并探究你自己。但你刚刚看到它，而它是如此令人信服。出现的是这个奇妙的梦境，这些非常共情的感觉——你作为一个女人和一个人的感觉。所有这些似乎并不是一个难以理解的问题，而是你可以开始使用的东西。它是如此立竿见影，令人信服。

它弹出来了。如果你有一个打开盖子的黑盒子，它就会出来。它不仅仅是潘多拉的盒子，充满了问题，而且是带着解决方案的盒子，问题的解决方案也出来了，因为它就藏于未知问题之下。而且它确实也是。即使人们只是口头上这么说，你也可以体验到。

跟进

那年 6 月，我通过电话与玛丽琳交谈。她告诉我她还和她的伴侣在一起，并且她们一起买了房子。她说她很开心。

通过意象发展替代性知识

> 翠鸟开始燃烧，蜻蜓引焰；
> 圆井沿缘翻滚，石声响动；
> 就像每根盘丝，牵心铃鸣；
> 弓弦弹舌瞬间，振名远扬；
> 凡物所为之事，必然相同：
> 极尽外务呈现，实自内在；

自我——自行其是；言说魔咒，皆我己身；

呐喊一切所做即我：天生我才由此来。

——杰拉德·曼利·霍普金斯（1995）

在接下来的几个例子中将再次显示在治疗对话中如何构建图像叙事的方式。虽然我们从个人经历中了解到我们的"自我感"和"生活故事"的痛苦和成功，但形成自己和我们故事的方式总是更加晦涩、隐晦。

我写这篇文章的目的之一是发展专注力、视觉意象、交际语言、人际关系和个人认同的连通性，并在不同的角度展示这种连接的接合之处。严重紊乱的生活，如被称为精神分裂症患者的人，也是由这些材料构成的。

玛格丽特·辛格（斯塔夫引用，1979 年 9 月）在与被诊断为精神分裂症的年轻人的家庭的对话中，证实了这个观点，即"言语行为的某些特性……表明人们如何能够集中他们的注意力"以及当语言不那么"可视化"，当它不那么有形、直观和具体时，意义和注意就会变得难以琢磨。她的结论是：

父母谈话中的非可视性与精神分裂症患者功能障碍的严重程度之间的相关性非常高。强制使用更直观、更具体的语言是一个值得考虑的处方。

贝特森对精神分裂症谈话的研究使他注意到，"在极端情况下，可能只剩下一个冷漠的表现：'我们之间没有关系。'"双重束缚是"通过一个人被精准地因为正确处事而惩罚时形成的他自己关于语境的观点总和"。所以，"被确认的患者通过牺牲自己，来维持父母所说的有意义的这种神圣错觉"，并且"受害者面临着一个陷阱，为了避免这个陷阱，将会破坏自我的本质"（海利引用，1981）。在我们描述的许多生活中，以及在生活里的许多困难中，我们已经看到了这种错位的忠诚对自我的影响，与"精神分裂症"相比，同时有着"更少"和"更多"的危险和惩罚。

要恢复自我意识，需要集中注意力、形象化、沟通和人际关系。在这些作品中，在视觉隐喻结构中编织的意义的自由和扩展，有助于我们发展生命和自我的替代性知识。一位治疗师将她的家庭问题看作北美大平原上的龙卷风，充满了"激动人心的、冒险的情绪"。她说："通常情况下，谈论我的妹妹，我都感到焦虑和沮丧，但现在这样说话，我感到心情平静。"自我的服装如何量身定制、取出并改装，以提供舒适和轻松的运动，在接下来的四个故事中体现了在生活经验中是如何处理的：

■ 张拉整体

[译者注："张拉整体"（tensegrity）概念是美国著名建筑师富勒的发明，这是指"张拉"（tensile）和"整体"（integrity）的缩合。这一概念的产生受到了大自然的启发。富勒认为宇宙的运行是按照张拉一致性原理进行的，即万有引力是一个平衡的张力网，而各个星球是这个网中的一个个孤立点。按照这个思想，张拉整体结构可定义为一组不连续的受压构件与一套连续的受拉单元组成的自支承、自应力的空间网格结构。这种结构的刚度由受拉和受压单元之间的平衡预应力提供，在施加预应力之前，结构几乎没有刚度，并且初始预应力的大小对结构的外形和结构的刚度起着决定性作用。由于张拉整体结构固有的符合自然规律的特点，最大限度地利用了材料和截面的特性，可以用尽量少的钢材建造超大跨度建筑]。

R先生是一位50岁的博士生，他的治疗目标是"更好地相信自己"。他的论文关注的是建筑与人类灵性之间的关系。当被问及对项目感受的颜色时，他说："洋红色，一种与上帝等距的感觉。"

在他生活中，许多不平衡的关系使他产生了卑微的情绪和对自己与他人的地位的不安观念。当被问到自信的颜色时，他说："红色-紫色-橙色，这是一种令人安心的力量。瘦长的样子，像是红杉树。这就是我遇到的不知道的画面。我不能忽视这个关于我的事实！这个图像让我对自己感觉很好。这是我对自己的积极评价。"当问道："如果是红杉树，那你的论文的话呢？"他回答说："那么，有什么可大惊小怪呢？我对自己相当乐观。"

他一生都是在红杉树林里徒步旅行的，他立即就在意象里开始跟自己一起散步了："红杉树的形象是一个有丰富的象征意义的自我形象，是可以辨认的，我能处理。"几个月后，他注意到，"这篇论文已变成了只是一次小小的林中散步挑战。"一位跟随这位远足者的治疗师首先注意到他的目标："更好地相信自己。"以及实现目标的舞台，即论文。目标取代了策略治疗中的"症状"，为旅程提供了指南针。"等距感"是一个很好的空间设计，将解决他羞耻感不足的感觉。这些感觉也被赋予了一个位置：

▶ **格林利夫博士：**

这种谦卑的倾向是什么样子？

▶ **R 先生：**

像一只鼩（译者注：古称鼩鼱，哺乳动物，毛色灰褐或灰白，形极似鼠，但吻部细而尖，穿穴地中而造巢，吃昆虫、蚯蚓等，有益于农作物）。

▶ **格林利夫博士：**

它住在哪里？

▶ **R 先生：**

在我的肩膀和后背之间（在他身体里的一个非常紧缩的地方）。

▶ **格林利夫博士：**

它的巢穴是什么样子的？

▶ **R 先生：**

黑暗，脏乱，难闻和刺鼻。

▶ **格林利夫博士：**

它会吃这个紧张和张力吗？

▶ **R 先生：**

是的。我脖子上的张力开始减轻了。

▶ **格林利夫博士：**

这鼩能住在红杉树的裂缝里吗？假设你用食物和纸窝做了一个洞穴？在驯养环境中驯养这野兽。

▶ **R 先生：**

那太好了。这画面有助于缓解紧张。它有助于让我平衡。

► **格林利夫博士：**

假设你清理了旧巢？

► **R 先生：**

它让我有了一个家。

强大的、直立的红杉和忙碌的鼯是共生的。漫步在树木之间，我们欣赏它们所蕴含的生命。为了增加对持久生命、运动和价值的隐喻，R 先生和我一同分享了一篇我在"生命的架构"上发现的文章。因格贝尔（1998）讨论了"张拉整体结构"，这种建筑形式是通过平衡张力和压缩力来自我组装和形成稳定自己的系统。"非常简单，通过张拉阵列（分配）力传递给所有相互关联的元素，同时，机械地将整个系统耦合或协调为一体。"大地测量的形式都被图像化，从细胞骨架到富勒的巨大圆顶建筑。

因格贝尔引用了细胞形状的修改指引了细胞在遗传程序之间转换的证据：

> 这里的重要原则是一个结构如何在三维空间中塑造自己，并将其子组件聚合在一起；这一特征决定了结构作为一个整体的呈现。

对张拉整体空间的讨论和想象解决了 R 先生的头痛问题。"我不知道我是怎么做到这一点的，但它正在起作用。这是有意义的。我感觉到这里健康的开始。我现在成长的方式是正确的。我感觉逐步在恢复了。你在教我如何辨识我的康复过程。"后来，R 先生在他的后续论文中写了大约 200 页，他说："我正在纠正自己。我和其他人一样平等，而不必向他们卑躬屈膝。"

■ 残酷的现实

托比，已婚，30 岁，在享受了几年的联赛级别网球赛后，被困在一份低级别的办公室工作。从他睿智、有心理学头脑的父母那里，他学会了把自己的生活经验称为"焦虑、去人格或解离体验以及广场恐惧症"。偏头痛令他很不舒服。托比被鼓励在后视镜上看一眼自己："注意你在看谁。"以便在开车时与焦虑和偏头痛做斗争。

他的网球经验在我们十次咨询中都得以活用起来。托比告诉我："胜利的意志在内心深处。"比赛中的紧张感就是试图做自己的感觉："没有什么比这更好了。"这是自动发生的。"球成为世界上最有趣的东西。"在我们的第四次面谈时，他告诉我，他已经注册了 USTA（译者注：美国网球协会）的会员资格："为了表现得与众不同，也为了自我感觉良好。"心理抽象思维是个小偷，偷走了他的感觉、运动、活力，和对自己的感觉。在我们第六次见面时，托比说："我的意识在打网球时是不同的。我清醒了！我的身体很兴奋。"

到了第 3 小时，托比在开车的时候有点焦虑："我不认为心理治疗会这么快，当驾驶时，我会有一点不同的体验，然后我将会完美过渡。"托比的"无意识学习"能力包括：专注、注意滑行到球边，以及在击球时坚持到底。把它们应用到他的问题上，他就可以利用自己的经验来掌握好在生活中面对他人时的心理自信。托比在第六次面谈的时候是这样描述的：

> 当我感到心烦意乱时，我就照镜子。真是太棒了！当我感到镜像中的我不再像自己时，我周围的整个世界都在压迫着我。我无法忍受当下残酷的现实。看着镜子里的我，我开始集中注意力，周围的环境慢慢地不再有威胁了。

随后还包括其他的发现：

> 在我焦虑的时候，我对自己身体的一些想法是虚假的和非理性的。一些以前令人不安的想法已经不再是一种烦恼了。它们已经发展和进化了。从我 16 岁开始，我的脑袋里就有了焦虑。现在我在开车。我能控制自己的行为。我觉得自己很了不起！

现在，当我一个人时，这并不是一种绝望的感觉。我觉得我的篮子里，除了我妻子外，还有另外一个鸡蛋——网球，而且我妻子和我妻子的鸡蛋现在变小了。我不那么依赖了。我想一个人去东海岸的一个贸易展览会。网球或许能够帮助我飞行。托比关于治疗的评论显示了对一个人的美德、技能和风格的欣赏关注可以产生的差异，以及我们如何可以互相学习：

> 心理治疗就像把东西从内心深处拉出来——就像一只兔子从帽子里出来。我自己也有这些发现；你就像一个提醒者。我正在感受我的情绪和身体的感觉，它很快就能有效。那感觉就像魔法一样。从那以后我就再没有过焦虑的经历。

■ 想要发出光芒

一名大屠杀幸存者的女儿，现在已经是中年人，正准备参加职业执照考试，这是她的第一次咨询专业执照考试。在以色列的孩提时代，她就被邻居们排斥，因为她们曾经是某极端组织的牺牲品，因此对她的家庭抱有偏见。她男友的父亲是一位著名的牙医，她担心如果他知道她的家庭状况，就会取消他们的婚约。

在我们一起工作的时候，她把水看作是一种能力，把"棕黑色的黏液"看作是焦虑的颜色。当她移动周围的颜色时，黏液被打破成小球状。我们认为这种焦虑是别人对她的社会情感。当她说到在社会上她应有的位置时，她说："为了成功——你不应该那样做。到了那个地方就意味着要受到惩罚。"

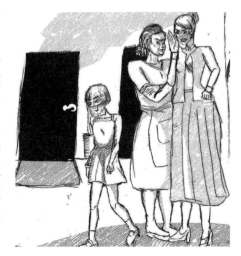

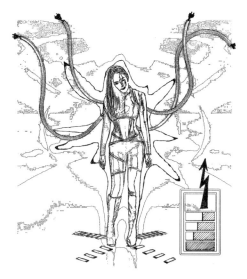

我们第一次见面后，她报告说："我在候诊室练习。清理黏液很容易。它是纸，它不是真的。我可以把它撕了"。当被要求把身体内所有不想要的东西都挖出来时，她说："在我的卵巢右边有一个口袋。它里面有好多东西，真令人吃惊！"大约 30 秒她把它清理干净了。治疗师建议她把空气吹进去，以消除细菌。

为了不让别人认为她是一个"伪君子、骗子"，她被要求戴上象征她女儿喜欢她戴着的天蓝色面纱。"继续戴着那面纱。"强烈的轻松的情绪和欢笑被释放了出来。

在我们的第三次也是最后一次面谈时，她说："我很兴奋，并不害怕。我想要发出光芒！"她报告说她的身体仍然感到肾上腺素过多，治疗师请她通知她的身体，拔下和停掉恐惧的电流。然后她说："我真的很兴奋，我知道这些小插曲。我的身体很安静。我爱死它了。我能感觉到我自己身体中的能量在流动。我很放松，完全与我的身体连接了。"那个很棒的感觉是说："你能做到！"她第一次考试就通过了。

■ 把自我写成存在

奥兹玛和我在一起好几年，每隔几周见面一次。她的部分故事是在"行动得真知"一部分内容中讲述的，另一部分则在这里讲述。奥兹玛声称她从来不会画画，也不会讲故事。然而有一天晚上，她梦到给我讲她自己的故事：

已经完成了。这真是太棒了……一个全新的认识——这就是创造一个

故事的感觉，它创造了自己。我从来没有讲过一个完整的故事……这不是我的历史——我突然意识到了自己的意义，我正在讲它。

半年后，在另一个梦里，她讲了她的第一个故事：

> 我赤脚在非洲的绿色山岗上大步走着。"故事在哪里？"天空中飘来了一张纸，上面有一张图。真是太自然了。没有焦虑。我不再在圈子之外了。只是在没有变化之处的一个小变化。

几周后，奥兹玛给我讲了个笑话，说："我希望你能认识到，我刚刚给你讲了一个故事。"在新的一年里："我有好消息。我的故事开始了，'她和往常一样，坐在前排的台阶上，等着地震的到来。'既然我能做这件事，我该写些什么呢？"她被鼓励写"如何做到这一点"，并这样做了：

> 我们现在要把这个碎片信息转换成文字。似乎没有文字能表达这种感觉……它们找到了自己去往纸上的途径。一旦我有了笔和纸，我就有感觉了。已经完成了。已经发生了。

奥兹玛在2岁的时候读过《寻找意义》。她怀揣着儿时的零用钱买了一支钢笔和一张纸，但不会画画或写故事。在她的成年生活中，她一直在寻找模仿其他人的社交方式，就像她回避被制度化那样。现在，她说："我正在从人类学的角度探索我的习俗。"我们开始讨论共同的人类学，用地板上的一张结实的纸和一盒散落在外的蜡笔。我们可以交谈，奥兹玛在纸上写下文字和画出彩色图像。这个项目后来被称为"从语言中找出发生了什么的神话"。奥兹玛的深刻见解正是从几次面谈中沉淀出来的：

> 我有一次在故事中醒来的美妙经历。在空旷的空间里，我可能会找

到一些话大声说出来。我有一首歌："我现在不是任何人的受害者了。"我已经放弃了死气沉沉的语言。真正的成长是因为你让我按自己的方式做事。这正在发生的就是事实。我最初的那个自己想玩，我想玩。这就是我来这里的全部目的。我们问的问题是有可能回答的！我写了些东西。写了什么！我相信当我说话的时候，别人会听到我说话，这使我能够写作。全新的！它来自我们的工作。我们在这里演的戏剧使事情变得轻松起来。

现在，我可以用我的声音说话，现在可以将文字写在纸上，因为它们没有预先酝酿或目的性，就是毫无目的的，没有任何预见或目的。把自我写成存在。

有一天，我们一起开了一个玩笑，把它叫作"通往卢森堡的桥"。奥兹玛说："那是一次没有重量却非常严肃的会谈。"不久之后，她就有了一个梦："奇妙的、被照亮的菜单。"那就是我们在她画菜单的时候谈到的。关于这个梦和画，她说：

这就是我想说的——我所包含的一切。这是全新的。这足够好了。我喜欢这种感觉！唯一缺失的东西似乎是以这种方式的共同创造。它会引导我自己，并开始自然的生活，远离这个一辈子害羞的孩子，她是如此的呆板和恐惧。

在找到该说什么之后，自我就开始恸哭了起来。我希望成为故事的一部分。这就是生活！我看到了：在故事里，在我的身体里！有个人。

奥兹玛用一种微妙的清晰语言表达了荣格（波特曼引用，1952）这样一种的解释："从心理学的观点来看……我把中介或'联合'的符号叫作'自我'，它必然有来自对立的巨大张力……这是一个拟人化的形象，我们只是给它起了名字，却没有解释。"在这里，讲述自己故事的人代表他们自己，我们对他们的生活和梦想的积极思考，使我们能够分享他们的一些情感和奋斗史。

　　有个问题一直伴随着这篇文章，就是关于我们如何有效地思考这些生活经历并从中吸取教训，并会再次出现在本书的最后部分。我不得不说治疗是启发性的：它应该在量体裁衣、因人而异地来实施方案和策略。这些大量的思虑是通过对自己的生活经历的反复验证而权衡的结果。然而，这项工作在炼金术、瑜伽练习和某些宗教方面有几个重要的先例，并且与关于大脑功能、知觉、语言、意象和数学之间的关系的几个现代研究有着密切的联系。

疗愈的构图

5

他们应该理解形象化的方法，并运用其不可估量的优势来提升自己的
条件（伊万斯·温茨，1927）。

《中阴闻教救度大法》（译者注：此部经典的原著藏文名为《巴多脱卓》，英文
译本名为 *The Tibetan Book of the Dead*）中记载了读给临终者的经文，以引导
他渡过死亡和再生的恐怖——"巴尔多（中阴）可怕的伏击"。但是，它规定的引导
冥想形式比垂死的情形更为普遍。巴尔多是一个术语，表示一种"中间"状态（译
者注："中阴"：佛教说，人死后以至往生轮回某一道为止的一段时期，共有 49 天。
此时期亡者的灵体叫"作中阴"），一种有意识的和不确定的状态，包括了六种中阴
类型，分别的命名是：清醒的意识境界（生处中阴）、梦中的意识境界（梦境中阴）、
出神的意识境界（禅定中阴）、将死的意识境界（临终中阴）、悟实的意识境界（法
性中阴）、再生的意识境界（投胎中阴）。在这些过渡时期，就如我们所说的焦虑之
中的不确定性，人们被劝告以坚定不移地"体现他自己的智慧"的形象来应对他经
受的诱惑和恐惧。与焦虑一样，随着不确定性的增加，这个过程变得越来越困难，
并且在他没有把握他的"现实的智慧，真实的虚无，没有形成任何东西……真正的
现实"的时候，或者我们所说的自我，那么此人面对的形象就变得更加可怕。

佛教的观点使现实、自我和心灵成为同义词，就像在《中阴闻教救度大法》中
一样，提供了练习和指导，以对抗人们无法真正看到事物时经历到的恐惧和焦虑。

在关于荣格的传记中，冯·弗朗兹（1975）声称，他重新发现积极想象是"回到已知的最古老的冥想形式，因为它们早已存在于后来发展的瑜伽、佛教冥想和道教炼丹术之前"。因此，她把瑜伽、炼丹术、藏传佛教等的实践与他们共同使用的视觉化方式联系在一起，以得到解脱。她引用了中国道家的一篇经文："智者以自己为中心，专注于当下，从而能够上升到更高的境界，也同时可以进入更深更远的境界，并在那里分辨出哪些是应该做的事情。"

这个关于"在千变万化现实的生活环境中该做什么"的指导，是由僧人对垂死的藏族人所提供的，或者是由萨满人提供给他的托付人。荣格作品的追随者强调，分析师在引导一个人的积极想象方面的作用，使他能够体验到"超越功能"。赫尔（1971）的参考文献中，有荣格关于积极想象力的参考书目，这对那些对书信感兴趣的人很有用，冯·弗朗兹（冯·弗朗兹和希尔曼，1971）在荣格类型学讲座内容中也如此陈述。据说通过积极的想象进入到"中间境界"，就是创造了"超越功能"。自我意识脱离了某些体验功能的身份认同，并且这个人变得像一个禅师："此时此刻，人们的生活感受转变为一个内部中心，这四种功能只不过是可以随意使用的工具，把它们拿起来又放下。"

我将在下一部分回顾原型心理学的来源，考察"原型"的概念和一些相关的治疗方法。尽管如此，所有的心理治疗方法已经在公共领域存在数千多年了。佛陀自己宣称，他已经看到了这条古老的道路，并遵从它。进行治疗的方法就和体验生活的方法一样多，现代疗法使用身姿、艺术、想象力、关系、注意过程和学习，如：生物能量学、艺术疗法、导向幻想疗法、格式塔疗法、催眠疗法和认知行为疗法。就这样，瑜伽学科从视觉、姿势、声音和模式的基本生活经验出发，发展出他们的视觉化、马德拉舞、咒语和曼陀罗等方法。

痛苦和改变是瑜伽用来解决"问题"（如果我们更喜欢现代用法的话，就是"压力"和"成长"的问题）的方法。这些方法都是实验性的，并同时使用了同源性——事件模式之间的结构相似性，以及悖论——"一种看似矛盾的断言……但事实上可能是真的"——将人们从痛苦中解放出来。

同源性（译者注：进化过程中源于同一祖先的分支之间的关系。在进化上或个体发育上的共同来源而呈现的本质上的相似性，但其功能不一定相同）是表象本身的基本过程，就像我们在治疗师办公室里所说的话，被认为表现了我们多年前对父母的行为模式一样。所有的仪式都有这样一种感觉：一组事物可以代表另一组事物，或者思想可以代表行为。宗教史学家米歇尔·伊利亚德（1963）引用同源论作为思想的原则连接神话起源、宗教的疗愈实践，以及当今社会的生活形式：

> 宇宙神话可以应用在不同的参照层面的这一事实，对我们来说，似乎特别重要。传统社会的人，无论是生物的、心理的还是历史的，都感受到了各种"行为""作品"或"形式"的基本统一性。一场注定要失败的战争可以与疾病、黑暗、沮丧的心、不孕的女人、缺乏灵感的诗人同源，就像其他任何一种令人绝望的生死攸关的处境一样。

然而，根据患者的属性和文化的习俗，仍然有比一种情况更适合于另一种情况的方法，或者更准确地说，有利用共同原则以不同途径工作的方式。荣格（1961）说："在一种分析中，既可以听到我在讲阿德勒术语，用另一种技术分析，也可以听到我在讲弗洛伊德术语。"冯·弗朗兹（1971）指出，直觉类型可以在黏土中发挥积极想象，而思考类型可以通过舞蹈、感觉类型可以通过写怪诞小说来实现。公元前4世纪，密宗瑜伽被发展起来，它与诺斯替教（译者注：初期基督教的一派）、赫尔墨斯教和炼金术并行展开，并特别面向卡利尤加的男女，根据印度的宇宙学所论述，这是一个最为黑暗和堕落的时代。伊利亚德（1969）说：

> 卡利尤加年代综合征的特征在于，它是唯一一个只有财产才能赋予社会地位的时代，财富成为美德的唯一动机，激情和欲望是已婚者之间唯一的纽带，虚假和欺骗是人生成功的第一条件，性是唯一享乐的手段，而外在的，只是仪式宗教与灵性混淆。据了解，几千年来，大家都知道，我们一直生活在卡利年代。

以这些方式受苦的人，有些方法是直接从他们的身体生命体验开始，在瑜伽训练中利用性欲的激情，就像昆达里尼一样。此外，那个时代的唯物主义，即"象征主义的退化"（伊利亚德，1962）曾在格言中向我表达过："如果你不能吃了它、毁掉它，或者卖了它，那它是什么？"是密宗瑜伽的特殊形式。齐默尔（1960）描述了一个冥想的过程，首先从崇拜遵循仪式开始——"祭品，低语的规则，摆动的灯"，以及装饰着礼物的神灵的具体形象。渐渐地，"整个外在仪式在一个逐步渐进的形象化过程中被重复"，而仪式被内在的过程所取代：

> 每一天，仪式都变得更加强烈；他们想要挑起的内在过程贯穿于瑜伽
> 练习的七个阶段，这与神的形象相关联：从对物质形象的沉思到对其内在
> 相似性的替代……然后从内在沉思……这一意象，冥想者和意象分别存在
> 于两者的结合中（三摩地）……

矛盾的是，这种对体验的专注可以让人从这种体验的束缚中解放出来，就像人们希望观看各种性爱激情的格莱德基金会（译者注：1967 年在美国成立的"全国性论坛"是属于格莱德基金会的一部分）的电影，可以让观众从关于性感觉和表达的"禁锢"中解放出来一样。心理结构和经验结构的同源性是我们主要关注的问题，特别是意象在世界表征和有机体适应变化的环境中所处的位置。但悖论也总是在起作用，在重新构建经验和使用仪式将当前的经验与神话的"神圣时刻"进行同源化的过程中，伊利亚德（1958）所称的普通空间、时间和成对的、对立概念的"平面断裂"就会发生。

施瓦茨曼（1982）甚至声称："隐喻的基本特征是语义悖论，因为说话者或作家在某种意义上主张他或她所做的陈述。"他强调家庭沟通中的不和谐，他写道："在这个过程中，对矛盾禁令的反应，与不和谐联系在一起，成了隐喻，是隐喻产生的社会结构的模拟。"

在仪式疗愈、启动或冥想的结构中，言语和关系的悖论的表述，比如在禅宗习俗中出现，或最近出现在艾瑞克森（1980）和海利（1963）的治疗工作中，导致超越了限制理解和生活的匹配结构："疯狂"和"理智"可能转化为"大智若愚"。贝特森（布兰德引用，1974）很好地描述了悖论的积极体验：

悖论是一种矛盾，在这个矛盾中，你两边都会有涉及。悖论的每一方都会对另一方提出建议，就好像两方的对话。如果你费力完成了其中之一的悖论，你就会踏上一次既有幻觉又会恍惚的旅程……但你最终会知道一些你以前不知道的事情———一些关于你在宇宙中的本质的东西。

伊利亚德（1962）说，这些传统的权威———禁欲、神秘或治疗，来自"所有构成人的身体和精神生活的基础和过程的直接的实验知识"。瑜伽学科的一个平行传统是炼金术，在伊利亚德（1962a）《锻炉和坩埚》中，进行了优雅的研究和描述。在那里，他展示了宗教、歌曲、舞蹈和诗歌艺术，以及铁匠和魔术师的艺术之间的紧密联系。这些学科的重叠实践是在启蒙之谜中传承下来的，其结构包括痛苦、死亡和重生的经历，导致人的蜕变。炼金术的转化、炼金术士的伟大工作，可以被看作是一个启蒙之谜，在这个过程中，他们"将痛苦的初始功能投射到物质上"。

正如伊利亚德（1962a）和荣格（1968a）在他的《心理学与炼金术》中所引用的文本所表明的那样，炼金术士们试图通过与物质的关系，使其经历四个阶段（黑、白、黄、红），从而将它和他们自己转化为"哲学家的石头"，这种宝藏就像鹅卵石一样普通，但只有行家们才能找到通向它们的入口。荣格（荣格和泡利，1955）说的这一过程中所用的水，是"炼金术的神器，奇妙的溶剂，溶质这个词在化学溶液和问题的解决中被同等使用"（译者注：溶液和解决，这两个词语在英文中都是同一个词：solution）。转化的容器被看作是最好的自我，正如炼金术士佐西莫斯（冯·弗朗兹引用，1975）所说："一个是过程，一个是容器，一个是石头。"

为了与物质联系起来，炼金术士们试图利用梦想、冥想以及一种幻象和非妄想的幻想（不同的作者将这些活动称为荣格重新发现的活动）作为积极想象。在炼金术中，修行者引导他的物质进入精神，就像一些宗教———向导、疗愈者、传统的灵魂指引者协会指引灵魂一样。某些宗教自称是"人类灵魂中的伟大专家"，只有他才能"看到"它，因为他知道，它的"形式"和它的"命运"（伊利亚德，1962）对于瑜伽、炼金术和某些宗教这一不断发展的综合体来说，与积极想象之间的关系变得非常重要。某些宗教在自己的经历中体验了初生、死亡和重生，而不是"象征性"。他"看到了生命的形式"，从而能够"破除梦想与现实之间的障碍"（伊利亚德，

1962），并在"伟大的时刻"或"梦想时分"的仪式空间中重新建立迷失的灵魂。

我们认为，这些卓越先知们的方法与形象化或积极想象的方法是一致的。如果把注意力集中在想象的体验上，就能约束、改变和超越物理行为模式——谁曾经有不同的观点呢？那么，必须问一下这种思想形态与活跃的生活经验以及对生命的理解之间的关联问题。在考虑这一关联的当前观点之前，我们先来研究荣格对"原型"的看法，因为它是通过积极的想象来表现出来的。

原型与意象

> 我们用类比来接近本我（弗洛伊德，1965）。
>
> 意象即心灵（荣格，1968）。

复制是心理学家喜爱的一个物理科学的基本原则，但在与人进行实验时却很难坚持。在社会科学的经典中，复制的标准通常与预测的尝试相结合，尽管奥恩（1962）在研究中提出，在"需求特征"是可操作的研究中，不可预测或自发的主体反应最适合心理研究的科学模型。当然，当所考虑的数据是意识状态而不是行为时，自发的主体反应尤其明显，因为人类的经验是相关的、被告知的，而口头报告则受实验者或观察者的建议和"要求"所影响。在许多关于治疗过程中自发揭示的经验报告中，体验者不知道一堆关于相同经验的大量文献，而治疗师对此也没有预想到这样的结果，这些报告可以被描述为对重要的思想和情感恒定的不可预测的复制。在他的治疗工作中，原型意象的发现引发荣格对意象与后来被称为"心灵问题"的关系的看法。

在心理治疗过程中，一个原型意象的出现将阐明我的意思。爱伦在一段亲密关系破裂后，孤独而又心烦意乱地来到了治疗室。当被问及她的情绪时，她说她很害怕，当被问道："如果你不再害怕的话，你会感到什么样的情绪呢？"她说："悲伤。""如果不再悲伤呢？""愤怒。但如果我不生气的话，我就会空虚。"当她描绘着孤独的空虚时，爱伦想象了一条长长的黑暗隧道。但是，突然间，在深深的绝望中，她遇到了一个充满活力、狂野、可爱的女人的身影。当"无人在场"时，这个

身影出现了，引导她前进，给了
她鼓舞和勇气，为她而战，给了
她极有价值的礼物。其中一个礼
物是最了不起的。爱伦被授予了
一根"金枝"，它的果实使她能够
得以进入"内心世界"——一片
辽阔的茫茫沙漠和一个有着陌生
的阳刚气质形象，以及难以从中
找到通道的巨大岩石。

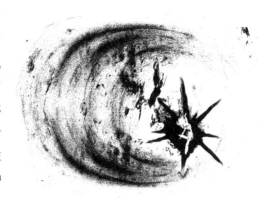

现在，弗雷泽（1922）的经典著作《金枝》，多年来一直摆放在我的书架上，没有打开过。爱伦从未听说过这本书，我也从未读过它。当我读起这本书时，我发现弗雷泽认为是一种槲寄生的金枝（译者注：槲寄生代表着希望和丰饶。在英国有一句家喻户晓的话：没有槲寄生就没有幸福。槲寄生，顾名思义，就是寄生在其他植物上的植物。它四季常青，开黄色花朵，入冬结出白色或红色的浆果，饮用它的果汁可以预防不孕症。槲寄生在西方被称为"生命中的金枝"），被认为能够"打开所有的锁"，维吉尔让英雄埃涅阿斯带着这样的槲寄生树枝，降生到地面世界成为一个有生命之人。伊利亚德（1962）说，恐惧、狭窄的通道和迷宫般的或神秘的旅程都是初生的模式，我们已经看到了，包括了初生连续的痛苦、死亡和重生。

作为生活中的一个过程，这种初生可以由内在的声音或视觉来引导，比如在某些宗教的工作中，或者由外部的引导，比如当一个人开始进入我们时代的各种俱乐部、社团、行业和手工艺场所时。在治疗中，治疗师是向导，但是，就像所有的疗愈结构一样，该向导可以作为内在的意象进行，或者与治疗师的实际存在同时进行，或者在患者不在诊疗室的时候进行。当然，每个医生都有这样的经历，有人安慰她说："当我害怕的时候，就会想起你；如果你在这里，你会对我说些什么，才能帮助我渡过难关。"疗愈或初生的原型，或者说启蒙，存在于患者与治疗师或新手与大师的这种关系之间。它不存在于其中任何一方。正如荣格（凯西引用，1974）所说："事实是，单个原型并不是孤立的，而是处于最完整、相互渗透和相互融合的混合状态。"换句话说，意象，或代表它的单个单词，掩盖了意象结构的关联性。伊利亚德

（1969）评论说：

> 因此，意象本身，作为一束完整的意义体，是真实的，而不是它的任
> 何一个意义，也不是它的许多参照系中唯一的一个。将一个意象限制在它
> 的任何一个参照系中，把它翻译成一个具体的术语，就是……将它作为一
> 种认知工具的地位从而废除了它。

图像是认知的工具，既适合处理生活问题，也适合理解意义，因为"复杂心理学的概念本质上不是智力公式，而是某些经验领域的名称"（荣格，1959）。这些领域——人类心理学的现象，作为事件或互动才会有最好的表现，而不是作为实体。

为了讨论这些现象，我们需要一种与关联性和统计学相联系的语言。我在这里的论点是："梦的语言"，或通过积极想象而形成的原型结构，提供了对人类事件的正确理解，尤其是那些我们无法用共同语言谈论的事件。相信家庭治疗师、系统理论家，甚至精神分析师的苛责，他们都提醒我们个体生活是相互依存的，我们在彼此交谈时没有使用表达这一现实的术语。

通常情况下，这个难题是通过使用轶事、隐喻或道德寓言来得到适当解决的。我认为，这很适合通过意象来描绘人际关系，而这些意象所提供的一贯词汇（原型人物和生活戏剧）是复杂人类经验的完美再现或同源物。梦是藏族人所称的"自显现"（伊万斯·温茨，1927），是一个人自己的思想形态或幻象。无论梦是自发的，还是在治疗师的办公室里自发地作为想象而产生的，都是如此。梦提供了对维特根斯坦（1958）所称的"那必须接受的、给予的生命形式"的理解。也就是说，听到、看到和体验到一种积极想象，人们可以理解生命和关系的形式。谈论生命的形式可以通过讲述梦境来充分实现（格林利夫，1973；祖克尔，1967）。

在荣格符号中，积极想象被认为是自发地将原型放大成意象。这些意象被认为是思维组织模式的视觉形式——"典型的理解模式"……可以说，形成一个内在的自我意象，即人类的本能或其结构（冯·弗朗兹，1975）。韦弗（1973）写道："积极想象引导心灵的结构……在这里，有人发现了人类的基本斗争、心灵的

成长和意识所赖以存在的形态。"伴随着对原型的相互关联形式的体验，出现了变化，因为"我们进入心灵本身的戏剧中，是借由参与精神层面的真实性而达到的：在其中能够以某种基本方式改变我们"（凯西，1974）。无论我们强调英语的局限性还是视觉思维的普遍性，梦境语言都是如同公共通用的语言那样，以空间的形式表达出来，并以视觉化的形式戏剧性地构造出来，它提供了对人类事件的恰当的和可用的理解，这些理解被认为是一系列功能关系。荣格的原型概念是想要表达这种情势的一种尝试，但也有一些更近的关于思想、行动和心灵的解释与表述，它们会聚在一起以支持早期描述的远古直觉以及在心理治疗中对于意象的现代用法。已经有人注意到，对于催眠的现代理解与对意象的理解是相吻合的。对此，我们可以将认识论、古神经病学、视觉心理学、比较语言学和数学等领域的著作增加到上述其中。

意象与思维结构

> 我们根植于现实之中，并一直如此，我们以一种特定的方式再现它，重复它……因此，如果你看到它，你就能认出它来……这种认知……其实并不是视觉的复制，而是"一种通过观察行为本身而获得的认知"……一个人想说的是："通过看到而看到。"（维特根斯坦，布兰德引用，1979）。

我强调过，积极想象的基础在于行动，而不是解释。如果术语"行动"和"意义"是分开的，那么人们会说，理解"跟随"行动或是说变化是在洞察力之前。另一种观点认为，不存在这种分离。皮亚杰（卡尔文引用，1994）强调："智力是我们在不知道该做什么时所使用的复杂探索。"加德纳（1973）对"结构主义者"的解读是："一个人对现实状态的认识是通过改变它们来实现的；因此，构成思想的行动最终导致了对思想的认识。"

我们习惯于认为，"构成思维的行为"主要是对"言语概念"的操纵，越是这样，所需要的"次要过程""理性"或"抽象"的思想就越多。但这种假设越来越难以维持。不仅是皮亚杰数十年的实验工作，而且现代科学、哲学和心理学思想的潮流都与它背道而驰。

"你是怎么知道的？"这个问题是由阿特尼夫（1974）在西方心理学协会主席演说中提出的。他认为，首先，这是一个真理，即认识涉及表征，而一个系统由另一个系统表征的方法，取决于系统各部分和（或）各部分之间的关系的一些同源物。他问，以什么方式代表世界，或者说"知道"对生存是重要的，并得出结论，知道如何（而不是为什么）是认知的生物学意义上的关键组成部分。知道如何去做，或者在哪里或者是什么，知道它们是什么——吃什么，如何找到水，如何交配，是最有用的知识，而知道的人根据他们之间的关系和他们在生活中所起的综合作用，把世界上的事物和过程联系在一起。

在这种情况下，什么样的表述是可行的？关于关系的信息是以什么形式处理的？阿特尼夫将语言的表征系统与类比系统进行对比，即用分类词来表示关系，而类比系统如地图，在地图表面用各种类别（河流、道路、城镇）之间的关系来表示。现在，阿特尼夫认为，许多（虽然不是所有）心理功能都需要模拟表象。他引用数字的表示作为一种功能，某些心理生理学的操作作为另一种功能。然后，他把注意力集中在最重要的模拟表象上：表示物理空间、想象空间和感知空间的系统，因为，正如他所指出的："动物知道水源在哪里。"他引用了谢泼德（1978）的研究，这些研究表明，当一个心理图像被旋转时，"物体的表现实际上是以一种连贯的方式完成所有中间环节的。"这些想象的场景及其积极的转变使人们能够在付诸行动之前先试验既定的行动方针。在这个"工作空间"中，伴随着行动的强烈情绪也可能被唤起和转化，尽管阿特尼夫在他的讨论中并没有明确这一点。

从表征的模拟性质及其与空间知觉和位置的密切联系出发，阿特尼夫继续问道，表征结构是如何"获得它们的意义"的。他指出，用文字编码的描述会产生图像，但他接着说：

> 我认为还有另一个意义是更重要的。我可以想象去散步的时候，在树林里遇到一只狗、一只鸟或一只野猫，但情况发展如何，在很大程度上取决于我想象中遇到三个中的哪一个。对狗、鸟和野猫来说，游戏规则是完全不同的。

因此，他认为，识别物体的情况和类别的效用在于我们能够获得它们与我们彼此之间的互动规则，以及它们之间的关系。意义与意象和行为规则的联系也表现在棋手的报告等现象上，棋手们在粗略地看棋盘后，就可以重建出完整的棋子的位置。他们是通过记住各块之间的功能关系来做到这一点的——比如，哪个棋子保护着另外其他的一些棋子——而不是通过记住 64 个方块中的每一块（或没有）的位置。换句话说，这个游戏的规则对于记忆和重建这个位置是非常重要的。

这个由维特根斯坦发起的哲学活动，使"意义""规则"和"生活形式"之间的这种关系成了两个方面的试金石，一方面是人类思想本质，另一方面是世界上人与人之间的行动。这些"形式"是感官的视觉，在关于"给予"经验的段落中找到了强烈的表达：

> 直接的经验本身就有其意义，是可以接受的。它是一种生命形式。即使我们决定了现实，即使我们在共同的行动中创造了一些新的东西，我们这样做或能够做到这一点的事实也被理解为一种特定的生活形式，而且仅仅是这样。要接受的是，给予的是（可以说是）生活的形式。只有在这里才可能描述和说出："这就是人类的生活。"
>
> 别人的表情、他们的痛苦、他们的愤怒、他们的情绪、他们的友好、他们的目光，也会立即呈现在我眼前……首先自发表现在脸上的难道会是善良、懦弱、温和吗？……也许普通的给予，就像给予我的生命的基本形式一样，是颜色、空间、时间、他人的面孔、他们的行为方式和其他给予（布兰德引用，1979）。

在前面的"史瑞伯案例"部分内容中，我展示了采用维特根斯坦的认识论立场来理解心理治疗中的意义，以及为推断原因和动机而获得证据的一些标准。如果想进一步证实这种认识论的起源，那些不喜欢哲学的人可以求助于自然科学。

杰里逊（1976）在《古神经学与思维进化》一书中，研究了脊椎动物神经系统进化的化石证据。他主要研究了感官运动系统与增强大脑动能的适应功能之间的关系。对于早期原始人，范围广泛的非树栖灵长类动物，其嗅觉系统的敏感度与狼等动物相比已经大大降低，因为狼用气味来标记它们的领地。为了开发足够的距离标记，则需要使用听觉、视觉和声音信息。人类可以开始将语言发展为一个可行的进化方向。有机体的"意识体验"将由来自不同形式的感觉信息的系统神经整合而产生。神经生理学家卡尔文（1994）也写过关于原始人智力出现的文章，他认为大脑的专门化涉及语言的一个共同的核心功能，即手部运动的计划、音乐和舞蹈。人类的高度智能是与协调快速、弹道运动的能力同时实现的。这种专业化有一个演化的理论基础：

> 杂食性动物的一般行为比食草动物有更多的基本动作，因为它们的祖先必须在多种不同的食物来源之间切换。他们也需要更多的感官模板——对食物和掠食者之类的东西的心理意象，这些它们都是需要"警惕"的。它们的行为是通过将这些感觉模板与反应动作相匹配而产生的。

卡尔文发现，语言皮层组织"各种各样的新奇序列，包括感觉和动作，包括手和嘴"。玩耍游戏的动物尝试搜索寻找意象和运动的新奇组合，之后它们可能会发现其中不同的用途。这一分析似乎指出语言是男人和女人早期祖先之间理解和交流的一种综合方式，正如卡尔文那样，仔细审查了语言的性质，因为它在提供动物生命中发生的基本感官事件的表象或模型方面发挥了作用。语言被认为是一种"感觉－知觉的发展"，它的基本用途是构建以心理意象表达的现实模型。语言的交际功能显然是次要的。

杰里逊声称，如果出于物竞天择的压力主要为了交流，而导致了语言的发展："我们认为进化的反应将是'预设'语言系统的发展，具有常规声音和符号的系统。"这些固定行动模式的僵化系统，是鸟类智力的特征，但是哺乳动物智力的特征却不是这样。鸟类和哺乳动物是从两种不同的爬行动物亚纲进化而来的。关于鸟类，杰里逊说："它们的行为与特定的刺激紧密联系在一起，通过固定的反应行为模式，而不是通过一个'智能'系统，在这个系统中，不同的刺激模式被转换成不变的物体。"斯金纳博士的鸽子很聪明，这是真的，但它们的思维（和神经组织）很轻易就能比较出来，与人类的思维（和神经组织）是不同的。现代的巴甫洛夫学派也注意到了这种差异：

> 传统的条件反射的描述是，由于一种刺激物的配对而产生另一种刺激
> 物的原始反应的能力，而这种能力被证明是不够充分的……相反，条件反
> 射现在被描述为学习事件之间的关系，以便让有机体表征它的环境（雷斯
> 科拉，1988）。

这提醒我们，学习本身就是社会性的，即使是在物种之间也是如此，伯特
兰·罗素（卡尔文引用，1994）曾讽刺道：

> 美国人研究的动物疯狂地四处奔走，他们表现出了令人难以置信的巨
> 大热情和活力，终于偶然地达到了预期的效果。德国人观察到的动物静静
> 地坐着思考，最后从内心的意识中进化出解决方案。

我们的语言和感觉统合系统的灵活模式和可修改性被组织起来，表现为心理意
象，而不是未经思考的刺激-反应模式。杰里逊从化石记录中得出的结论与我们的
其他重要主题相呼应：

> 我们更需要语言来讲述故事，而不是直接行动。在讲述过程中，我们
> 在我们的听众中创造了心理意象，通常只有对事件的记忆才能产生这些意
> 象……心理意象应该和直接体验到的现实世界一样真实。

视觉思维

世界是如何在视觉上体验和在意象中重建的，这是鲁道夫·阿恩海姆
（1969）的一本精美的书《视觉思维》的主题。他首先观察到，视觉是一个积极
的、有选择性的、有目的的过程，它演变成一种有助于生存的生物工具。在婴儿
的"光亮亮的、嗡嗡响的迷茫"视觉中，看也绝不是漫无目的。相反，从一开始，

就是看到简单的形状，从而提炼抽象。"释放机制"——它通过有机体对简单形状和颜色的反应，整合了亲子行为，是一种早期的观察形式，一种对图像和结构的自发把握，也同时是对模式和结构的自发把握。对形状的感知本身就是对世界"一般结构特征"的把握。在这个意义上，概念就是感知、知觉的形象，而思维就是对这些形象的处理。

为了使思维有效，图像必须在结构上与场景的特征相似（同构）。但是，这些特征——"产生视觉感的主要物理事实——并不是像随机样本似地混乱传播，而是高度一致的变化过程"。对于阿恩海姆来说，概念就像格式塔的术语"pragnanzstufen"："连续变换中结构清晰的阶段"。概念的形成就像对结构简单的感知，这种感知是一种关系，而不是对绝对值的感知，是对种类而不是细节的经验。阿恩海姆尖锐地描述了数字计算机和人类解决类比问题的方式——这是智力的一种常见测试，阐明了他的观点。

解决问题是视觉思维最重要的功能。通常，一个问题会以某种"看上去不完整"的形式出现，当情势指向完成时，可能会找到解决办法。阿特尼夫会在树林里遇到一只狗还是一只野猫？橡树旁边的尾巴是什么样子的？或者，它只是个影子？感知中的扭曲，唤起了抽象概念，也需要做些什么来纠正这种状况。同样，情境代表了一种力的模式，这些力被视为形状、形式、概念，并与某个目标形象相联系，在这种情形下，它就会从视觉上重构自己的认知："哇。只是树梢的影子。不需要逃跑。"

现在，再来想一想梦：梦描绘了我们生活中自己的处境。那画面与符号有关，用"符号"来表示，就像瓦特拉维克、比文和杰克逊（1967）所做的那样："以真实的尺度来表征一种本质上是抽象函数的东西，这种表征就是一种关系的一个方面。"梦描绘了功能性的关系。正如贝特森（1972）所言：

> 梦是隐喻或一团混乱的隐喻。你知道什么是隐喻吗？
>
> 是的。如果我说你像头猪，那就是明喻。但如果我说你是猪，那就是隐喻。
>
> 没错。比喻只去比较事物而不说明这个比较……梦详细阐述了这种关

系，但没有确定（原始的）事物是相关的。

在大多数这些关系中，英语中没有可用的相近形式，英语是一种主要处理实体和对象的语言，而不是关系，至少在普通的语言中是这样。事实上，卡普拉（1975）在《物理学之道》中哀叹，即使是一种技术的、科学的形式的英语，也无法反映目前被理解为物理宇宙本质的相对论、不确定性和粒子形成的动态条件。爱因斯坦（米勒引用，1984）在《物理与现实》一书中，提醒我们表征思维中的这两难处境：

> 整个科学只不过是对日常思维的一种提炼。正是由于这个原因，物理学家的批判性思维不可能局限于对自己特定领域的概念的考察。他必须认真考虑一个更困难的问题，即分析日常思维的本质。

杰里逊、阿特尼夫、卡尔文，尤其是阿恩海姆，都把语言与我们所看到的那些表象联系在一起。布鲁纳（1990）提醒我们，小说叙事与经验主义叙事之间有着强烈的结构化亲缘关系：

> 鉴于普通语言在建立二元对比方面的特殊性，它们为什么没有一种能一劳永逸地对真实故事和想象故事在语法或词汇上加以区分的方法？……我们从对自传体的研究中，特别是从小说形式中了解到组织"现实生活"的结构线。

从语言学的角度来看，沃尔夫（1956）提出了一种引人注目的观点，将语言形式与人们所采取的行动类型和作为这些行动的概念（以视觉隐喻形式）联系在一起。需要注意的是，在他看来，英语和其他"标准的欧洲普通"语言把基本经验"具体化"了："因此，如果不连续一致地使用物理隐喻，我们很难提及最简单的非空间情境。"

沃尔夫（1956）将标准的欧洲普通语言的情况与霍皮人的情况进行了对比，在那里，"张量"表达了程度、频率、恒定性、重复、强度增加、顺序等方面的差别。

加德纳（1973）对皮亚杰的解读中强调，婴儿感知行为的"模态"和"矢量"方面（开放–封闭、力和方向、平衡等），并再现这些"简单的结构，即使在消除更接近刺激的物理特性的同时，在动态质量上也存在差异"。这与阿恩海姆关于感知的立场相当吻合。在这里，感知也与动作序列联系在一起，并通过它们与知识的发展联系在一起。但是，这种知识，继沃尔夫之后，由于英语独特的结构及其与空间隐喻的联系，在语言表达上受到限制。用语言来形容我们自己时，需要用英语，因此，用空间隐喻向另一人表达我们自己时，需要用我们梦的语言模式。

芬克（1986）和他的同事们研究了心理图像与视觉感知之间的关系。他们发现，这两者在人类视觉系统中有许多相同的神经过程，图像一旦形成，在某些方面就像物体本身一样发挥作用。正如谢泼德（1978）所发现的那样，不仅物体的心理空间变换与现实世界中的物体相对应，而且图像也会在视觉系统的较低层次上激活类似的神经机制。然后，芬克说，这样一来，已经获得视觉特征的心理图像可能反过来改变感知。神经科学家利纳斯直截了当地说：

> 大脑是一个器官，它的功能是创建图像。在夜间，这些图像是梦；在清醒期间，图像被感官所调制，代表着外部世界。一个人的觉醒生活是一个由感官引导的梦（利纳斯，布莱克斯利引用，1995 年 3 月 21 日）。

这种知觉和想象之间的等价性，暗示了心理意象与被感知对象间的功能关系之间的"二阶同构"（谢泼德，1978）。这种同构代表的是一种类比而非逻辑思维的过程：

> 这些模拟过程在处理复杂的空间结构和这些结构上的操作方面似乎特别有效……而没有……花时间、做出努力或者冒着在现实世界中进行操作的风险。

吉尔伯特（1991）将这种对图像的分析扩展到了"心理系统是如何相信的"对思维的描述："就像知觉构造对象一样，认知也构造思想。"在讨论笛卡尔和斯宾诺莎的观点时，他指出，在知觉和认知中，"在对表征的准确性进行理性分析之前——人们相信一个物体或想法的表征。也就是说，被授权引导行为，好像它是真实的。"他断言，知觉不仅是认知的隐喻，而且"作为认知基础的命题表征系统是进化的产物……作为知觉基础的意象表征系统"。认知继承了知觉系统的倾向，即立即把所有的表征当作真实的来对待。吉尔伯特的结论将这种意象思维的概念与其在社会交往中的传播联系在一起：

> 换句话说，一个新进化的认知系统可能会把社会交流的命题当作视觉传达的图像，相信它所理解的东西（生命是一碗樱桃），就像它相信它所看到的（这是一碗樱桃）一样直接和彻底。如果把人类的理解看作是一种感官系统，把别人的命题断言当作材料——一种代位的观察，也许并不完全荒谬。

如果心理模拟有助于狩猎（卡尔文，1994），社会交流（吉尔伯特，1991）、创造性思维（谢泼德，1978）和纯粹生存（阿特尼夫，1974）必须能应用于心理治疗。泰勒、范、瑞弗金和阿莫尔（1998）开始讨论心理模拟、自我调节和应对，这是那些跟我一起走了这么远的读者现在所熟悉的话题：

> 想象是什么意思？一方面，这一术语可以非常普遍地用来指想象、故事和对目前没有出现的事物的投射能力，以及利用这些投射来取悦自我、规划未来和执行其他基本的自我调节任务的能力。
>
> 另一方面，想象这个词可以非常具体地用来指：当人们想在时间和位置上从一个点到达下一个点时，已经完成了一些介于两者之间的事情，比如去旅行或写论文的时候，所从事的心理活动。

心理模拟虽然是想象出来的，但通常并不具有魔力。通过心理模拟与感知的联系，它们倾向于真实。有 9 项实证研究（泰勒等引用，1998）证明，被要求评估假设事件可能性的人更有可能相信这些事件会在心理模拟之后发生，而不是在对这些事件进行其他重点认知活动之后。这种通过心理模拟产生的对未来可能的设想有助于情感状态的管理和解决问题的计划，以及自我调节和应对的任务。

我们知道，通过谈论或书写创伤性事件来表达想法和感受是有益的，甚至免疫系统的变化和前往健康中心的拜访也会随着时间的推移而产生类似的情绪效应（潘尼贝克，泰勒等引用，1998）。我们也知道，心理模拟包括对创伤的痛苦的反思，以及有抑郁特征的东西，都会干扰自我调节。泰勒和他的同事们还发现，仅仅基于某种理想状态的成功幻想也会干扰自我调节、削弱应对能力。一种腐败的社会建构主义，就像电休克疗法一样，它声称，我们"创造了我们自己的现实"，导致了"思考和致富"的观念，以及它的破坏性的孪生兄弟："你认为你是如何导致你的癌症的？"泰勒和他的同事直言不讳地说：

> 在运动心理学的文献和预防复发的文献中，举例了一种特殊的心理模拟，它被发现能有效地导致行为的改变。关键部分……是重点在于模拟实现目标所需的过程。

我们曾经说过，心理表征和目标实现之间的关系被认为取决于有意识的决定。然而，现代研究却将外部世界的感知隐含在将这些表象形成目标导向行动的模式的过程中。实验心理学家直到最近才接受这一观点，即整个过程是无意识的。

无意识表征

> 许多当代心理学研究所依据的假设被证明是不可能的。心理生活的每时每刻——评估、判断、动机、社会互动、情感和目标导向的行为——如果要发生的话，必须要通过无意识的方式来发生（巴格和查特兰德，1999）。

巴格和查特兰德引用了大量的现代研究来论证，自动的社会感知会像环境的其他特征一样引发行动。有一条将意识思想排除在外的路径，从外部环境通过感知，直接地、自动地通往行动。

> 为了得出这些主张所依据的经验证据，我们……进行了……一些实验，其中目标、评估和感知构建……以一种不引人注目的方式启动。通过这些启动操纵，心理表征被激活，以发挥其影响力，而无须意志行为和参与者对影响力的觉察。然而，在所有这些研究中，当人们意识到并打算参与这个过程时，效果是一样的。

这方面的例子是人们自然模仿别人情绪的倾向。当人们同频于他人的姿势和行为时，社会交往就会变得容易一些，人们也会更喜欢彼此。情绪、心情和评价，到目前都被视为主观判断，显示它们沿着无意识的路线运行，"对一个人目前所处的整体安全或危险提供了一种自然的信号功能"。在长时间的思考中做出的有意识的判断，与无意识的、直接的判断没有什么不同。

目标，就像其他心理表征一样，可以被环境特征自动激活。"目标一旦被激活，就会产生与有意识选择相同的效果。"人们发现，这样做的人并没有意识到自己曾追求过这个目标。巴格和查特兰德引用了来自大脑激活模式的确凿证据，表明："一旦被激活，目标就会以同样的方式运作，无论它是由意志还是由环境激活的。"而且，这些无意识的目标"不仅产生更好的表现，并且表现出与多年研究中记录有意识的目标追求同样的激励状态的经典特质"。

巴格和查特兰德称为"自动性获取"的东西，高尔威泽（1999）称其为"简单的计划"——"可以明确何时、何地以及如何响应以达到目标的意图。"他发展了治疗实践来消除拖延和药物成瘾等现象，并写明这些功能通过"把对个人行为的控制权转移到环境中"的方式奏效，因而促进行为的发生：

> 所以日常生活中，我们可以设想，已经形成实施意图的人在遇到紧急情况时启动预期的目标导向反应，就像交通灯由红转绿时人们就开始行车那样，不需刻意储存踩下油门的意识。

这些在高尔威泽的实验中建立的"简单计划的强烈影响"，反映了艾瑞克森在临床设置中采取行动的创造性策略。科尔西和林恩的"临床心理学的自动性"（1999），论及为了推动关于潜意识促成积极变化的期待因素的临床用途中，安慰剂效应、催眠与非催眠暗示和行为自发性的作用。

一些惊人的实验性和元分析研究被引用，以支持这种常见的疗效架构。在一个叫作"细听百忧解却听见安慰剂"的内容中，科尔西和林恩发现，安慰剂可复制出百忧解对抑郁症效应量的 75% 范围。而非抗抑郁药物和百忧解疗效也一样，并且"一种非活性安慰剂可复制这种疗效的 76%……所以，只有 1/6 的患者会在用药后表现出长期临床改善，但使用安慰剂后不会有这样的表现。"

科尔西和林恩对催眠疗法的伦理性质表示赞赏，这不像安慰剂，催眠疗法不需要用欺骗来产生效果。然而，他们引用了一些效果惊人的安慰剂研究，其中性功能失调的女性在观看色情影片时会产生性唤起的虚假生物反馈信息："（宫腔）报告出虚假的 VBV 反应［译者注：阴道血容量（vaginal blood volume, VBV），它反映了阴道壁的总血容量］……性功能失调女性的实际 VBV 增加了 100%，期待增加的 30 秒内就会在真实反应中发生 VBV 增加现象。"为了强调社会期望和沟通在催眠中的作用，他们声明："任何当事人信任的过程都可用于催眠。"

> 现用于催眠的程序包括嘱咐人们放松，嘱咐他们警觉一些，让他们踏上运动自行车，引导他们闭上眼睛，引导他们睁着眼，在他们眼睛里闪烁灯光，发出鸣锣等声音，对头部施加压力，还有让他们服下安慰剂药片。

期望值也会影响人的暗示感受性，调查显示，期望值变化与行为改变之间的相关性大约为 $r=0.69$！在一些样本中，大多数体验者在催眠量表的高范围内有得分，而低范围内没有得分。期望值涉及了自动性和无意识状态：

> 在激活的那一刻，所有的行为都是自动开始的，而非有意为之……念动反应的熟练自动化并不是幻觉，而是……被认为是使其具有日常行为特征的意志经验。

经有力证据表明，即使是意象的效果也取决于期望值。在一项念动响应性测试中，意象专注程度和行为反应的相关性不显著，而在行为与通过想象的对念动反应的信念这两者间的相关性为 $r =0.64$。

在叙事催眠治疗中，治疗师和患者之间构建了包含期望、积极目标、实施意图和无意识自然过程在内的关系矩阵。科尔西和林恩写道，一种催眠式的语境会增强治疗效果：

> 尽管这可能只需要使用"催眠"这个词作为放松训练和意象演练的标签就够了，但它却可以将治疗期望和治疗结果提高到临床显著的程度……还有就是，因为反应定势可通过重复以及想象的、行为的演练而加强……可以帮助……而不只是谈论它们能起什么作用。

想象性预演利用了那些心理意象，那些心理意象有的是伴随行动而来的，有的则是那些我们已经讨论过的，在梦境和其他故事化叙事形式中所描绘的将形成行动意识的心理意象。

结构的提炼

> "显化"的梦的图片就是梦本身，包含了梦的全部意义（荣格，1968）。
> 系统是对其自身的最佳解释，也是研究其目前组织的合适方法（瓦特拉维克、比文和杰克逊，1967）。

考虑到人类处境的复杂的、结构化的性质，以及它们作为图像的表现形式，现在的问题是，是否存在一种适当的抽象形式，使我们能够把这些表征给表现出来。通常，对于心理学家们来说，一些基本的数理统计，对于描述具有相同化合价和连续分布的某些类型的实体的组群，是非常有用的。

皮亚杰（1968）曾提出，对于这种促使他感兴趣的发展结构和操作来说，数学组的概念要比经典统计更为有用。他声称群组概念之所以有用，是因其不同于抽象概念的一般形式，是从事物中透析本质——属性越宽泛，通过抽象形式遗失的信息就越多（查廷，1974），群组数据可保留与系统相关的信息。这是通过"反思性抽象"获得的，"不从事物本身探究本质，而是从我们对事物采取行动的方式、我们对事物采取的行动、从协调这些行为或操作的各种基本方式——'联合''排序''一一对应'而来的。"动作的外部结构与心理活动紧密关联。事实上，皮亚杰提出，儿童的、源自探索经历的时间、因果、数字的最原始概念，与现代科学家们关于时间、因果、数字的最复杂概念，在这两者之间其实有一种同态现象。

瓦特拉维克等（1974）在分析参考框架和超越给定框架或系统的变化类型时也使用了数学组的概念。瓦特拉维克、威克兰和菲什在《变化》的分析中，将拉塞尔的"逻辑类型理论"加入到了群组概念里，所以这个群组理论的框架，允许不变量系统的变化表征，被此类型理论所补充，里面论述了成员到类别的关系，还有"存在于一个逻辑水平到下一个更高逻辑水平间转换本质的特定质变"。

他们关于矛盾沟通对变化的影响的探究由来已久，拉塞尔自己的著作直接涉及矛盾和理解范畴的重新排序。逻辑类型理论也适用于君士坦丁所说的"对映异构"的例子，即变为其感知的对立面这种突然转换。事物不同对立面的相互缠结形成了有趣的结果，比如心理疗法与合适渊源、同系物与悖论——作为交流结构的组织者和变化所借助的工具，具有重要地位。且尽管拉塞尔（克罗能、约翰逊和郎娜曼引用，1982）把这一观点称作"并非真正的理论，而是权宜之计"，后来贝特森反对这种认为在离散的组织水平含义上存在一个严格的等级制度的观点，作为调查系统的自反性的社会意义，这种探究一直坚持着："这种自反的关系，随着时间的推移，在人类行为的产物、我们是谁以及社会秩序概念之间延伸，是人类状态的核心。"

我们希望同时处理如何表达思想或行动结构的问题，以及在行动和理解中人类变化的特性的突然转变问题。我们会采用皮亚杰（1968）的结构来表示："实际获得的系统的可能状态和变换集是一个特例。"心理疗法处理的是人的变化条件，通常以情绪变化为索引。我们通常认为情绪是成对的：喜悦和悲伤，恐惧和愤怒，浪漫的爱情和厌恶等。众所周知，情绪会突然发生变化，就像一个笑话可以突然化解愤怒一样（道格拉斯，1970）。此外，行动的突然变化——进行一场狂欢或发生快速的宗教信仰转换、战斗或逃跑，在我们的生活结构中都既是显而易见又是令人困惑不已的。

由雷内·托姆所发明的一种数学形式体系——突变理论（catastrophe theory），被塞曼（1976）所广泛应用，确切描述并映射了"那些随机发生突变的事"。突变理论源自拓扑学，这是一门研究表面在不同维度上的性质的数学——"一种纯形式的理论"（瑟斯顿和威克斯，1984）。皮亚杰（1968）将拓扑学列为数学三大"母结构"之一，从心理学角度看，拓扑学是三大学科中最早出现的（译者注：其他两个是代数结构、晶格或网络结构）。拓扑学作为一种描述人类事件的形式主义方式直觉地吸引着我们，因为（根据我们迄今为止的观点）那些事件最好用图像以及对复杂事件的直觉来描述，就像阿恩海姆（1969）在他对"无意象思维"的杰出讨论中指出的那样："它们往往需要高度抽象的结构，这些结构是由拓扑图形以及经常是心理空间中的几何图形来表征的。"此外，就像塞曼（1976）强调的那样，体现牛顿与爱因斯坦理论中运动、重力、电磁学与相关性的微分学仅限于变化平滑且持续的现象中。突变理论描述了间断、发散的现象，以及由于平衡的光滑表面的破坏来模拟的失衡举动。

托姆证明，对于不超过 4 个因素控制的过程，只有 7 个基本的突变。塞曼（1976）用突变理论来映射一些现象，如：狗的攻击性、自怜的宣泄、支撑点的弯曲、神经脉冲的传播、神经性厌食症的行为表现与治疗。在后一种情况下，该理论有一种偶然的效果，可以解释病人自己对她体验的描述："从突变表面的角度来看，一些厌食症患者描述自己病症时所用的字眼看似难懂，实则相当符合逻辑。"如果我们对于画面和体验的结合具有成效，那么这样的结果是备受期待的。

此外，突变理论还有另一种现在为我们所熟悉的关联：首先，系统的"吸引子"，即当系统处于动态平衡时，解释静态平衡状态的因素——"由系统通过的整个稳定周期的状态所组成"。所以我们有个等同于皮亚杰的"结构"一词的术语。大脑的神经机制形成一个动态系统，其平衡状态可以用吸引子来表示，托姆声称，所有可能在最简单吸引子之间的突然跳跃都可以用基本的突变来描述。塞曼认为，这个模型在描述大脑边缘系统（关于情感和心情）时最为准确，而不是在描述更复杂的大脑皮质活动中。因此，心理学家所关注的情绪事件可以在它们的突然变化中建模，并与大脑相应的功能相关。最终，"模型表明发散的概率，所以系统初始状态中的一个小扰动都可能导致最终状态的一个巨大差异。"因此，这一理论可能需要能够描绘家庭疗法的条件，正如海利与霍夫曼（1967）所指出的，旨在针对人类互动的复杂体系中的这些"小扰动"。

其他的对应关系也会浮现在脑海中：例如，从突变理论的角度来看，梦序列中的不连续可能被看作是突变"不可到达"区域的视觉模型，而突变正是"通过这个"区域发生的。在意识中突然出现（或接近）原型具象的情况，通常被认为是在巨大的冲突或悖论的情况下发生的，随后从绝望到希望的变化是非常戏剧性的。元信息传递学（海利，1963）是一种关于关系的陈述，提供了一种逻辑类型的重新构造或突然转变，它能表达强烈的、突然的情感，以及我们称之为"原型"的意象。规则、意象、神经表征、原型、感觉、想法、行为等的相关概念，以及它们通过同源物与悖论的结构转换，可能会在托姆的数学语言和他的映射的能力和普遍性中找到适当的抽象表达。

但是，"拓扑学实际上不能解决方程。它提供的是一个数学词汇——形容词和名词，允许一组解决方案以一种通用的方式进行讨论，而不需要实际指定（瑟斯顿和威克斯，1984）。"自从托姆进行上述工作以来，混沌、非线性动力学和自组织系统的概念已经成为知识市场的通用货币。巴顿（1994）呼应了瓦雷拉的观点，警告不要把神经科学和家庭治疗简单地比作自组织结构的科学。他认为，虽然非线性微分方程在神经系统建模中很有用，但系统动力学方法对社会系统建模更好。非线性吸引子可以为心理生理系统建模，但需要"稳定的、可清晰描绘的行为周期"。和以往的心理变量一样，由于缺乏稳定的测量单位，大多数基于计数的复杂数学都无法进行。

然而，将数学思想作为激发性隐喻和练习提示的价值并没有降低。非线性系统既是确定性的，又是不可预测的，而且这种系统对初始条件高度敏感，这很有趣。除此之外，孤立地研究每个因素不会直接引至将系统作为一个整体的认识，这对思维和实践都是一种解放。巴顿（1994）引用了适用于心理系统的自组织特征：

① 当参数值超过特定阈值时可能发生突变的多重稳定状态。② 周期性的状态变化。③ 组件过程的结构耦合。④ 时间、空间和行为组织。⑤ 本地化的不稳定性，这可能导致系统的一部分以不同于系统的另一部分的方式组织自身。⑥ 夹带：一个单元使其他单元以谐波相关频率振荡的能力。⑦ 有时可以通过非线性方程组建模的行为。

格里诺和中学应用数学项目组提出了一种高度现代、抽象的心理系统方法。他们关注的是通过综合动力系统分析和符号交流与推理的分析，将行为主义和认知观点结合起来，从而发展对活动的科学理解。他们计划运用行为主义对环境中活动的强调，以及认知学对活动、符号和意义的信息内容的强调。

他们的"情境观点"不同于早期项目，认为人类技能是人们对社会实践的参与过程的各种面貌的呈现："情境观点提供了一个（比行为主义或认知分析）更普遍的框架，其中提到，在参与者和情境中的其他系统之间，活动的重要方面会在共建和妥协中进化。"他们认为，在探究的社会实践中发展他们的学科，将使思想远离那种命题是否是真实的评价，从而使之导向他们的原则是否对实践有用的假设。他们注意到这些观点与杜威和其他美国实用主义者的观点是一致的。对他们项目的智力术语的描述将会提醒读者，关于怀特和埃普斯顿（1992）在叙事心理治疗中所关注的问题以及数学隐喻对心理学家的吸引力如下：

这将涉及分析交流和推理过程，作为动态系统在意义和理解状态空间中的轨迹。吸引子将与探究、解释和论证中的社会实践模式相对应……从这个角度来看，实践的图式可以被看作是人们在物理和社会环境中相互作用的理论状态空间和物质、表征和概念系统的吸引子……实践的图式还包括完成各种任务的执行轨迹，以及参与话语的轨迹，比如考虑参与者在主流社会安排中的不同地位的话轮转换模式［译者注：会话是最普通的日常现象，是最基本的话语形式。但会话的突出特点在于它是一种在交际中传递意义的动态合作过程。因此，会话不是在非互动语境中的话语独白，也不是单向信息的传递，而是说话人与听话人之间双向互动的信息交流。在这种动态的交际过程中，交际者不断地改变自己的角色，即他们不断地在说话人和听话人之间进行角色转换。美国会话分析学派将这种话语角色的转换称之为话轮转换（turn-taking）]……话语的图式还包括指称意义的轨迹，话语中使用的表示物是关于……事件表征的轨迹……和解释的轨迹……

这种"意义的弹道学"的概念虽然可能会引致一些思想家"非常生气"（译者注：此处英文原文为 go ballistic，走向弹道，有双关之意），但它与弗洛伊德的"科学心理学项目"（Project For a Scientific Psychology）一样，对心理学家有着同样的强烈吸引力，同时它也像在前一部分内容"解读人类行为"中所讨论的一样，具有同样的难度。然而，数学的吸引力依然存在，就像达特在第 146 页对情感的正交性的描述一样。她接受过科学和数学训练，可能使她对自身问题理解的难度加倍，或者正如格里诺（1998）所说的那样："留下的问题是，从事组织活动的从业者理解的基本原则是否与系统活动理论所需的基本原则相同。这是一个深刻的认识论问题。"

终章小记

这种关于利用知识结构来组织对图像以及通过图像对生命认识的讨论，再次提醒我们抽象思考与参与实践活动之间的区别。艺术家伟恩·第伯（1996 年的作品《小怪癖》）认为，艺术是一种体育活动，是一项锻炼：

> 它与移情有关，与我们作为艺术家和作为观众的身份来传递情感的能力有关。作为一个观察者，当你观看一幅画的时候，你必须身临其境。绘画是一种身体的隐喻，是一种神经的、肌肉的和姿态的延伸，要想理解它，你必须让自己融入其中。

我们的讨论也让人想起艺术创作和艺术批评之间的紧张关系。大多数艺术家都鄙视艺术评论家。他们的描述性和理论性的作品被认为与作为评论文章主题的艺术作品的感性理解、享受和沉思几乎没有关系。考虑到艺术批评与艺术作品的关系就像治疗理论对他们所描述的个人和相关生活的影响一样明智。在案例研究的叙述中，你可能会遇到自以为是和心不在焉的语气，就像你在描述绘画努力和成就时的那样。正如布鲁纳（1986）所指出的："争论说服了他们的一个事实——他们栩栩如生的故事（和绘画）。"

在这本书中，我不想过多抱怨绘画评论家或心理疗法理论家。我希望展示想象图像的一些重要的注意事项，这些是关于图像如何为心理治疗提供模板，以及为创造性思维和行动提供指南。这些关注点的交汇处，既不在画廊里也不在咨询室里，而是在我们共同创建的梦境体验中。在这里，一个变幻莫测的奇幻视觉空间里，个体思维设计出令人惊叹的复杂性、神奇的影响力和情感叙事的交流。梦在形式上既接近创造性思维，又接近于人际情感戏剧的展示，因此在思考心理治疗和心理时，梦接近问题的核心："一方面数学上抽象，另一方面神话般神奇（波特曼，1952）。"

如果我们问："但到底是哪一个呢？"我们看到维特根斯坦对自己思想和言语活动的隐喻："哲学家必须把问题视为一种疾病。"

> ……在这里，我们遇到了哲学研究中一种奇妙而独特的现象：……（我们）错误地期望得到解释，而描述是解决困难的方法；如果我们的治疗方法正确的话。如果我们坚持下去，不要试图超越它……如果在一个解决方案的描述之后，人们仍然在寻找一个解释，那么他们就不会因此更进一步，而只会再次回到描述上面。找到了路标的人不会去寻找下一步的指示，而只是简单地行走了（布兰德引用，1979）。

在我们"简单地行走"在各自路上之前，让我们在这个十字路口徘徊一下、停留一下，阅读一篇关于邪恶及其在我们心目中具有地位的神话：

■ 潘多拉的好奇心

> 伟大的宙斯……他因普罗米修斯从众神那里偷火而怒不可遏，对他

说：你比我们大家都聪明，你因偷火并欺骗了我而高兴。这对你们和将来的人都是有害的。因为他们要从我这里受到恶事所报，他们都要因爱而痛苦，却会乐此不疲。

在宙斯的命令下，工匠神赫菲斯托斯按照美丽的阿弗洛狄忒的形象，从地球上塑造了一个无辜的少女，作为对普罗米修斯盗火的惩罚。这个女性形象，也是所有女性的祖先，被称为潘多拉："礼物丰富"。所有的众神和女神都用他们的品质来装饰她。宙斯本人给了潘多拉永不满足的好奇心。然后，他给了她一个密封的陶罐，警告她永远不要打开它。

普罗米修斯，这个对抗者，知道不能接受神的礼物。但当赫尔墨斯带来潘多拉时，他的兄弟艾彼米修斯无法抵抗诱惑。因此，潘多拉来到人间生活。

不久，潘多拉就被好奇心征服，打开了罐子，然后涌出了所有被关在里面的邪恶。在那之前，它们一直不为人类所知。她紧紧地把盖子合上，但却正好把"希望"关了的盒子里面。与此同时，地球上已充满了无数的邪恶和悲伤，疾病和死亡也随之而来，人类与不朽的神从此分离了（茨威格和艾布拉姆斯，1991）。

在这种好奇、知识、权力、欲望、爱、苦痛和希望的神话中，我们咀嚼和品尝着由希腊人和罗马人揉制、由犹太人和基督徒烘焙的我们广泛文化的道德语言的面包。霍普金斯（1995）的诗在我们进餐时加水让我们提神，让我们加快前进的速度：

而且，尽管如此，大自然从未被耗尽；
在事物的深处总有着最珍贵的神秘和新鲜；
尽管最后的光亮消逝于黑暗的西方。
哦，早晨，在褐色的东方的边缘，涌现——
因为圣灵弯下身来。
世界孕育着温暖的胸怀，带着。啊！明亮的翅膀。

附　录

一个乱伦案例的实录

▶ 艾瑞克：

C医生跟我说你生活中遇到了一些麻烦，对于一个年轻人来说，听起来好像还不少。

▶ 伊莎贝尔：

是啊。

▶ 艾瑞克：

她还告诉我，她跟你谈过学习催眠，用它来改善你的生活。是这样吗？

▶ 伊莎贝尔：

是的。

▶ 艾瑞克：

我很高兴你愿意这样做，因为这里有各种不同的人——男人和女人、年轻人、老年人——我想这会让你对这一部分的人有更多的了解。在进入催眠之前我能问你几个问题吗？你以前被催眠过吗？你能告诉我你能预料到的最坏情况是什么吗？

▶ **伊莎贝尔：**

（长时间停顿）最糟糕的事？我会感到害怕，会有另一种恐惧。

▶ **艾瑞克：**

好吧，你知道会发生最好的事情是什么？

▶ **伊莎贝尔：**

那就是这会对我有所帮助。

▶ **艾瑞克：**

当催眠帮助你的时候，我将会注意到你的感受或行为有哪些变化？

▶ **伊莎贝尔：**

少一点……我不知道……就像现在我很害怕一些人。我希望它能帮助我放松，避免紧张。至少，今天早上又出现了一次，所以我希望它（害怕）不会像最近那样经常出现。

▶ **艾瑞克：**

当你对某些人不那么害怕的时候，这种情况就会发生？

▶ **伊莎贝尔：**

是的。

▶ **艾瑞克：**

当我看到你不再那么害怕的时候，我能看到什么？你将如何坐下，你将如何说话，你将看向何处？你能否展示给我看看当你内心不那么害怕的时候会是什么样子吗？

▶ **伊莎贝尔：**

嗯，我很放松，我不会……

▶ **艾瑞克：**

比如……是的。让我看看，因为我要知道我们在找什么。

▶ **伊莎贝尔：**

我很放松。我不担心。我没有什么好担心的。我不担心自己会像今天早上那样崩溃。

▶ 艾瑞克：

是的，一切都过去了。

▶ 伊莎贝尔：

是的。我什么都不用担心。

▶ 艾瑞克：

有点像多年前剪掉的头发——你再也没想过它。

▶ 伊莎贝尔：

是的。我会放松，我不会担心。

▶ 艾瑞克：

好吧，等你放松下来，看起来会是什么样，那样我就会知道了，你的头会
向后仰吗？你的手会怎样？

▶ 伊莎贝尔：

我不会冷的。

▶ 艾瑞克：

你的手会暖和吗？

▶ 伊莎贝尔：

是啊。

▶ 艾瑞克：

好的。那种温暖，我猜想，将会来自内心：它不会是来自任何握着你的手
的人吧？

▶ 伊莎贝尔：

不是，是内在的。

▶ 艾瑞克：

最好就是内在的，对吗？

▶ 伊莎贝尔：

对的。

▶ 艾瑞克：

是的。那是最好的温暖，你不用担心。所以你的头会向后倾斜，或者当你

在这里真正放松的时候会是什么样子？然后你的手在很舒服的状态下会是怎么样？像那样吗？从内在温暖起来。我可以留意到哪些是你的表情——你的脸，你表达感受的方式？

▶ 伊莎贝尔：

我不会表现出任何恐惧或什么。我可能看上去很满意或放松，但并不总是害怕。

▶ 艾瑞克：

是的，你看起来不会害怕。你能让我看看你满意的样子吗？和那种放松的表情是什么？这样当我看到它的时候我就知道了。

▶ 伊莎贝尔：

假设我得了个"A"。

▶ 艾瑞克：

我觉得你看起来很满意。这样可行。那是一个什么……？

▶ 伊莎贝尔：

（笑）是啊，假设我所有的科目都得了"A"。

▶ 艾瑞克：

噢！那太好了。我能看到"A"的满足感——看起来会是怎么样的？这看起来几乎是满意的了，但并不是完全满意。

▶ 伊莎贝尔：

是的。

▶ 艾瑞克：

像那样。如果你的双手真正温暖，它们现在会在哪里？你会把它们放在哪里？

▶ 伊莎贝尔：

我在这里可以自由呼吸，而且……

▶ 艾瑞克：

是的，你可以。你的双手会很舒服，你的大腿会很舒服，或者你可以抓挠你的头发或者做任何你想做的事情。

▶ **伊莎贝尔：**

是啊。我可以自由地呼吸，而我的肌肉却不能，你知道……我只是要放松，而我的肌肉就不会……你知道……

▶ **艾瑞克：**

你不会变得像是担心的样子的。你会很放松的。

▶ **伊莎贝尔：**

是的，就像那样。

▶ **艾瑞克：**

如果你像这样放松，自由呼吸，如果你感到悲伤，你会是什么样子？因为你可以放松……放松……悲伤……我猜你是知道的。

▶ **伊莎贝尔：**

是的。

▶ **艾瑞克：**

那是一张很好的悲伤的脸。如果你觉得有点傻，那会是什么样子？是啊，如果你只是和女朋友玩得开心或什么的。

▶ **伊莎贝尔：**

愚蠢的。

▶ **艾瑞克：**

愚蠢的。那是接近了。如果你对别人感到生气——如果你真的很放松并很生气，那会是什么样子？

▶ **伊莎贝尔：**

真正的放松和生气。

▶ **艾瑞克：**

是的。这有一点难，但我知道你能做到。

▶ **伊莎贝尔：**

既往不咎吧。

▶ **艾瑞克：**

就像是这样。"既往不咎了？"我很喜欢这样。现在假设你必须更强烈地表现你愤怒的情绪。哦，太好了！你能对我这样做吗？这样我就能看见了。我觉得这有点像一种厌恶和愤怒的感觉。

▶ **伊莎贝尔：**

是啊。

▶ **艾瑞克：**

现在假设你就是在生气。你的老师对你说："嗯，你上次考试得了'A'，所以我们今天下午再给你五份试卷，看看你能不能得个'C'。"——这太不公平了。哦，太好了！我很喜欢这个。现在，如果你能让我感觉更强烈一点——如果这是一件严肃的事情的话。好吧，我喜欢那个，我很喜欢那个你过于厌恶的事情。

现在，看看你可以深呼吸了。这样更好——不是一直这样，但就像"B""B+"的呼吸一样。当你离开这里的时候，你会呼吸到"A"和"A+"。我就知道你会喜欢的（两人都笑了）。现在在你的胳膊和腿之间——两条胳膊、两条腿，还有你的手指和脚趾之中，感觉到哪个是现在最温暖的胳膊，哪个是最温暖的手指？

▶ **伊莎贝尔：**

它们很冷。

▶ **艾瑞克：**

它们很冷。都一样冷，是吗？

▶ **伊莎贝尔：**

不，右边的比较冷。

▶ **艾瑞克：**

好吧，所以你的左边更热一点。你的脚和你的手一样冷吗？

▶ **伊莎贝尔：**

差不多吧。

▶ **艾瑞克：**

差不多。嗯。你的肩膀呢？它们也冷吗？

▶ **伊莎贝尔：**

没有。

▶ 艾瑞克:

很暖和。

▶ 伊莎贝尔:

我有垫肩。

▶ 艾瑞克:

我也是。你说得对：它们让你的肩膀保持温暖。男人的衣服通常没有那些，但现在有了。有时候能够感受到那种温暖是很美好的。

▶ 伊莎贝尔:

是的。

▶ 艾瑞克:

我留意过，有时候虽然温暖的感觉是从肩膀下面开始的，但它还是会慢慢渗入我的手臂。当温度进一步往下渗透时，你能感觉到吗?

▶ 伊莎贝尔:

是的。

▶ 艾瑞克:

你能感觉到两只胳膊都更加暖和一点了吗?

▶ 伊莎贝尔:

是的。

▶ 艾瑞克:

好。你很擅长这个。现在我只想让它一直渗透到你的手腕，当温暖的感觉到达你的手腕时请你告诉我，好吗? 慢慢来，轻松地呼吸（停顿）。好的。现在困难的部分就是让它渗入你的双手和手指，当你的手和手指感觉更暖和的时候，你可以告诉我。慢慢来，你所要做的就是去呼吸，让它慢慢流下去。

▶ 伊莎贝尔:

（停顿）一点温暖。

▶ 艾瑞克:

好吧，让它们继续变得更暖，因为当你呼吸的时候，它们会变暖。现在，如果你想让它们真正温暖，让它们完全舒适，当你呼吸的时候，你会感觉到一些非常强烈的东西——愤怒、厌恶、快乐、悲伤、任何你想要的（长时间的停顿）。现在正在变得暖和了吗？好的。现在假设你往后一靠，深吸一口气，让这种感觉安定下来。这太棒了。非常非常好。这在"A"的范围内是正确的，你可以对"A"感到高兴，因为你做到了一些非常困难的事情。

在你学会更彻底地放松之前，我还想让你做一件事。我要选择你的一只手。我要指着你的一只手。好吗？当我指着你的一只手时，你会说："是。"因为那是表示"是"的手。当我指着另一只手的时候你会说："不。"现在我知道你能说"是"，因为我能从你的言行举止看出来，你是被培养成了一个好女孩的。所以我知道当我指着"是"的手时，你会大声清晰地说"是"。我也想让你说"不"，当我指着"不"的手的时候，同样要大声、清楚地说"不"。这样可以吗？好的，就是这样。所以你自己决定哪只手是"是"，哪只手是"不"，但不要告诉我，因为我想有个小惊喜。你决定好了就告诉。都准备好了吗？当我指的时候，我想让你说的声音大到能震动房间里所有男人的耳朵。当你说"是"的时候，我希望你说得足够清楚，以引起在座所有女人的注意。好吗？我们开始吧。

▶ **伊莎贝尔：**

是。

▶ **艾瑞克：**

然后……

▶ **伊莎贝尔：**

不。

▶ **艾瑞克：**

好吧，那很好——大约是个"C"，如果你不介意的话，我们再练一遍。但首先深呼吸，这次我们会慢慢来。好吧？如果你不介意的话，再看看我。这很好。好了，你准备好再开始一次了吗？现在我知道这有多难了，我想在我们第二次练习之前确保你能感到尽可能温暖和舒适。你准备好了就告诉我。

▶ **伊莎贝尔:**

好了。

▶ **艾瑞克:**

都准备好了? 好的, 我们用同样的方法来试一下。好了, 我想……

▶ **伊莎贝尔:**

你会要碰到我吗?

▶ **艾瑞克:**

不, 我不应该碰你, 除非你想要, 我也不想。

▶ **伊莎贝尔:**

是。

▶ **艾瑞克:**

然后现在呢……

▶ **伊莎贝尔:**

不。

▶ **艾瑞克:**

太好了。这已经是一个 "B" 了, 这也是一个很好的问题。你知道吗, 我注意到很多医生在没有征得病人同意的情况下到处触摸病人。你注意到了吗? 你会被检查, 有人会把你的袜子卷起来, 或者拍拍你的背, 或者听你的耳朵什么的。我觉得如果他们请求许可会更好, 你觉得呢? 我认为未经询问就触摸别人是不对的。人们对孩子也这么做, 你注意到了吗? 大人他们会不征得允许乱弄小孩子头发和其他东西。我儿子一直很讨厌这样。他会说: "爸爸, 他们为什么这么做?" 我想他们会认为如果你很小, 他们可以随心所欲地对你乱来, 但我认为这是不对的, 你呢? 我想这需要一段时间, 就像在英语中所说的, 直到孩子们 "长到成年", 当他们到了法定年龄, 当他们有权利和别人相处的时候。我想在加州大概是 18 ~ 21 岁, 当你不需要听从成年人的时候, 因为你是成年人了。这是一段可怕的时光, 但也是一段美好的时光。你会说 "是" 和 "不", 人们就得听。

所以我希望你能再次舒服地呼吸，感觉你的手变得很舒服、很温暖、很结实，当你暖和的时候，当你准备好了，我们会再做一次。看看你能不能也用你的腹部和胸部呼吸，然后你真的吸进一大口空气。没错。准备好了就告诉我。我们再做一次。很好。因为你要用磁带来记录，我想让你看看你能不能用"是"和"不"来震碎磁带。那么，再大声一点？这次我们来看看能不能把声音从镜子反弹回来，好吗？让我们把它叫作剧场投影，因为这就是为什么我让你把所有的空气都聚集在你的胸腔。因为这是我最后一次给你做这个测试，我要再做一件事让它变得更有一点难度。我要做的是，当我指着你而不碰到你时站立起来。这会有点难，但我知道，因为你已经练习过了，你可以做到的。你看这样可以吗？好吧，我还是用这个手指来指，这是我最喜欢的一个。

▶ 伊莎贝尔：

是！……不。不！

▶ 艾瑞克：

太棒了！非常非常好，伊莎贝尔。现在假设你往后靠，闭上眼睛，我要跟你谈谈。当我和你谈话的时候，我希望你对你的"A+"表现感到满意。我想让你在心里感到高兴，我想让你在身体上感到舒服，你可以尽可能地放松、舒适、温暖、平和、安全。我想让你听我说，享受我的话语，使用我说的对你有用的话语。那些对你没用的话，当你再次踏回这个世界的时候，你可以把它们留在这里。

当我和 C 医生谈论见到你的时候，我在想，过不了几年我儿子就会和现在的你一样大了，我在想他小时候发生了什么：割伤和擦伤，可怕的事情。我在想，当他还很小的时候，他是怎样经常耳朵痛的，有几次他真的被学校里的大男孩吓坏了。现在他已经 14 岁了，他不再害怕大男孩，但他有点害怕大女孩。我希望当他 18 岁的时候，他不会那么害怕大女孩，也不会那么害怕大男孩。我在想，一个婴儿经历的所有麻烦和考验，一个蹒跚学步的孩子经历的，一个上学的孩子经历的，一个 10 岁、11 岁、12 岁的孩子经历的，一个十几岁的孩子经历的。我猜你照顾过一些孩子，你大概知道：他们会害怕，会被欺负，会受伤。成长真是一件极其艰难的事情。

但我开始想起他童年时留下的所有事情：所有那些耳痛，在他3岁的时候就停止了；还有他以前做过的噩梦，在他10岁的时候就停止了；这种对其他男孩的恐惧似乎在他14岁的时候就停止了。当然，他还得过麻疹、水痘以及所有这些儿童疾病。你知道，随着你的成长而改变，它会留下很多那些古老的儿童疾病和伤痛。你的耳道变得足够宽以至于感染不容易在里面生长。你的协调性变得足够好，你就不会在走路时轻易跌倒。你很早就离开湿的尿布，因为你的身体学会了控制进入和排出。你要学会进食、学会吞咽、学会排泄。作为一个女孩，要成为一个女人，你会了解你身体的隐私和羞怯。当你还是个婴儿的时候，任何人都可以抱起你，把你翻过来、换衣服、喂你或者不喂你。但当你是一个成熟的女人，他们不能再这样做了。在婴儿和年轻女性之间有时他们会这样，有时不会。但从现在开始，这取决于你，你可以说"是"，你也可以说"不"。

在你进入这个房间并从内在开始深度而温暖地放松之前，我在问一些医生，要完全克服某些困难需要多长时间——早上的困难、下午的困难、晚上的困难——情绪系统需要多长时间才能安定下来。C医生是研究儿童和青少年的专家。她告诉我，情绪系统需要15～20年的时间才能坚强、舒适、自信地安定下来。我问过S医生、Z医生和M医生，一个成年女性要多久才能摆脱癫痫发作的困扰，并把它们抛在脑后。他们告诉我，一个成熟的女人长大后通常会摆脱癫痫发作的困扰——她们会将童年留在记忆中。

我不知道你能放松到什么程度，但我相信，即使在我讲话的时候，你也能舒适、安全、有力、深入地放松。当你完全深入地放松，你会注意到一个奇怪而有趣的效果，我将向你描述它，因为这种奇怪而有趣的效果就是催眠这个词的意思，当你体验这种强大、奇怪和有趣的效果时，你就会知道你已经成功地被深度催眠了。这是一种奇怪的效果，所以我想我应该给你描述一下，这样你在体验到它时，只要几分钟就能意识到。当然，当你被催眠的时候，当你想要的时候，也只有当你想要的时候，当你说"是"的时候，也只有当你确实想说"是"的时候，没有其他的时间，你才能体验到这种奇怪的、有用的、有趣的心理状态，我将要把它告诉你。

当你被深深催眠时，你的大脑就像一个巨大的电影屏幕一样清晰，无论你在屏幕上看到什么，你的身体都保持放松、坚实和舒适。毕竟，屏幕上你看到的只是图片，你可以自信地看几乎所有的图片，如果你不喜欢你所看到的图，你可以稍微转一下你的头，当你的头转回来的时候，当然，会有一个不同的图像在屏幕上。我会告诉你为什么这特别有用。晚上睡觉的时候，大脑就像一个大的电影屏幕，弹出令人愉快或恐惧的画面，在梦中，一个人被固定住了，无法回头。但在深度催眠中，一个人是自由的，她可以转身离开。她可以看图像，或者她可以说"不"，然后转身不看它。当她回头的时候，大脑会产生一个不同的图像。所以不管照片是愉快的还是恐惧的，她都能选择看或不看。

催眠的第二个好处，也就是你将要经历的，是你可以在屏幕上看到过去的、现在的图像，以及以一种被遮蔽的、阴影化了的方式，可以看到未来的图像。你可以向前看，也许会在屏幕上看到一张自己微笑的照片。你可能期待着下一段美好的友谊，在屏幕上看到一张你微笑的照片。你甚至可以看到并期待与一个男孩友好相处，你可能会看到一张你的脸在屏幕上微笑，想着和他说话和大笑。

我希望你内心感到温暖，并帮助你被催眠，我会按照催眠师的方式从 10 数到 1，这样你就可以享受被催眠的感觉，这样它就能开始帮助你实现你带到这个国家来的目的和你带到这个城市来的目的，以及你带到这个房间里来的目的。我从 10 数到 1，然后从 1 数到 10。当我这么做的时候，你会发现你的眼睛慢慢睁开。你可以无所畏惧、舒适地四处看看，看看这个房间里的男男女女。今后，当你在这座城市漫步时，你可以看到这座城市的男男女女。无论你走到这个国家的哪里，你都能看到这个国家的男男女女。10，9，8……你可以轻松、深沉地呼吸，没错。7，6，5，4，3，2，1。很棒，非常好。真的很好。现在做一个深呼吸。1，2，

3，4，5，6，7，8，9，10（长时间的停顿）。你想伸展一下吗，因为你一直坐着不动？

▶ 伊莎贝尔：

（停顿。她伸展了身体。笑了）你是怎么做到的？我看到一些奇怪的东西，有趣的东西。

▶ 艾瑞克：

是的，你做到了。你现在感觉怎么样？

▶ 伊莎贝尔：

我感觉很好。现在我可以面对我的父亲了！

引用文献

[1] Andersen, T. (Ed.). (1991). The reflecting team: Dialogues and dialogues about the dialogues. New York: Norton.

[2] Arendt, H. (1959). The human condition. New York: Doubleday.

[3] Arnheim, R. (1969). Visual thinking. Berkeley: University of California.

[4] Attneave, F. (1974).How do you know? American Psychologist, 7,493−499.

[5] Bandler, R. & Grinder, J. (1975). Patterns of the hypnotic techniques of Milton. H. Erickson, M.D. Cupertino: Meta Publications.

[6] Barber, T. X., & Spanos, N. P. (1974).Toward a convergence in hypnosis research. American Psychologist, 7,500−511.

[7] Barton, S. (1994). Chaos, self-organization and psychology. American Psychologist, 49, #1.5−14.

[8] Bateson, G. (1972). Steps to an ecology of mind. New York: Ballantine.

[9] Bettelheim, B. (1983). Freud and man's soul. New York: Knopf.

[10] Blackman, H. A. (1995, December). In unpublished symposium at his retirement. (Radio broadcast). CNN.

[11] Boscolo, L., Cecchin, G., Hoffman, L. & Penn, P. (1987). Milan systemic family therapy: Conversations in theory and practice.New York: Basic Books.

[12] Brand, G. (1979). The central texts of Ludwig Wittgenstein. (R.E. Innis, Trans.). Oxford: Basil Blackwell.

[13] Brand, S. (1974). Cybernetic frontiers.New York: Random House.

[14] Bruner, J. (1986). Actual minds, possible worlds. Cambridge, MA: Harvard University.

[15] Bruner, J. (1990). Acts of meaning.Cambridge, MA: Harvard University.

[16] Calvin, W.H. (1994). The emergence of intelligence. Scientific American, (10), 101−107.

[17] Capra, F. (1975).The tao of physics.Berkeley: Shambala.

[18] Carroll, L. (1946). Alice in wonderland and through the looking glass.New York: Grossett & Dunlap.

[19] Casey, E. S. (1974).Toward an archetypal imagination.Spring, 1−33.

[20] Chaitin, G. J. (1974).Randomness and mathematical proof. Scientific American, (3),47 – 52.

[21] Chang, C.-Y. (1969). Original teachings of ch'an buddhism. New York: Random House.

[22] Children's forced pathway to perdition. (1998, May 25). San Francisco Chronicle.

[23] Chronicle News Services (1997, October 28). Videos catch parents hurting injured children. (1997, October 28). San Francisco Chronicle.

[24] Cleary, T. (1993). Zen antics: A hundred stories of enlightenment.Boston: Shambala.

[25] Cronen, V.E., Johnson, K.M. & Lannaman, J.W. (1982). Paradoxes, double binds and reflexive loops: an alternative theoretical perspective. Family Process, 21, 91–112.

[26] Dark, J. (1998). Abusive therapy and unexpected outcomes. Unpublished manuscript.

[27] Dart, R.N. (1995). I win gold medals every day.Unpublished manuscript.

[28] Dart, R.N. (1998). Before hearts are broken.Unpublished manuscript.

[29] Disney, W. (1952). Alice in wonderland. [Film]. Hollywood, CA.

[30] Douglas, M. (1970). Natural symbols. New York: Random House.

[31] Ebbinghaus, H. (1913). Memory. New York: Columbia University.

[32] E. J. (1998). Doing evil.Unpublished manuscript.

[33] Ehrlich, E., Flexner, S.B., Carruth, G. and Hawkins, J. M. (1980) Oxford american dictionary. New York: Oxford University.

[34] Eliade, M. (1958). Yoga. New York: Harper & Row.

[35] Eliade, M. (1962). The forge and the crucible. New York: Harper and Row.

[36] Eliade, M. (1964). Shamanism: Archaic techniques of ecstasy. (W. Trask, Trans.) Princeton: Princeton University.

[37] Eliade, M. (1963). Myth and reality.New York: Harper & Row.

[38] Eliade, M. (1969). Images and symbols.New York: Sheed & Ward.

[39] Epstein, J. (1998, March 5). Prophet. New York Review of Books, pp.10–13.

[40] Erickson, M.H. (1964). An hypnotic technique and its rationale and field experiments. American Journal of Clinical Hypnosis, 7, pp.4–8.

[41] Erickson, M.H. (1980). Collected papers of Milton H. Erickson on hypnosis. (E.L. Rossi, Ed.) 4 vols. New York: Irvington.

[42] Erickson, M.H. (1983) Healing in hypnosis: The seminars, workshops and lectures of Milton H. Erickson. (E.L. Rossi, M.O. Ryan, & F.A. Sharp, Eds.) New York: Irvington. 4 vols.

[43] Erickson, M. H., & Kubie, L. S. (1939). Permanent relief of an obsessional phobia by means of communication with an unsuspected dual personality. Psychoanalytic Quarterly, 8,471–509.

[44] Erickson, M.H. & Rossi, E.L. (1979). Hypnotherapy: An exploratory casebook. New York: Irvington.

[45] Erickson, M.H. & Rossi, E.L. (1981). Experiencing hypnosis: Therapeutic approaches to altered states. New York: Irvington.

[46] Erickson, M.H. & Rossi, E.L. (1989). The February man: Evolving consciousness and identity in hypnotherapy. New York: Brunner/Mazel.

[47] Errington, F.K. & Gewertz, D. (1990). Cultural alternatives and a feminist anthropology. Cambridge: Cambridge University.

[48] Errington, F.K. & Gewertz, D. (1995). Articulating change in the last unknown. Boulder: Westview.

[49] Evans-Wentz, W. Y. (1927).The Tibetan book of the dead. London: Oxford University.

[50] Ezrahi, Y. (1995). The theatrics and mechanics of action: The theater and the machine as political metaphors. Social Research, 62,(2), 298ff.

[51] Feynman, R. (1965) The character of physical law.Cambridge, MA: MIT Press.

[52] Finke, R.A. (1986). Mental imagery and the visual system. Scientific American, (3), 88–96.

[53] Flew, A.(1954). Psychoanalytic explanations. In MacDonald, N., ed. Philosophy and analysis. Oxford: Blackwell.

[54] Foucault, M. (1980). Power/knowledge: Selected interviews and other writings. New York: Pantheon.

[55] Frankl, V. (1969). The will to meaning: Foundations and applications of logotherapy. New York: World.

[56] Frazer, J. G. (1922). The golden bough. New York: Macmillan.

[57] Freud, S. (1930). Civilization and its discontents. (J. Strachey, Trans. and Ed.). New York: Cape & Smith.

[58] Freud, S. (1911). Psychoanalytic notes upon an autobiographical account of a case of paranoia. Collected papers, vol. III,(J. Strachey & A. Strachey, Trans. 1959). New York: Basic Books.

[59] Freud, S. (1913). On beginning the treatment. In A. Freud, A. Strachey, J. Strachey & A. Tyson (Trans. and Eds.) (1953–1974).Standard edition of the complete psychological works of Sigmund Freud., XII, 134–136. New York: MacMillan.

[60] Freud, S. (1935). An autobiographical study. New York: Norton.

[61] Freud, S. (1965) New introductory lectures in psychoanalysis 31, (J. Strachey, Trans. and Ed.). New York: Norton.

[62] Furman, B. & Ahola, T. (1992) Solution talk: Hosting therapeutic conversations. New York: Norton.

[63] Gardner, H. (1973). The quest for mind. New York: Knopf.

[64] Gawande, A. (1998, September 21). The pain perplex. New Yorker Magazine. pp.86–94.

[65] Geertz, C. (1983). Local knowledge. New York: Basic Books.

[66] Geertz, C. (1995). After the fact: Two countries, four decades, one anthropologist. Cambridge, MA: Harvard University.

[67] Gentner, D. & Markman, A.B. (1997). Structure mapping in analogy and similarity. American Psychologist, 52,45–56.

[68] Gilbert, D.T. (1991) How mental systems believe. American Psychologist. 53, 429–439.

[69] Ginott, H. (1965). Between parent and child. New York: Macmillan.

[70] Goffman, E. (1967). Interaction ritual: Essays on face-to-face behavior. New York: Doubleday.

[71] Goleman, D. (1991, October). Not-so-fleeting moods. New York Times. pp.D1, D7.

[72] Gone, J. P. (1998). So, are you a full blood?: Sovereignty, status and the quest for an authentic Indian identity. Unpublished manuscript.

[73] Gonsiorek, J., (Ed). (1995). Breach of Trust. Thousand Oaks, CA: Sage Publications.

[74] Greenleaf, E. (1969a). Developmental-stage regression through hypnosis. American Journal of Clinical Hypnosis, 12, 20–36.

[75] Greenleaf, E (1969b). The Schreber case: Remarks on psychoanalytic explanation. Psychotherapy: Theory, Research, Practice,6, 16–20.

[76] Greenleaf, E. (1971). The red house: Hypnotherapy of hysterical blindness. American Journal of Clinical Hypnosis, 13, 155–161.

[77] Greenleaf, E. (1973). Senoi dream groups. Psychotherapy: Theory, Research, Practice, 10 (3), 218-222.

[78] Greenleaf, E. (1974). Defining hypnosis during hypnotherapy. International Journal of Clinical and Experimental Hypnosis, 22, 120-130.

[79] Greenleaf, E. (1975). The unconscious-mind mirror in active imagination. Psychotherapy: Theory, Research, Practice. 12, 202-206.

[80] Greenleaf, E. (1978). Active imagining. In J. Singer, & K.S. Pope (Eds.), The power of human imagination: New methods in psychotherapy, New York: Plenum.

[81] Greenleaf, E. (1980). Senoi dream group therapy. in R. Herink, R. (Ed.),The psychotherapy handbook. New York: New American Library.

[82] Greenleaf, E. (1985). Conjoint hypnotherapy with an imagined co-therapist. In J.K. Zeig (Ed.), Ericksonian psychotherapy vol. III: Clinical applications (pp.507-514). New York: Brunner/ Mazel.

[83] Greenleaf, E. (1986). What to do when a patient falls asleep in hypnosis. In B. Zilbergeld, M.G. Edelstien, & D.L. Araoz, (Eds.), Hypnosis questions and answers. New York: Norton.

[84] Greenleaf, E. (1990) Suggestions to facilitate revivification. In D.C. Hammond (Ed.), Handbook of hypnotic suggestions and metaphors. New York: Norton.

[85] Greenleaf, E. (1992, April). In the dream incubator of hypnotherapy. i to i.

[86] Greenleaf, E. (1993). Case report: Isabel. The Milton H. Erickson Foundation Newsletter, 13, No. 3.

[87] Greenleaf (1994a). Dreams: Strolling the royal road. [Videotape].The sixth international congress on Ericksonian approaches to hypnosis and psychotherapy.

[88] Greenleaf, E. (1994b). On the social nature of the unconscious mind: Pearson's brick, Wood's break and Greenleaf's blow, In S.R. Lankton, & J.K. Zeig, (Eds.), Ericksonian monographs number 10: Difficult contexts for therapy. New York: Brunner/Mazel.

[89] Greenleaf, E. (1994c). Solving the unknown problem. In M.F. Hoyt (Ed.) Constructive therapies (pp.251-275).New York: Guilford.

[90] Greenleaf, E. (1997). Locus and communication. Journal of Systemic Therapies,16 (2), 145-158.

[91] Greenleaf, E. (in press), Transference/countertransference In J.K. Zeig, & B.B. Geary (Eds.), Clinical handbook of Ericksonian hypnosis and psychotherapy.

[92] Greenleaf, E. & Dyckman, J.M. (1992). (Review of Repression and dissociation: Implications for personality theory, psychopathology and health). Imagination, cognition and personality, ll, 106-114.

[93] Greenleaf, E., & McCartney, L. R. (1975) Discussions with Irene: An unsuspected dual personality encountered while working with dream images.Unpublished manuscript.

[94] Greeno, J.G. & The Middle School Mathematics Through Applications Project Group (1998). The situativity of knowing, learning and research. American Psychologist, 53, #1, 5-26.

[95] Guggenbuhl-Craig, A. (1970). Must analysis fail through its destructive aspect? Spring, 133-145.

[96] Hillman, J. (1973, 1974). Anima. Spring.

[97] Hull, R. F. C. (1971). Bibliographical notes on active imagination in the works of C. G. Jung. Spring, 115-120.

[98] Haley, J. (1963). Strategies of psychotherapy. New York: Grune & Stratton.

[99] Haley, J. (Ed.), (1967). Selected papers of Milton Erickson, M.D.: Advanced techniques of hypnosis and therapy. New York: Grune & Stratton.

[100] Haley, J. (1973). Uncommon therapy: The psychiatric techniques of Milton H. Erickson, M.D.New York: Norton.

[101] Haley, J. (1981). Reflections on therapy and other essays.Chevy Chase: Family Therapy Institute of Washington, D.C.

[102] Haley, J. (ed.) (1985). Conversations with Milton H. Erickson, M.D.New York: Triangle Press. 3 vols.

[103] Haley, J. (1987). Problem-solving therapy. San Francisco: Jossey-Bass.

[104] Haley, J. (1993). Jay Haley on Milton H. Erickson.New York: Brunner/Mazel.

[105] Haley, J., & Hoffman, L. (1967). Techniques of family therapy.New York: Basic Books.

[106] Havens, R.A. (ed.) (1996).The wisdom of Milton H. Erickson.New York: Irvington. 2 vols.

[107] Hopkins, G.M. (1995). Poems. New York: Knopf.

[108] Ingber, D.E. (1998). The architecture of life. Scientific American. January.

[109] James, W. (1975). Pragmatism. Cambridge, MA: Harvard University Press.

[110] Jerison, H. J. (1976). "Paleoneurology and the evolution of mind." Scientific American, 1,90−101.

[111] Jones, T. & Schmidt, H. (1960). The fantasticks. Milwaukee: Hal Leonard Publishing.

[112] Jung, C. G. (1959). Four archetypes.Collected works, 9,pt 1. Princeton: Princeton University.

[113] Jung, C. G. (1961).Memories, dreams, reflections. New York: Random House.

[114] Jung, C. G. (1966). The practice of psychotherapy. Princeton: Princeton University.

[115] Jung, C.G. (1968a). Alchemical studies. Collected works vol. 13. Princeton: University Press.

[116] Jung, C.G. (1968b). Psychology and achemy,cited in Eliade, M. (1962). The forge and the crucible, New York: Harper & Row.

[117] Jung, C.G. & Pauli, W. (1955). The interpretation of nature and the psyche. New York: Pantheon.

[118] Keith, L. (1995). Family Therapy News, August.

[119] Kettmann, S. (1992, May 24). Barry Bonds talk delights little leaguers.San Francisco Chronicle.

[120] Leary, D.E. (1995). Naming and knowing: Giving forms to things unknown. Social Research, 62, no. 2, pp.267−298.

[121] Lifton, R. J. (1969). Death in Life. New York: Vintage Books.

[122] A little weirdness can help an artist gain cachet. (1996, August 23). New York Times.

[123] The long way round to Fermat. (1998), San Francisco Chronicle.

[124] Madanes, C. (1990). Sex, love and violence. New York: Norton.

[125] McIntosh, P. (1988). White privilege and male privilege: A personal account. Wellesley: Wellesley College.

[126] Meier, C.A. (1989). Healing dream and ritual. Switzerland: Daimon Verlag.

[127] Menz, C. (1998). How do you know that you are truly over having been abused? Unpublished manuscript.

[128] Millay, E. St. V. (1992). The Harp-Weaver and Other Poems.(C. Falck, Ed.), New York: Harper Perennial.

[129] Miller, A.I. (1984) Imagery in scientific thought. Cambridge, MA: MIT Press.

[130] Miller, J. (1995). New York Review of Books, April 20.

[131] Morris, W. (ed.) (1969). American heritage dictionary of the english language. New York: Houghton Mifflin.

[132] Nagarjuna (1995). The fundamental wisdom of the middle way. (Tr. Garfield, J.L.) New York: Oxford University.

[133] Nicklaus, J. & Bowden, K. (1974). Golf my way. New York: Simon & Schuster.

[134] New York Times (1998). Woman guilty of murder and taking unborn baby. March 21.

[135] New Yorker Magazine, (1995, January 23).

[136] Odier, C. (1956). Anxiety and magic thinking. New York: International Universities.

[137] Orne, M. (1962).On the social psychology of the psychological experiment: With particular reference to demand characteristics and their implications. American Psychologist, 17, 776–783.

[138] Parker, C. (1998). How to cook a frog. Unpublished manuscript.

[139] Pearson, R.E. (1966). Communication and motivation. The American Journal of Hypnosis: Clinical, Experimental, Theoretical. IX, #1, 18–25.

[140] Perls, F. (1969). Gestalt therapy verbatim.New York: Bantam.

[141] Phillips, A. (1993). On kissing, tickling and being bored.Cambridge, MA: Harvard Press.

[142] Piaget, J. (1968). Structuralism. New York: Harper & Row.

[143] Piaget, J. (1973). The affective unconscious and the cognitive unconscious. Journal of the American Psychoanalytic Association. 2, p.250.

[144] Portman, A. (1952). The significance of images in the living transformation of energy. Eranos yearbook.

[145] Prokofiev (1976, July 22). San Francisco Chronicle.

[146] Rawson, H. & Miner, M.(Eds.) (1986).The new international dictionary of quotations. New York: Dutton.

[147] Rescorla, R.A. (1988). Pavlovian conditioning: Its not what you think it is. American Psychologist, 43, no. 3, pp.151–160.

[148] Romanyshyn, R. (1977). Phenomenology and psychoanalysis. Psychoanalytic Review, 64, no. 2., p.215.

[149] Rosen, S. (Ed.) (1982). My voice will go with you: The teaching tales of Milton H. Erickson, M.D.New York: Norton.

[150] Rossi, E.L. (1996). The symptom path to enlightenment. Pacific Palisades: Palisades Gateway Publishing.

[151] Rossi, E.L. & Cheek, D.(1988). Mind-body therapy: Methods of ideodynamic healing in hypnosis. New York: Norton.

[152] Rutter, P. (1989). Sex in the Forbidden Zone. New York: Fawcett Crest.

[153] Sarah (1998). Evil within.Unpublished manuscript.

[154] Saritsky, J. & Storring, V. (1998). My doctor, my lover. [TV news program]. PBS.

[155] Schwartzman, J. (1982). Creativity, pathology and family structure: A cybernetic metaphor. Family Process, vol. 21, 113–127.

[156] Sechehaye, M. (1951). Autobiography of a schizophrenic girl.New York: Grune & Stratton.

[157] Shepard, R.N. (1978). The mental image. American Psychologist. 33, #2. 125–138.

[158] Simonton, C. (1975). Belief systems and. management of the emotional aspects of malignancy. Transpersonal Psychology, Vll, 29－41.

[159] Singer, J. L. (1974). Imagery and daydream methods in psychotherapy and behavior modification.New York: Academic.

[160] Singer, J. L., (Ed.) (1990). Repression and dissociation: Implications for personality theory, psychopathology and health.Chicago: University of Chicago Press.

[161] Singer, M. & Lalich, J. (1996). Crazy Therapies. San Francisco: Jossey-Bass.

[162] The sky's the limit (1997). San Francisco Chronicle, p. 69.

[163] Staff (1979, September). MRI celebrates at conference. MRI Newsletter.1－4.

[164] Stafford, Susan K. (1998). Hell Bent. Unpublished manuscript.

[165] Stanislavski, C. (1926). An actor prepares. London: Penguin, 1967.

[166] Stanley, L. E. (1998) Sunlights chapter. Unpublished manuscript.

[167] Stein, R. (1973). Incest and human love. New York: Third Press.

[168] Stewart, J.B. (1997). Annals of crime: Professional courtesy. New Yorker Magazine. Nov. 24., 90－103.

[169] Stewart, K. (1951). Dream theory in Malaya. Complex, 6, 21－34.

[170] Stott, F. (1998). Note on transference in dynamic and ericksonian therapies. Unpublished manuscript.

[171] Sullivan, H.S. (1954a). Conceptions of modern psychiatry.New York: Norton.

[172] Sullivan, H. S. (1954b).The psychiatric interview.New York: Norton.

[173] Sullivan, H. S. (1956). Clinical studies in psychiatry. New York: Norton.

[174] Swedenborg, S. W. (1975). The inner guide to the archetypes. Unpublished manuscript. Sunlight-On-The-Water(1996). Unpublished manuscript.

[175] Tavris, C. (1998). The paradox of gender. (Review of The two sexes: Growing up apart, coming together.)Scientific American, 279, #4,126－138.

[176] Taylor, S.E., Pham, L.B., Rivkin, I.D. & Armor, D.A. (1998). Harnessing the imagination: Mental simulation, self-regulation and coping. American Psychologist, 53, #4, 429－439.

[177] Thurston, W.P. and Weeks, J.R. (1984). The mathematics of three-dimensional manifolds. Scientific American, July, 108－120.

[178] Von Franz, M.-L. (1975). C. G. Jung: His myth in our time. New York: Putnams.

[179] Von Franz, M.-L., & Hillman, J. (1971). Lectures on Jungs typology. Zurich: Spring.

[180] Watkins, M. (1974). The waking dream in european psychotherapy. Spring, 33－58.

[181] Watzlawick, P., Beavin, J. H., & Jackson, D. D. (1967). Pragmatics of human communication. New York: Norton.

[182] Watzlawick, P., Weakland, J. H., & Fisch, R. (1974). Change: Principles of problem formation and problem resolution.New York: Norton.

[183] Weaver, R. (1973).The old wise woman: A study of active imagination. New York: G.P. Putnams Sons.

[184] White, M. (1998). Remembering, definitional ceremony and rich description. Adelaide, Australia: Dulwich Centre Publications.

[185] White, M. & Epston, D. (1990). Narrative means to therapeutic ends. New York: Norton.

[186] White, M. & Epston, D. (1992). Experience, contradiction, narrative and imagination: Selected papers of David Epston and Michael White, 1989－1991. Adelaide, Australia: Dulwich Centre

Publications.

[187] Whorf, R. L. (1956). Language, thought and reality: Selected writings. Cambridge: MIT.

[188] Wiesel, E. (1990). From the Kingdom of Memory. New York: Summit Books.

[189] Winch, P. (1958). The idea of a social science. London: Paul.

[190] Winnicott, D.W. (1965). The maturational processes and the facilitating environment. London: Hogarth.

[191] Wittgenstein, L. (1958). The "blue" and "brown" books. New York: Harper & Row.

[192] Zeeman, E.C. (1976). Catastrophe theory. Scientific American, 3, 65－83.

[193] Zeig, J.K. (Ed.) (1982). Ericksonian approaches to hypnosis and psychotherapy. New York: Brunner/Mazel.

[194] Zimmer, H. (1960).On the significance of the Indian tantric yoga. Papers from the Eranos Yearbooks, 4, 3－58.

[195] Zucker, H. (1967). Problems of psychotherapy.New York: Free Press.

[196] Zweig, C. & Abrams, J. (eds.) (1991). Meeting the shadow: The hidden power of the dark side of human nature. New York: G.P. Putnam's Sons.